MANUAL DE Cardiologia INTENSIVA

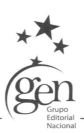

O GEN | Grupo Editorial Nacional – maior plataforma editorial brasileira no segmento científico, técnico e profissional – publica conteúdos nas áreas de ciências da saúde, exatas, humanas, jurídicas e sociais aplicadas, além de prover serviços direcionados à educação continuada e à preparação para concursos.

As editoras que integram o GEN, das mais respeitadas no mercado editorial, construíram catálogos inigualáveis, com obras decisivas para a formação acadêmica e o aperfeiçoamento de várias gerações de profissionais e estudantes, tendo se tornado sinônimo de qualidade e seriedade.

A missão do GEN e dos núcleos de conteúdo que o compõem é prover a melhor informação científica e distribuí-la de maneira flexível e conveniente, a preços justos, gerando benefícios e servindo a autores, docentes, livreiros, funcionários, colaboradores e acionistas.

Nosso comportamento ético incondicional e nossa responsabilidade social e ambiental são reforçados pela natureza educacional de nossa atividade e dão sustentabilidade ao crescimento contínuo e à rentabilidade do grupo.

MANUAL DE Cardiologia INTENSIVA

DAVID L. BROWN, MD
Professor, Cardiovascular Medicine (retired)
Washington University School of Medicine
St. Louis, Missouri

DAVID WARRINER, MD, PhD
Consultant Cardiologist
Department of Cardiology
Doncaster Royal Infirmary
Doncaster and Bassetlaw Teaching Hospitals NHS Foundation
Doncaster, United Kingdom;
Consultant Cardiologist
Department of Adult Congenital Cardiology
Leeds General Infirmary
Leeds Teaching Hospital NHS Trust
Leeds, United Kingdom;
Honorary Senior Lecturer Department of Infection, Immunity and Cardiovascular Disease
Faculty of Medicine, Dentistry and Health
The University of Sheffield
Sheffield, United Kingdom

Revisão Técnica
Hélio Penna Guimarães
Médico especialista em Medicina de Emergência, Medicina Intensiva e Cardiologia. Título Superior de Medicina de Emergência (TSME) pela Associação Brasileira de Medicina de Emergência (ABRAMEDE). Doutor em Ciências pela Universidade de São Paulo (USP). Médico diarista da UTI do Hospital Israelita Albert Einstein (HIAE). Médico da Unidade Móvel de Emergência (UME) do HIAE. Presidente da ABRAMEDE (2020-2023). Presidente da Federação Latino-Americana de Medicina de Emergência (FLAME) (2023-2025). Professor Afiliado e Médico diarista da UTI da Disciplina de Cirurgia Cardiovascular da Escola Paulista de Medicina (EPM-UNIFESP). Professor titular de Medicina de Emergência do Centro Universitário São Camilo.

Tradução
Felipe Gazza Romão

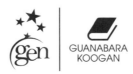

- Os autores deste livro e a editora empenharam seus melhores esforços para assegurar que as informações e os procedimentos apresentados no texto estejam em acordo com os padrões aceitos à época da publicação. Entretanto, tendo em conta a evolução das ciências, as atualizações legislativas, as mudanças regulamentares governamentais e o constante fluxo de novas informações sobre os temas que constam do livro, recomendamos enfaticamente que os leitores consultem sempre outras fontes fidedignas, de modo a se certificarem de que as informações contidas no texto estão corretas e de que não houve alterações nas recomendações ou na legislação regulamentadora.

- Data do fechamento do livro: 31/07/2023

- Os autores e a editora se empenharam para citar adequadamente e dar o devido crédito a todos os detentores de direitos autorais de qualquer material utilizado neste livro, dispondo-se a possíveis acertos posteriores caso, inadvertida e involuntariamente, a identificação de algum deles tenha sido omitida.

- **Atendimento ao cliente: (11) 5080-0751 | faleconosco@grupogen.com.br**

- Traduzido de:
MANUAL OF CARDIAC INTENSIVE CARE, FIRST EDITION
Copyright © 2023 by Elsevier Inc. All rights reserved.

  This edition of *Manual of Cardiac Intensive Care, 1st edition*, by David L. Brown and David Warriner is published by arrangement with Elsevier Inc.
  ISBN: 978-0-323-82552-8
  Esta edição de *Manual of Cardiac Intensive Care, 1ª edição*, de David L. Brown e David Warriner é publicada por acordo com a Elsevier Inc.

- Direitos exclusivos para a língua portuguesa
Copyright © 2023 by
GEN | Grupo Editorial Nacional S.A.
Publicado pelo selo Editora Guanabara Koogan Ltda.
Travessa do Ouvidor, 11
Rio de Janeiro – RJ – CEP 20040-040
www.grupogen.com.br

- Reservados todos os direitos. É proibida a duplicação ou reprodução deste volume, no todo ou em parte, em quaisquer formas ou por quaisquer meios (eletrônico, mecânico, gravação, fotocópia, distribuição pela Internet ou outros), sem permissão, por escrito, do GEN | Grupo Editorial Nacional Participações S/A.

- Capa: Bruno Sales

- Editoração eletrônica: Viviane Nepomuceno

Nota
Este livro foi produzido pelo GEN	Grupo Editorial Nacional, sob sua exclusiva responsabilidade. Profissionais da área da Saúde devem fundamentar-se em sua própria experiência e em seu conhecimento para avaliar quaisquer informações, métodos, substâncias ou experimentos descritos nesta publicação antes de empregá-los. O rápido avanço nas Ciências da Saúde requer que diagnósticos e posologias de fármacos, em especial, sejam confirmados em outras fontes confiáveis. Para todos os efeitos legais, a Elsevier, os autores, os editores ou colaboradores relacionados a esta obra não podem ser responsabilizados por qualquer dano ou prejuízo causado a pessoas físicas ou jurídicas em decorrência de produtos, recomendações, instruções ou aplicações de métodos, procedimentos ou ideias contidos neste livro.

- Ficha catalográfica

CIP-BRASIL. CATALOGAÇÃO NA PUBLICAÇÃO
SINDICATO NACIONAL DOS EDITORES DE LIVROS, RJ

B898m

    Brown, David L.
        Manual de cardiologia intensiva / David L. Brown, David Warriner ; revisão técnica Hélio Penna Guimarães ; tradução Felipe Gazza Romão. - 1. ed. - Rio de Janeiro: Guanabara Koogan, 2023.
        : il.
        Tradução de: Manual of cardiac intensive care
        Inclui índice
        ISBN 9788595159792

        1. Cardiologia. 2. Tratamento intensivo. I. Warriner, David. II. Romão, Felipe Gazza. III. Guimarães, Hélio Penna. IV. Título.

23-84824

CDD: 616.1025
CDU: 616.12-083

Gabriela Faray Ferreira Lopes - Bibliotecária - CRB-7/6643

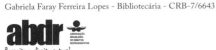

Dedicado aos meus filhos e à minha força vital, Noah e Erin.
David L. Brown, MD

Dedicado a Beth, Agnes, Bob e aos meus pais.
David Warriner, MD, PhD

AGRADECIMENTOS

Agradeço especialmente a Robin Carter, que propôs a ideia deste manual em um e-mail enviado em 25 de fevereiro de 2020, e aos vários outros profissionais excepcionais que ajudaram a tornar este livro viável. A responsabilidade por quaisquer erros que possam ter ocorrido no livro recai somente sobre os ombros dos autores. Nós também temos muita gratidão aos autores dos capítulos originais do livro-texto *Cardiac Intensive Care*, o qual condensamos para criar este manual.

David L. Brown, MD

Obrigado a todos os colegas, professores, mentores, pares, subordinados, superiores e todos os outros que me encorajaram a continuar fazendo o que eu amo: ler, escrever e ensinar.

David Warriner, MD, PhD

PREFÁCIO

Este livro é um resumo dos conceitos mais importantes apresentados no livro-texto *Cardiac Intensive Care*, agora em sua terceira edição. Ele foi compilado por dois coautores que estão em lados opostos do espectro da carreira. Esperamos que essa combinação de vitalidade e experiência resulte em uma contribuição singular para a literatura na área da Cardiologia. Nosso objetivo foi criar um compêndio de bolso, portátil e de fácil leitura sobre medicina de cuidados intensivos cardiovasculares que possa ser rapidamente consultado durante o tratamento de pacientes graves. Desejamos que este manual leve seus leitores de todos os níveis a uma melhor compreensão sobre o diagnóstico e o tratamento de cardiopatias graves e, principalmente, melhore os resultados para seus pacientes.

David L. Brown, MD
David Warriner, MD, PhD

Gostaríamos de agradecer às seguintes pessoas por suas contribuições para o *Cardiac Intensive Care*, o livro a partir do qual este manual foi elaborado:

Masood Akhtar, MD, FHRS, MACP, FACC, FAHA
Richard G. Bach, MD
Eric R. Bates, MD
Brigitte M. Baumann, MD, MSCE
Dmitri Belov, MD
Andreia Biolo, MD, ScD
Daniel Blanchard, MD
Matthew J. Chung, MD
Wilson S. Colucci, MD
Leslie T. Cooper Jr. MD
Mark Gdowski, MD
Michael M. Givertz, MD
Barry Greenberg, MD
George Gubernikoff, MD
Colleen Harrington, MD
Alan C. Heffner, MD
Bettina Heidecker, MD
Brian D. Hoit, MD
Ruth Hsiao, MD
Ulrich Jorde, MD
Mark S. Link, MD

Jacob Luthman, MD
Rohit Malhotra, MD
Pamela K. Mason, MD
Theo E. Meyer, MD, DPhil
Joshua D. Mitchell, MD
Jonathan D. Moreno, MD, PhD
Marlies Ostermann, PhD, MD, FICM
Nimesh Patel, MD
Richard M. Pescatore II, DO
Abhiram Prasad, MD, FRCP, FESC, FACC
Thomas M. Przybysz, MD
Claudio Ronco, MD
Michael Shehata, MD
Jeffrey A. Shih, MD
Adam Shpigel, MD
Daniel B. Sims, MD
Hal A. Skopicki, MD, PhD
Ali A. Sovari, MD, FACC, FHRS
Peter C. Spittell, MD
Jonathan D. Wolfe, MD
Paria Zarghamravanbakhsh, MD
Jodi Zilinski, MD

Academia de Medicina
GUANABARA KOOGAN
www.academiademedicina.com.br

Atualize-se com o melhor conteúdo da área.

Conheça a **Academia de Medicina Guanabara Koogan**, portal online, que oferece conteúdo científico exclusivo, elaborado pelo GEN | Grupo Editorial Nacional, com a colaboração de renomados médicos do Brasil.

O portal conta com material diversificado, incluindo artigos, *podcasts*, vídeos e aulas, gravadas e ao vivo (*webinar*), tudo pensado com o objetivo de contribuir para a atualização profissional de médicos nas suas respectivas áreas de atuação.

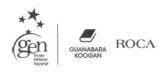
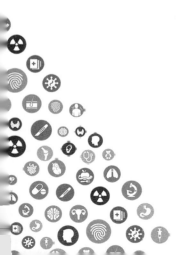

SUMÁRIO

1   Exame Físico Cardiovascular na Unidade de Terapia Intensiva Cardiológica, 1

2   Infarto Agudo do Miocárdio, 13

3   Infarto Agudo do Miocárdio: Terapias Farmacológicas Adjuvantes, 29

4   Infarto Agudo do Miocárdio do Ventrículo Direito, 51

5   Complicações Mecânicas do Infarto Agudo do Miocárdio, 57

6   Choque Cardiogênico, 65

7   Insuficiência Cardíaca Aguda e Edema Pulmonar, 79

8   Miocardite Aguda Fulminante, 101

9   Cardiomiopatia por Estresse (*Takotsubo*), 107

10   Síndrome Cardiorrenal Tipo 1, 113

11   Morte Súbita Cardiovascular, 119

12   Taquicardia Ventricular, 141

13   Diagnóstico e Tratamento da Taquicardia Supraventricular Instável, 153

14   Apresentações Agudas de Doenças Cardíacas Valvares, 161

15   Emergências Hipertensivas, 185

16   Síndromes Agudas da Aorta, 213

17   Agentes Inotrópicos e Vasoativos, 223

18   Diureticoterapia Intensiva e Ultrafiltração, 237

19   Eletrofisiologia e Terapia Antiarrítmica, 245

20   Procedimentos para Acesso Venoso Central e Arterial, 259

21   Marca-Passo Cardíaco Temporário, 267

22   Tamponamento Pericárdico, 273

23   Monitoramento Hemodinâmico Invasivo, 283

24   Dispositivos Temporários de Suporte Circulatório Mecânico, 297

25   Terapia com Dispositivo de Assistência Ventricular na Insuficiência Cardíaca Avançada, 317

Índice Alfabético, 331

MANUAL DE

Cardiologia
INTENSIVA

Encarte

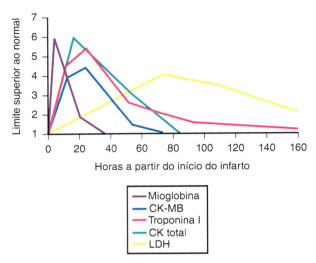

Figura 2.2 Tempo de evolução dos níveis de marcadores bioquímicos durante o infarto agudo do miocárdio. A cronologia de aumento inicial e progressão acima dos valores normais dos marcadores séricos comumente utilizados durante o infarto agudo do miocárdio são demonstrados. *CK*, creatinoquinase; *CK-MB*, isoenzima creatinoquinase-banda miocárdica; *LDH*, lactato desidrogenase.

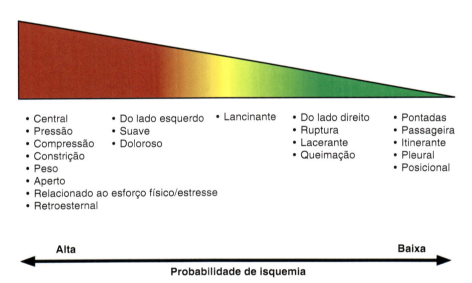

Figura 2.3 Índice de suspeição de que a "dor" precordial seja de origem isquêmica com base em descritores comumente utilizados. (De Gulati M, Levy PD, Mukherjee D, et al. 2021 AHA/ACC/ASE/CHEST/SAEM/SCCT/SCMR guideline for the evaluation and diagnosis of chest pain: executive summary: a report of the American College of Cardiology/American Heart Association Joint Committee on Clinical Practice Guidelines. J Am Coll Cardiol. 2021;78(22):2218-2261.)

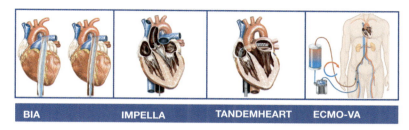

Figura 6.7 Comparação de dispositivos de suporte mecânico.

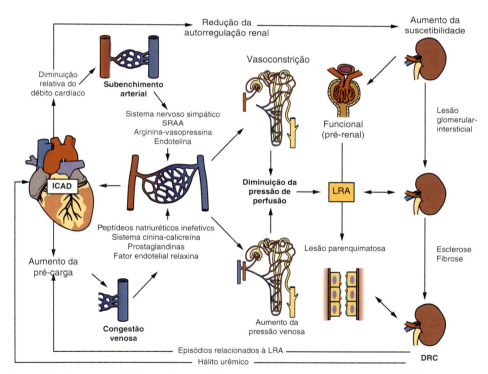

Figura 10.1 Patogenia da SCR tipo 1. A insuficiência cardíaca aguda descompensada (ICAD) por meio do subenchimento arterial e congestão venosa causa uma série de alterações nos fatores neuro-hormonais e hemodinâmicos que culminam na lesão renal aguda (LRA). *DRC*, doença renal crônica; *SCR*, síndrome cardiorrenal; *SRAA*, sistema renina-angiotensina-aldosterona. (Modificada de Ronco C, Cicoira M, McCullough PA. Cardiorenal syndrome type 1. Pathophysiological crosstalk leading to combined heart and kidney dysfunction in the setting of acute decompensated heart failure. J Am Coll Cardiol. 2012;60:1031-1042.)

Em todos os aspectos, o procedimento cirúrgico para implantação de CDI é muito semelhante àquele da implantação do marca-passo cardíaco. O acesso venoso e o "bolsão" para o gerador de pulsos na região subcutânea acima da fáscia pré-peitoral ou na região submuscular abaixo do ponto médio da clavícula são os mesmos utilizados para implantações de marca-passo

Devido ao número de funções que o CDI pode realizar (cardioversor, desfibrilador e marca-passo), em geral, ele é discretamente maior do que um marca-passo. A superfície do CDI funciona como um dos eletrodos do sistema de desfibrilação

Guia de fixação passiva
Guia de fixação ativa
Espirais de desfibrilação

Os guias do CDI possuem um eletrodo na ponta que pode sentir a frequência cardíaca e fornecer um estímulo elétrico para acelerar o coração. As espirais de desfibrilação que são parte dos guias do CDI não são encontradas em guias de marca-passo padrões. Pelo menos uma espiral (no ventrículo direito) é necessária para desfibrilação. Alguns modelos possuem uma segunda espiral de desfibrilação, que é posicionada na veia cava superior/átrio direito

Guia no átrio/aurícula direita

Guia com duas espirais de desfibrilação. A espiral distal está no ventrículo direito, e a proximal está em sua posição na veia cava superior/átrio direito

Figura 11.8 Desfibrilador cardíaco implantável (derivações em duas câmaras). (De Gehi AK, Mounsey JP. Chapter 44: Cardiac Pacemakers and Defibrillators. In: Stouffer GA, Runge MS, Patterson C, Rossi JS, eds. *Netter's Cardiology*, 3rd edn. Elsevier; 2019:302-308. Ilustração do Netter utilizada com permissão de Elsevier Inc. Todos os direitos reservados. www.netterimages.com.)

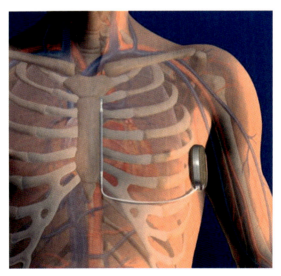

Figura 11.9 Representação esquemática de um cardioversor desfibrilador implantável subcutâneo (CDIS) atual e o sistema de guias. Os eletrodos no sistema de guia são tunelizados desde o bolsão na linha média axilar até uma incisão no processo xifoide, e então tunelizados até uma incisão superior ao longo da borda esternal esquerda. Esse guia é conectado a um gerador de pulsos sobrejacente ao músculo serrátil nas redondezas do quinto ao sexto espaços intercostais ao longo da linha média axilar. (De Hauser RG. The subcutaneous implantable cardioverter-defibrillator – should patients want one? J Am Coll Cardiol. 2013;61[1]:20-22.)

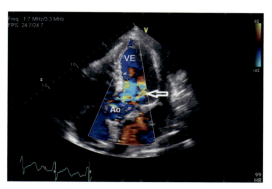

Figura 14.3 Ecocardiograma transtorácico em cinco câmaras revela a presença de insuficiência aórtica grave no Doppler colorido. *Ao*, aorta; *VE*, ventrículo esquerdo.

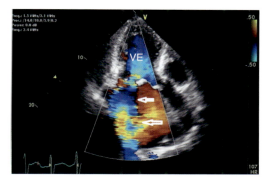

Figura 14.10 Ecocardiograma transtorácico apical em três câmaras revela um folheto valvar mitral flail e Doppler demonstrando fluxo retrógrado sistólico em direção às veias pulmonares. *VE*, ventrículo esquerdo.

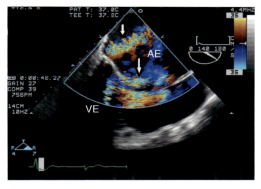

Figura 14.12 Ecocardiograma transesofágico revela um jato perivalvar de insuficiência mitral (*seta*). *AE*, átrio esquerdo; *VE*, ventrículo esquerdo.

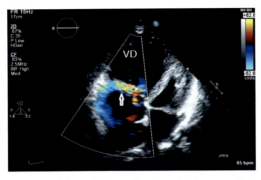

Figura 14.14 Ecocardiograma transtorácico apical com Doppler colorido, uma valva tricúspide repuxada e insuficiência tricúspide associada (seta). *VD*, ventrículo direito.

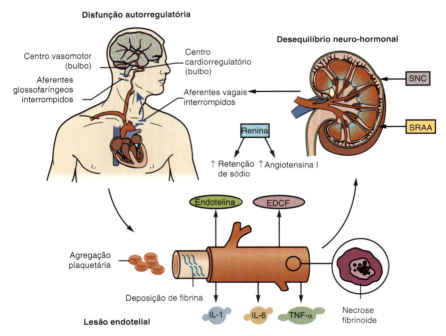

Figura 15.1 Fisiopatologia das emergências hipertensivas. As emergências hipertensivas são uma consequência complexa da vasorreatividade bioquímica. A autorregulação cerebral é prejudicada, conforme a retroalimentação aferente dos nervos vago e glossofaríngeo até os centros cardiorregulatórios e vasomotores medulares é interrompida e a inibição vasomotora oriunda dos eferentes viscerais gerais descendentes desvia em direção à predominância simpática. O controle endotelial do tônus vascular é suprimido conforme a deposição de fibrina e necrose fibrinoide arteriolar contribuem para o aumento da permeabilidade endotelial, agregação plaquetária, e liberação autócrina e parácrina de vasoconstritores. A endotelina-1, fator de contração derivado do endotélio (EDCF) e citocinas inflamatórias, incluindo interleucina-1 (IL-1) e interleucina-6 (IL-6), e fator de necrose tumoral alfa (TNF-α) pioram ainda mais a vasoconstrição sistêmica e dano hipertensivo renal. Alterações agudas na resistência vascular ocorrem em resposta ao excesso de aldosterona, hormônio antidiurético e influência catecolaminérgica sobre a fisiologia renal, o que leva ao aumento da produção de renina, recaptação de sódio e atividade da angiotensina II, causando vasoconstrição potente e maior desequilíbrio neuro-hormonal. *SNC*, sistema nervoso central; *SRAA*, sistema renina-angiotensina-aldosterona.

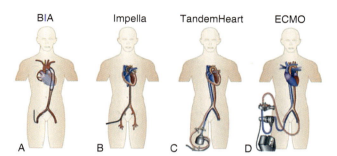

Figura 24.1 A. Balão intra-aórtico (BIA). **B.** Impella. **C.** TandemHeart. **D.** Oxigenação por membrana extracorpórea (ECMO) venoarterial (VA). (De Werdan K, Gielen S, Ebelt H, et al. Mechanical circulatory support in cardiogenic shock. Eur Heart J 2013;35(3):156-67.)

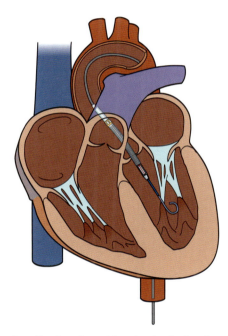

Figura 24.5 Ilustração de um dispositivo Impella posicionado através da valva aórtica. (De Thiele H, Smalling RW, Schuler GC. Percutaneous left ventricular assist devices in acute myocardial infarction complicated by cardiogenic shock. Eur Heart J. 2007;28:2057-2063.)

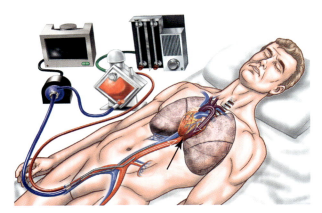

Figura 24.7 Ilustração de um paciente com oxigenação por membrana extracorpórea (ECMO) venoarterial (VA) femoral. O sangue venoso desoxigenado oriundo da veia femoral é infundido através do circuito ECMO, e o sangue oxigenado retorna de forma retrógrada até a artéria femoral. O sangue mal oxigenado que flui de forma anterógrada a partir do ventrículo esquerdo encontrará resistência do sangue que retorna de forma retrógrada do circuito ECMO. (De Abrams D, Combes A, Brodie D. Extracorporeal membrane oxygenation in cardiopulmonary disease in adults. J Am Coll Cardiol. 2014;63(25):2769-2778.)

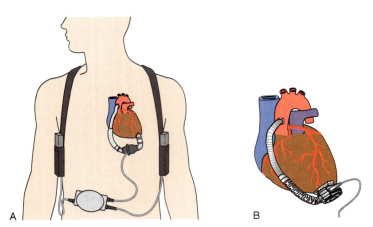

Figura 25.2 Dispositivos de assistência ventricular esquerda HeartMate II axial da empresa St. Jude (**A**) e HeartWare HVAD (**B**) centrífugo.

CAPÍTULO **1**

Exame Físico Cardiovascular na Unidade de Terapia Intensiva Cardiológica

Equívocos comuns

- O exame físico na Unidade de Terapia Intensiva Cardiológica (UTIC) não mais contribui para obter os melhores desfechos na era de exames laboratoriais e de imagem onipresentes
- Existe um único valor normal para a pressão arterial
- *Pressão venosa jugular elevada* e *distensão venosa jugular* são termos sinônimos.

Sinais vitais

RESPIRAÇÃO

- O esforço, frequência e padrão respiratórios devem ser avaliados tanto em pacientes sob ventilação mecânica como em não ventilados
- O uso de musculatura acessória é comum em casos de edema pulmonar, doença pulmonar obstrutiva crônica (DPOC), exacerbações asmáticas e pneumonia
- Em casos de taquipneia aguda (frequência respiratória > 25 incursões/min), deve ser realizada imediata avaliação para diagnóstico diferencial entre cianose periférica (coloração escura ou azulada nos dedos das mãos e pés sem alterações de mucosas) da cianose central (associada à coloração azulada dos lábios ou mucosa sob a língua) (ver adiante)
- Taquipneia, quando secundária à hipoxia, quase sempre está associada a taquicardia reflexa
- Quando a taquipneia estiver presente com um histórico de ortopneia, sugere edema pulmonar, derrame pleural, ou ambos
- Hipopneia é definida como menos que 10 movimentos respiratórios superficiais ou lentos por minuto. Pode ser causada por insuficiência cardiopulmonar grave, sepse, substâncias depressoras do sistema nervoso central (SNC) (p. ex., sedativo-hipnóticos, narcóticos e álcool) ou doença do SNC (p. ex., acidente vascular cerebral, meningoencefalite).

Padrões respiratórios podem revelar a patologia subjacente (Tabela 1.1).

PULSO

O pulso deve ser avaliado bilateralmente em busca da presença, frequência, amplitude, contorno e regularidade. A avaliação inicial deve sempre conter uma descrição das artérias radial e carótida, além dos pulsos braquial, femoral, poplíteo e pedioso.

- Uma diferença de amplitude entre os pulsos superiores bilaterais (especialmente com diminuições na frequência ou amplitude do lado esquerdo) aumenta a possibilidade de dissecção aórtica, estenose subclávia secundária à aterosclerose, ou estenoses congênitas

TABELA 1.1 ■ Padrões respiratórios.

Padrão respiratório	Considerar	Epônimo/Classificação
Profundo e rápido	Cetoacidose diabética	Respiração de Kussmaul
Ronco com apneia episódica	Apneia obstrutiva do sono	
Taquipneia/hipopneia paroxísticas alternadas com períodos de apneia	Sedação excessiva	Respiração de Cheyne-Stokes
	Insuficiência cardíaca	
	Processo expansivo grave no SNC	
	Insuficiência respiratória	
	Doença renal (uremia)	
Respirações irregularmente irregulares (ainda assim iguais) alternadas com períodos de apneia	Lesão ao bulbo (doença intracraniana)	Respiração de Biot
Respirações completamente irregulares (pausas com períodos progressivos de apneia)	Lesão grave ao bulbo	Respiração atáxica
Sem respirações ou suspiros ocasionais	Doença cardiovascular ou neurológica grave	Respiração agônica

SNC, sistema nervoso central.

- A dissecção aórtica é sugerida por uma diferença de amplitude entre pulsos, sinais neurológicos focais e alargamento mediastinal observado na radiografia torácica
- Pulsos reduzidos em membros inferiores são achados consistentes com diagnóstico de coarctação da aorta ou doença aterosclerótica da aorta abdominal e/ou suprimento arterial dos membros inferiores
- Pulso alternante é um pulso com batimentos fortes e fracos alternados
- Em pacientes com frequência cardíaca normal, o pulso alternante indica grave disfunção ventricular esquerda (VE).

Quando a taquicardia (frequência cardíaca > 100 bpm) estiver presente, a regularidade do ritmo oferece importantes pistas diagnósticas.

- Frequências de ritmos regulares entre 125 bpm e 160 bpm sugerem taquicardia sinusal, presença de *flutter* atrial com bloqueio 2:1, ou taquicardia ventricular
- Ondas A "em canhão" intermitentes nas veias do pescoço são altamente sensíveis, enquanto a mudança de intensidade da primeira bulha cardíaca (B_1) é altamente específica para a detecção de taquicardia ventricular
- O *flutter* atrial pode estar acompanhado por rápidas ondulações no pulso venoso jugular (ondas em *flutter* ou ondas F)
- A detecção de uma taquicardia irregular sugere fibrilação atrial, batimentos atriais prematuros ou contrações ventriculares prematuras
- Na fibrilação atrial, a avaliação da frequência em foco apical (contagem de batimentos cardíacos pela ausculta) é mais acurada do que a contagem pelo pulso radial, correspondendo a uma "dissociação de pulso"
- A bradicardia (frequência cardíaca < 50 bpm) em um paciente com fadiga, alterações do estado mental, evidências de perfusão periférica prejudicada ou congestão pulmonar eleva a possibilidade de toxicidade farmacológica (*i. e.*, digoxina, betabloqueadores, ou bloqueadores dos canais de cálcio), hipotermia (devido a hipotireoidismo ou exposição ao frio), ou ritmo

nodal atrioventricular ou de escape ventricular que ocorre em casos de bloqueio cardíaco completo ou síndrome do nó doente.

A avaliação do volume e contorno da onda de pulso também é informativa (Tabela 1.2). Ritmos irregulares são classificados como *regularmente irregulares*, nos quais o batimento irregular pode ser antecipado em um intervalo fixo, ou *irregularmente irregular*, no qual o batimento irregular ocorre sem previsibilidade.

- Um pulso regularmente irregular comumente ocorre em casos de bloqueio atrioventricular de segundo grau (seja Mobitz tipo I ou II, dependendo se o intervalo PR é constante ou está prolongando antes do próximo batimento) ou batimentos ventriculares prematuros intercalados
- No exame físico, o intervalo PR pode ser visualizado como a distância entre a onda *a* e onda *c* no pulso venoso jugular
- Essa distância, antes e após o próximo batimento, pode ser diagnóstica quando o eletrocardiograma for incapaz de diferenciar entre bloqueio de segundo grau Mobitz tipo I e Mobitz tipo II
- Quando um batimento ventricular prematuro intercalado estiver presente, pode estar acompanhado por um pulso fraco (devido ao enchimento ventricular inadequado) que ocorre em um intervalo fixo pelo pulso regular
- Um pulso irregularmente irregular implica que o examinador não pode prever quando o próximo batimento ocorrerá; ele pode ser causado por batimentos ventriculares prematuros, batimentos atriais prematuros, taquicardia atrial multifocal ou fibrilação atrial
- Embora batimentos ventriculares prematuros e a fibrilação atrial estejam associados a um déficit de pulso (no qual a frequência apical auscultada é maior do que o pulso radial palpável), o impulso que segue um batimento ventricular prematuro deve ser mais forte
- Se um batimento que segue o batimento ventricular prematuro for diminuído (sinal de Brockenbrough), devem ser considerados os diagnósticos de cardiomiopatia hipertrófica ou disfunção VE grave
- Nenhum déficit de pulso (ou pausa compensatória) deve estar presente em casos de batimentos atriais prematuros ou taquicardia atrial multifocal.

Pressão arterial

Não existe uma definição rígida da pressão arterial "normal". A pressão arterial *adequada* varia de acordo com o paciente e o estado clínico, mas geralmente se acredita que consiste em uma pressão de perfusão média de pelo menos 60 mmHg e ausência de hipoperfusão em órgãos-alvo.

Em pacientes com disfunção sistólica VE, a hipotensão pode ser causada por depleção volêmica a partir de diurese excessivamente agressiva ou por conta de sobrecarga volêmica.

TABELA 1.2 ■ **Características do pulso.**

Descrição do pulso	Considerar
Cheio	Choque séptico, hipertireoidismo, IA crônica
Fraco e filiforme	Grave disfunção VE, hipovolemia, IM grave, bloqueio cardíaco completo, derrame pericárdico
Enchimento lento e fraco	EA grave
Alternante entre forte e fraco	Disfunção VE, tamponamento cardíaco
Toque duplo (pulso bífido)	Cardiomiopatia hipertrófica, EA com IA

EA, estenose aórtica; *IA*, insuficiência aórtica; *IM*, insuficiência mitral; *VE*, ventricular esquerda.

Manual de Cardiologia Intensiva

- A presença de taquicardia com hipotensão ortostática (uma diminuição da pressão arterial sistólica > 20 mmHg ou diastólica > 10 mmHg quando o paciente é avaliado inicialmente na posição supina e então novamente após 2 minutos em pé ou sentado com as pernas elevadas) é consistente com depleção volêmica
- O diagnóstico diferencial de hipotensão inclui fatores que reduzem a resistência vascular sistêmica (p. ex., infecções, inflamações, insuficiência adrenal, agentes anestésicos, malformações atrioventriculares e insuficiência valvar), volume sistólico (p. ex., hipovolemia; estenose aórtica; insuficiência mitral grave; arritmias ventriculares; e disfunção VE devido a infarto, isquemia ou cardiomiopatia), e frequência cardíaca (p. ex., bloqueio cardíaco ou bradicardia de origem farmacológica)
- Um pulso paradoxal (uma redução > 10 mmHg na pressão arterial sistólica ao fim da expiração com o paciente respirando *normalmente*) pode ocorrer em casos de tamponamento cardíaco (muito sensível quando ocorre com taquicardia, distensão venosa jugular e declínio y ausente), pericardite constritiva (que ocorre em casos de distensão venosa jugular que aumenta persistentemente com a inspiração, ruído pericárdico, hepatomegalia e declínio y exagerado), hipertensão grave, embolia pulmonar, DPOC e obesidade grave.

A pressão de pulso (pressão arterial sistólica – pressão arterial diastólica) pode estar normal, estreita ou ampla.

- Uma pressão de pulso estreita pode estar presente em casos de diminuição do volume sistólico por hipovolemia, taquicardia, estenose aórtica ou mitral grave, constrição pericárdica ou tamponamento cardíaco
- Com a suspeita clínica apropriada, uma pressão de pulso estreita possui alta sensibilidade e especificidade para predizer um índice cardíaco menor que 2,2 ℓ/min/m^2 quando a pressão de pulso dividida pela pressão sistólica for menor que 0,25
- Uma pressão de pulso ampla (> 60 mmHg) pode ser observada em casos de hipertermia, mas também pode sugerir insuficiência aórtica crônica grave ou insuficiência cardíaca avançada por anemia grave, tireotoxicose, malformação atrioventricular, sepse, deficiência de vitamina B$_1$ ou doença de Paget.

Pressão venosa jugular

A pressão venosa jugular (PVJ) é um manômetro útil para aferição da pressão venosa central ou atrial direita.

- A PVJ aferida em centímetros de água (H$_2$O) é convertida para mmHg multiplicando por 0,735
- A PVJ elevada e distensão venosa jugular não são sinônimos, e essa associação deve ser abandonada porque a distensão venosa jugular pode ocorrer na posição supina com PVJ normal
- A PVJ é acurada para indicar o *status* volêmico intravascular e pressão da artéria pulmonar ocluída (PAPO) na ausência de estenose tricúspide, disfunção ventricular direita, hipertensão pulmonar e cardiomiopatia restritiva ou constritiva
- A PVJ deve ser avaliada pedindo ao paciente para elevar o queixo e virar a cabeça para a esquerda contra a resistência da mão direita do examinador. Dentro do triângulo formado pelos fascículos (anterior e posterior) do músculo esternocleidomastóideo e clavícula, o examinador deve, então, procurar, com a musculatura do pescoço relaxada, por impulsos fracos da veia jugular ao longo de uma linha a partir da mandíbula até a clavícula
- A palpação simultânea do pulso radial, assumindo que o paciente esteja em ritmo sinusal, permite a detecção de um pulso no pescoço (onda *a*) que precede imediatamente o pulso periférico (Figura 1.1)
- Alternativamente, o declínio × pode ser visualizado como um movimento para o interior ao longo da linha da veia jugular que ocorre simultaneamente com o pulso periférico

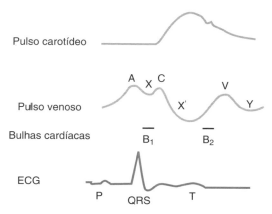

Figura 1.1 Momento da pressão venosa jugular. *ECG*, eletrocardiograma.

- Em pacientes com sobrecarga volêmica, a elevação da PVJ pode ser melhor avaliada com o paciente sentado ereto, uma posição na qual a clavícula está aproximadamente 7 a 8 cm acima do átrio direito (equivalente ao limite superior da faixa normal para a pressão atrial direita, 5 a 7 mmHg)
- Os 7 a 8 cm são adicionados à distância vertical máxima na qual qualquer pulsação venosa possa ser observada acima da clavícula para estimar a pressão atrial direita
- Se a PVJ não puder ser observada na posição ereta, pode-se tentar visualizá-la pela redução progressiva do ângulo do tronco até que as pulsações se tornem aparentes
- Se ainda for difícil discernir as pulsações venosas, um dos dois extremos pode estar presente: ou não há elevação da PVJ, ou a PVJ está tão acima do ângulo da mandíbula, mesmo na posição ereta, que não é identificada na altura do cabelo. O lobo da orelha deve sempre ser avaliado em busca de movimentos nestes casos
- Uma PVJ baixa pode ser investigada ainda pelo aumento do enchimento atrial direito (*i. e.*, por inspiração profunda ou elevação passiva das pernas)
- Quando for observado um valor de creatinina crescente na presença de PVJ elevada (com ou sem diurese), o diagnóstico diferencial inclui disfunção VE refratária que requer suporte inotrópico, disfunção ventricular direita (VD) grave, cardiomiopatia restritiva ou constritiva, insuficiência VD, ou disfunção renal secundária (síndrome cardiorrenal)
- Em casos de disfunção VD, a avaliação da PVJ como uma medida da PAPO se torna progressivamente menos acurada.

Avaliação torácica e pulmonar
Diferentes sons cardíacos fornecem importantes dicas diagnósticas com relação à patologia pulmonar subjacente (Tabela 1.3).

Inspeção e palpação precordial

Pulsações precordiais visíveis ou palpáveis podem ser um sinal de cardiopatia.
- Pulsações no segundo espaço intercostal à esquerda da borda esternal sugerem elevação da pressão arterial pulmonar
- Pulsações observadas no quarto espaço intercostal na borda esternal esquerda são consistentes com disfunção VD ou defeito do septo ventricular agudo.

TABELA 1.3 ■ Auscultação dos pulmões.

Som respiratório	Considerar
Ronco	
Difuso	DPOC
Localizado	Pneumonia, tumor, corpo estranho
Estridor	Obstrução de vias respiratórias maiores
Estertores	
Expiratórios	Obstrução reativa de vias respiratórias menores (asma, alergias, betabloqueadores)
Repetidos	Causas não asmáticas (massa, embolia pulmonar, edema pulmonar, aspiração, corpo estranho)
Crepitações ou sibilos	Edema pulmonar, doença pulmonar intersticial, DPOC, intoxicação por amiodarona

DPOC, doença pulmonar obstrutiva crônica.

Impulso apical (*ictus Cordis*) ventricular esquerdo

- O impulso apical VE é palpado pelo posicionamento da mão direita transversalmente sobre o precórdio abaixo do mamilo, e é percebido como uma pulsação para cima durante a sístole contra a mão do examinador
- Um impulso apical VE deslocado para a esquerda da linha clavicular média aumenta a probabilidade de que o coração esteja aumentado na radiografia torácica, a fração de ejeção esteja reduzida, a pressão diastólica final VE esteja aumentada e a pressão da artéria pulmonar ocluída esteja aumentada
- Mensurado em posição de decúbito lateral esquerdo a 45°, um impulso apical de 4 cm ou mais aumenta a probabilidade de que o paciente tenha o coração dilatado
- A sobrecarga VE é sugerida pela presença de impulso apical sustentado (que persiste por mais da metade do tempo entre B_1 e B_2 durante ausculta e palpação simultâneas)
- Se o impulso apical VE for detectável ao fim da sístole, é provável que haja um ápice discinético
- Se o impulso apical retrair durante a sístole, devem ser consideradas pericardite constritiva ou insuficiência tricúspide
- Todos os campos auscultatórios devem ser palpados com a ponta dos dedos para detecção de frêmito (necessário para o diagnóstico de um sopro grau IV/VI) ou outra pulsação anormal
- A presença de P_2 palpável (uma pulsação para cima durante a diástole na posição pulmonar) sugere a presença de hipertensão pulmonar secundária (embolia pulmonar aguda, insuficiência mitral crônica ou estenose) ou primária
- Uma pulsação palpável na posição aórtica durante a sístole sugere cardiomiopatia hipertrófica ou estenose aórtica grave
- Frêmito sobre a borda esternal esquerda no quarto espaço intercostal, especialmente em situações de infarto agudo do miocárdio (IAM), eleva a possibilidade de defeito do septo ventricular
- Um impulso pré-sistólico (correlacionado com a onda *a* e equivalente a uma B_4 audível) sugere um ventrículo não complacente e pode ocorrer em casos de isquemia miocárdica ou infarto, hipertrofia VE secundária à hipertensão, estenose aórtica, insuficiência mitral aguda ou cardiomiopatia hipertrófica.

AUSCULTA CARDÍACA

- A ausculta cardíaca permite a detecção de bulhas cardíacas anormais (B_1, B_2, B_3, B_4) (Tabela 1.4) e sopros holossistólicos comuns (insuficiência mitral e defeito do septo ventricular), sopros de

TABELA 1.4 ■ Ausculta clínica de B_1, B_2, B_3 e B_4.

Bulha cardíaca	Considerar
B_1	
Acentuada	Fibrilação atrial, estenose mitral
Suave	Valva mitral imóvel, IM, ou IA grave
B_2	
Acentuada	(P_2) Hipertensão pulmonar; (A_2) Hipertensão sistêmica; dilatação aórtica
Suave	(A_2) IA, sepse, fístula AV
A_2-P_2 divididas	
Ampla	IM grave, BRFD, defeito do septo atrial (secundário), hipertensão pulmonar
Paradoxal	IT grave, WPW, BRFE, hipertensão grave ou EA
Fixa	Defeito do septo atrial importante, insuficiência VD grave
B_3	
Presente	Insuficiência cardíaca, CMHO, tireotoxicose, fístula AV, sepse, hipertermia
B_4	
Presente	VE isquêmico ou infartado, cardiomiopatia hipertrófica, dilatada ou restritiva

AV, atrioventricular; *BRFD*, bloqueio de ramo de feixe direito; *BRFE*, bloqueio de ramo de feixe esquerdo; *CMHO*, cardiomiopatia hipertrófica obstrutiva; *EA*, estenose aórtica; *IA*, insuficiência aórtica; *IM*, insuficiência mitral; *IT*, insuficiência tricúspide; *VD*, ventricular direita; *VE*, ventricular esquerdo; *WPW*, Wolff-Parkinson-White.

ejeção sistólica (estenose aórtica ou cardiomiopatia hipertrófica) e diastólica (insuficiência aórtica e estenose mitral).

SOPROS CARDÍACOS: AUSCULTAÇÃO ESTÁTICA E DINÂMICA

- Sopros cardíacos são categorizados como sistólicos, diastólicos ou contínuos, e devem ser ainda descritos de acordo com a localização, momento, duração, tom, intensidade e resposta a manobras dinâmicas (Tabela 1.5)
- As melhores localizações para detecção de patologias valvares específicas devem ser reconhecidas
- A área da valva aórtica está localizada à direita da borda esternal no segundo espaço intercostal
- A área da valva pulmonar está à esquerda da borda esternal no segundo espaço intercostal
- A área da valva tricúspide é encontrada à esquerda da borda esternal no quarto espaço intercostal
- A área da valva mitral está localizada na região média clavicular no lado esquerdo do tórax no quinto espaço intercostal
- A fisiopatologia dos sopros deve ser dividida em defeitos regurgitantes e estenóticos
- Embora as graduações de I a III sejam arbitrárias (grau I, muito baixo, difícil de ouvir; grau II, baixo, mas prontamente identificado; e grau III, moderadamente alto), a presença de um sopro de grau IV sempre denota a presença de um frêmito palpável associado
- Grau V é um sopro mais alto com um frêmito
- Grau VI ocorre quando o sopro é auscultado com o estetoscópio fisicamente fora da parede torácica
- Sopros holossistólicos, com B_2 suave ou obliterado, ocorrem em casos de insuficiência tricúspide, defeitos septais ventriculares e insuficiência mitral. A insuficiência tricúspide é sugerida quando o sopro holossistólico é melhor contemplado no quarto espaço intercostal ao longo da borda esternal esquerda e aumenta com a inspiração, elevação passiva das pernas e pulso isométrico

TABELA 1.5 ■ Ausculta cardíaca dinâmica.

Manobra	Fisiologia	IT	EP	DSV	IM	EA	CMHO	IA
Inspiração	Retorno venoso e volume ventricular aumentados	↑	↑		ndn/↑			
Expiração	Traz o coração mais próximo à parede torácica	↑			ndn/↑			
Elevação das pernas	RVS aumentada; retorno venoso aumentado						↓	
Manobra de Mueller	Diminuição da PVC/PAS/ANS (10 s), então aumento na PAS/ANS (5 s) e ressurgimento da PAS/diminuição da ANS após liberação	↑						
Manobra de Valsalva	Diminuição do retorno venoso e volumes ventriculares (fase 2)		↓		↓	↓	↑	↓
Agachar e ficar em pé	Diminuição do retorno venoso e volume	↓	↓	↓	↓	↓	↑	
Em pé e agachar	Aumento do retorno venoso; aumento da RVS			↑	↑	↑	↓	↑
Punho	Aumento da RVS; aumento do DC; aumento das pressões de enchimento VE			↑	↑	↓	↓	↑

A inspiração também aumenta o sopro da estenose tricúspide e insuficiência pulmonar. *ANS*, atividade nervosa simpática; *CMHO*, cardiomiopatia hipertrófica obstrutiva; *DC*, débito cardíaco; *DSV*, defeito do septo ventricular; *EA*, estenose aórtica; *EP*, estenose pulmonar; *IA*, insuficiência aórtica; *IM*, insuficiência mitral; *IT*, insuficiência tricúspide; *ndn*, nada digno de nota; *PAS*, pressão arterial sistêmica; *PVC*, pressão venosa central; *RVS*, resistência vascular sistêmica; *VE*, ventricular esquerdo.

- Em situações de IAM da parede inferior ou extenso da parede anterior, a presença de um novo sopro holossistólico que ocorre com a elevação palpável do VD requer que um defeito do septo ventricular seja excluído
- O sopro holossistólico da insuficiência mitral é melhor apreciado no ápice durante o fim da expiração em posição de decúbito lateral esquerdo e está associado a um B_1 suave
- Em casos de insuficiência mitral aguda, o sopro pode estar ausente ou pode surgir precocemente ou no fim da sístole
- Quando a insuficiência mitral for grave, evidências de hipertensão pulmonar também podem estar presentes
- O envolvimento do folheto mitral posterior resulta em um sopro que irradia em direção anterior, enquanto a irradiação posterior em direção à axila sugere disfunção do folheto valvar mitral anterior
- O punho isométrico resulta em um rápido aumento no retorno venoso e resistência periférica que faz com que o sopro da insuficiência mitral (e insuficiência aórtica) se torne mais alto
- O sopro agressivo de ejeção sistólica crescente e decrescente da estenose aórtica inicia logo após B_1, tem seu pico no ponto médio da sístole, e termina antes de B_2
- O sopro de casos de estenose aórtica é melhor apreciado no segundo espaço intercostal à direita do bordo esternal e irradia para o lado direito do pescoço
- Um frêmito sistólico pode ser palpável na base do coração, na incisura jugular, e ao longo das artérias carótidas

Capítulo 1 Exame Físico Cardiovascular na Unidade de Terapia Intensiva Cardiológica 9

- Achados associados incluem um estalido de ejeção (que ocorre com uma valva bicúspide e desaparece conforme a estenose se torna mais grave) e, com o aumento da gravidade, um aumento lento e platô de um pulso carotídeo fraco (pulso parvo e tardio)
- A gravidade da obstrução está relacionada com a duração do sopro em seu pico, e não a sua intensidade
- Um sopro de pico precoce, em geral, está associado a uma valva menos estenótica; um sopro de pico tardio, que sugere um tempo mais prolongado para a pressão ventricular sobrepor a estenose, sugere uma estenose mais grave
- Uma valva aórtica praticamente imóvel e estenosada pode resultar em uma B_2 silenciada ou ausente
- O sopro diastólico de alto tom da insuficiência aórtica frequentemente ocorre em casos de estenose aórtica
- A cardiomiopatia hipertrófica também está associada a um sopro sistólico crescente e decrescente
- É melhor apreciado *entre* o ápice e a borda esternal esquerda, entretanto, e embora seja irradiado para a incisura supraesternal, *não* é irradiado para as artérias carótidas ou pescoço
- O sopro da cardiomiopatia hipertrófica pode também ser distinguido da estenose aórtica por um aumento na intensidade do sopro (quando o gradiente do trato da via de saída está aumentado) que ocorre durante a fase ativa da manobra de Valsalva, ao levantar-se após estar sentado (o volume VE diminui abruptamente), e pelo uso de vasodilatadores
- A cardiomiopatia hipertrófica pode também estar acompanhada pelo sopro holossistólico da insuficiência mitral devido à movimentação anterior da valva mitral durante a sístole
- Achados adicionais incluem um impulso apical duplo deslocado lateralmente (resultado da contração forçosa do átrio esquerdo contra um VE não complacente) ou um impulso apical triplo (resultado do impulso sistólico tardio que ocorre quando o VE praticamente vazio sofre contração quase isométrica)
- De forma semelhante, um pulso arterial carotídeo duplo (pulso bífido) é comum por conta da rápida elevação inicial do fluxo sanguíneo através do trato da via de saída VE em direção à aorta, que diminui no ponto médio da sístole conforme ocorre o gradiente, somente para manifestar um segundo aumento durante o fim da sístole.

Sopros diastólicos são causados por insuficiência das valvas aórtica ou pulmonar, ou estenose das valvas mitral ou tricúspide.

- A insuficiência aórtica crônica é alardeada por um supro precoce diastólico decrescente, de alta frequência, melhor apreciado no segundo ao quarto espaço intercostal esquerdo, com o paciente sentado e inclinado para frente
- Conforme a insuficiência aórtica se torna mais grave, o sopro toma mais tempo da diástole
- Quando a disfunção VE resulta em enchimento restritivo, o sopro da insuficiência aórtica pode ser encurtado e se tornar mais discreto
- Insuficiência aórtica moderada à grave pode também estar acompanhada por um sopro de Austin Flint, um sopro de baixa frequência, do meio ao fim da diástole, melhor apreciado no ápice causado por fluxo atrial esquerdo em direção a um VE "expandido excessivamente"
- A insuficiência aórtica pode estar acompanhada por um B_1 fraco, B_3 proeminente e um ruflar diastólico
- A insuficiência aórtica grave está associada a uma pressão de pulso ampla e uma série de achados clínicos ricos em epônimos, incluindo um
    - Pulso de Corrigan ou de martelo d'água
    - Sinal de De Musset (balanço da cabeça em cada sístole)
    - Sinal de Müller (pulsações sistólicas da úvula)
    - Sinal de Traube (sons sistólicos e diastólicos semelhantes a "tiro de pistola" auscultados sobre a artéria femoral)

- Sinal de Hill (quando a pressão sistólica no manguito poplíteo excede a pressão do manguito braquial em mais de 60 mmHg)
- Sinal de Quincke (pulsações capilares observadas quando uma luz é transmitida através da unha do dedo do paciente)
- Sinal de Duroziez (um sopro sistólico audível auscultado sobre a artéria femoral quando esta é comprimida proximalmente conjuntamente a um sopro diastólico quando a artéria femoral é comprimida distalmente).

Outros sopros diastólicos

- Insuficiência pulmonar envolve um sopro decrescente diastólico que está localizado sob o segundo espaço intercostal. Quando é causado por dilatação do ânulo da valva pulmonar, causa o sopro característico de Graham-Steele
- A estenose mitral é um estrondo no meio da diástole que é apreciado com o sino como um som de baixo tom no ápice, imediatamente após um estalido de abertura, que aumenta de intensidade com o exercício
- A estenose tricúspide anatômica ou funcional (esta com a abertura retardada da valva tricúspide observada em casos de grandes defeitos septais atriais ou ventriculares) está associada a um estrondo no meio da diástole ou ao já mencionado sopro de Austin Flint da insuficiência aórtica
- A estenose mitral pode ser diferenciada da estenose tricúspide pela localização desta na borda esternal esquerda e sua ampliação com a inspiração.

Sons de atrito

- O som superficial, de alto tom ou de raspagem de um atrito pericárdico é melhor auscultado com o paciente sentado, inclinado para a frente, no fim da expiração
- Esse som pode ser sistólico, sistólico e diastólico, ou trifásico, e deve haver suspeita em situações após infarto ou de pericardite aguda na presença de dor torácica pleural e elevações difusas do segmento ST no ECG.

Avaliação da pele e dos membros

- A detecção de pernas frias, manchas na pele e tempo de preenchimento capilar prolongado (ver adiante) aumenta a probabilidade de baixo débito cardíaco
- O hipocratismo sugere cianose central, desvio da direita para esquerda com ou sem cardiopatia congênita, ou endocardite bacteriana
- Aracnodactilia (dedos longos, aracnídeos) pode ser observada em pacientes com síndrome de Marfan
- Pulsações capilares sob as unhas dos dedos podem ser observadas em casos de insuficiência aórtica, sepse ou tireotoxicose
- Hemorragias sob as unhas elevam a possibilidade de endocardite bacteriana
- Nódulos de Osler (pápulas eritematosas dolorosas de aproximadamente 1 cm nas pontas dos dedos das mãos, palmas, dedos e solas dos pés) também sugerem endocardite.

Tempo de preenchimento capilar

- O tempo de preenchimento capilar (TPC) é definido como o tempo que leva para a cor retornar a um leito capilar externo após aplicação de pressão que leva ao embranquecimento
- O TPC demonstrou ser influenciado pela temperatura ambiente, idade, sexo e condições de testes anatômicos e de iluminação
- O local mais confiável e aplicável para o teste de TPC é a polpa do dedo (e não na unha)
- O valor médio para o TPC em pessoas sadias é de 2 segundos
- Um TPC prolongado pode ser um sinal de choque e pode também indicar desidratação ou doença arterial periférica.

Cianose

- A cianose é uma descoloração azulada anormal da pele e membranas mucosas causada pelo sangue de coloração azulada
- Na cianose central, o sangue que deixa o coração é azul. Causas típicas são edema pulmonar, pneumonia e desvios intracardíacos da direita para esquerda
- Na cianose periférica, o sangue que deixa o coração é vermelho, mas se torna azul na circulação periférica devido ao aumento da extração de oxigênio pelos tecidos periféricos. Causas típicas incluem baixo débito cardíaco, doença arterial e doença venosa
- Aproximadamente 4 a 5 g/dℓ de hemoglobina não oxigenada nos capilares geram a cor azul observada clinicamente como cianose central
- A cianose central geralmente melhora com a suplementação por oxigênio
- A cianose que não melhora com a suplementação de oxigênio deve sugerir quantidades maiores de metemoglobina (p. ex., pelo uso de dapsona, nitroglicerina ou benzocaína tópica) ou sulfo-hemoglobina
- Se os membros inferiores estiverem cianóticos, mas os membros superiores não, deve ser esperado um ducto arterioso patente
- Pseudocianose, uma cor azul na pele sem hemoglobina desoxigenada, pode ocorrer pelo uso de amiodarona, fenotiazínicos e alguns metais (especialmente prata e cobre).

CAPÍTULO 2

Infarto Agudo do Miocárdio

Equívocos comuns

- Todos os pacientes que sofrem infarto agudo do miocárdio (IAM) referem dor torácica
- Ao avaliar um paciente com suspeita de síndrome coronariana aguda, é importante graduar a intensidade da dor torácica em uma escala de 1 a 10
- A melhora da dor torácica à nitroglicerina ou antiácidos é útil para descartar ou confirmar a síndrome coronariana aguda como causa da precordialgia
- O eletrocardiograma (ECG) normal descarta a possibilidade de IAM.

Patogenia do infarto agudo do miocárdio

TROMBOSE CORONARIANA E A PATOGENIA DO INFARTO AGUDO DO MIOCÁRDIO

- Embora Herrick tenha atribuído o IAM fatal a uma artéria coronariana ocluída por trombo em 1912, estudos de necropsia no final da década de 1970 não demonstraram trombose coronariana em todos pacientes que faleceram por IAM
- Assim, a trombose coronariana foi considerada consequência, e não a causa subjacente ao IAM
- Em 1980, DeWood et al. relataram os resultados de angiografias coronarianas realizadas anteriormente após o início do IAM transmural: nas primeiras 4 horas após o início do sintoma, 87% das artérias obstruídas no infarto estavam completamente obstruídas. Entretanto, 12 a 24 horas após o início, a prevalência da oclusão coronariana foi de somente 65%
- Quando pacientes com oclusão subtotal/parcial da artéria foram incluídos, a prevalência de trombose coronariana angiograficamente demonstrável nas primeiras 4 horas foi de 98%
- Durante a última década, foi possível uma maior compreensão sobre a patologia subjacente à oclusão coronariana aguda a partir de estudos de necropsia, angiografia e exames de imagem intracoronarianos: placas lipídicas discretas subjacentes, fibroateromas de "capa" fina, placas volumosas com erosão características, e/ou nódulos calcificados foram todos considerados como fatores predisponentes à ruptura de placas e oclusão coronariana (Figura 2.1).

Diagnóstico do infarto agudo do miocárdio

- O IAM representa o processo de morte de células miocárdicas causada por isquemia ou desequilíbrio entre a demanda e oferta de oxigênio através das artérias coronárias ao miocárdio
- Estima-se que, anualmente, nos EUA, 1,1 milhão de pessoas sofram IAM ou morrem em consequência à doença arterial coronariana
- Estima-se que, em 2016, a cada 34 segundos aproximadamente, um americano teria sofrido um evento coronariano, e a cada 1 minuto e 24 segundos ocorreria uma morte em decorrência desse tipo de evento

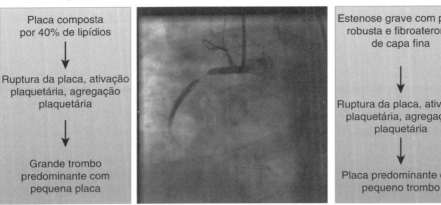

Figura 2.1 A fisiopatologia da elevação do segmento ST no infarto agudo do miocárdio requer trombose e oclusão total de uma artéria coronária. A trombose é mediada por ruptura da placa associada a agrupamentos lipídicos, fibroateromas de capa fina, nódulos calcificados e erosão de placas.

- De acordo com os relatos da OMS em 2015, a doença cardíaca coronariana é a principal causa de óbito em todo o mundo
- O reconhecimento e diagnóstico precoces do IAM são vitais para a introdução de terapia para limitar o dano miocárdico, preservar a função cardíaca e reduzir a mortalidade
- Duas categorias principais de IAM podem ser consideradas:
  - 1. Pacientes com elevação recente de segmento ST no ECG, portanto com diagnóstico de IAM com elevação de segmento ST (IAMEST)
  - 2. Pacientes com IAM sem elevação de segmento ST (IAMSEST) com elevação de biomarcadores cardíacos, com ou sem alterações isquêmicas no ECG
- Ensaios clínicos estabeleceram o benefício da terapia precoce de reperfusão em pacientes com IAMEST e de estratégia invasiva precoce em pacientes com IAMSEST de alto risco; assim, a avaliação rápida e acurada de pacientes com suspeita de IAM é essencial para estabelecer o melhor tratamento.

Definição de infarto agudo do miocárdio

- O IAM é definido como necrose miocárdica causada por isquemia prolongada
- O diagnóstico de IAM requer a elevação e/ou queda de biomarcadores cardíacos (preferencialmente a troponina) com pelo menos um valor que exceda o 99º percentil de uma população de referência normal (o limite de referência superior) e pelo menos um dos seguintes:
  - Sintomas de isquemia
  - Alterações ECG indicativas de isquemia aguda (alterações recentes de segmento ST – onda T ou bloqueio de ramo esquerdo [BRE] novo ou supostamente novo) ou infarto (novas ondas Q patológicas)
  - Identificação de trombo intracoronariano pela angiografia ou necropsia
  - Evidências, por imagem, de nova anormalidade de movimentação regional de parede, ou perda de miocárdio viável
- O tipo de IAM pode ser classificado ainda dependendo da etiologia do infarto (Tabela 2.1).

Capítulo 2 Infarto Agudo do Miocárdio 15

TABELA 2.1 ■ Classificação universal do infarto agudo do miocárdio (IAM).

Tipo	Descrição
1	IAM espontâneo resultante de ruptura, ulceração, fissura, erosão ou dissecção de placa aterosclerótica com formação resultante de trombo intraluminal
2	IAM associado à isquemia devido a desequilíbrio entre oferta e demanda miocárdica de oxigênio, como na disfunção endotelial, espasmo arterial, embolia coronariana, anemia, arritmias, hipertensão ou hipotensão
3	IAM que resulta em morte cardíaca, com sintomas sugestivos de isquemia miocárdica, acompanhada por alterações eletrocardiográficas isquêmicas recentes, mas o óbito ocorre antes da obtenção de amostras sanguíneas, ou em momento anterior ao aumento de biomarcadores sanguíneos
4a	IAM associado à intervenção coronariana percutânea
4b	IAM associado à trombose de *stent* documentada por angiografia ou necropsia
5	IAM associado à cirurgia de revascularização miocárdica

Modificada e adaptada de Thygesen K, Alpert JS, Jaffe AS, et al. Third universal definition of myocardial infarction. *J Am Coll Cardiol.* 2012;60:1581-1598.

Marcadores bioquímicos do infarto agudo do miocárdio

- Biomarcadores cardíacos são componentes essenciais dos critérios utilizados para estabelecer o diagnóstico de IAM (Tabela 2.2)
- Troponinas cardíacas (I ou T) se tornaram os biomarcadores preferidos para a detecção de necrose miocárdica; seu uso é indicação de classe I para o diagnóstico de IAM
- A melhor sensibilidade e especificidade das troponinas cardíacas comparadas à creatininoquinase-banda miocárdica (CK-MB) e outros marcadores bioquímicos convencionais do IAM está bem estabelecida
- Troponinas não são apenas úteis para diagnóstico, mas também oferecem informações prognósticas e podem auxiliar na estratificação do risco de pacientes atendidos com suspeita de síndromes coronarianas agudas (SCAs)
- Embora incrementos detectáveis nos biomarcadores cardíacos sejam indicativos de lesão miocárdica, elevações de biomarcadores cardíacos não são necessariamente sinônimo de IAM
- Várias condições como sepse, insuficiência cardíaca, embolia pulmonar, miocardite, hemorragia intracraniana, acidente vascular cerebral e insuficiência renal podem estar associados ao aumento de biomarcadores cardíacos
- Essas elevações surgem de mecanismos outros que não a oclusão arterial coronariana trombótica e requerem tratamento da causa subjacente em vez de administração de agentes antitrombóticos e antiplaquetários
- O IAM deve ser diagnosticado quando biomarcadores cardíacos estiverem anormais, e a condição clínica for consistente com o diagnóstico de isquemia miocárdica.

TROPONINA

- Troponinas cardíacas são proteínas reguladoras que controlam a interação entre a actina e miosina, mediada pelo cálcio, que resulta em contração e relaxamento da musculatura estriada
- O complexo troponina é composto por três subunidades: troponina C, que se liga ao cálcio; troponina I, que inibe as interações entre actina e miosina; e troponina T, que fixa o complexo troponina pela ligação à tropomiosina e facilita a contração

Manual de Cardiologia Intensiva

TABELA 2.2 ■ **Marcadores bioquímicos de lesão miocárdica.**

Marcador	Surgimento inicial (h)	Tempo médio para atingir o pico	Retorno aos níveis basais	Esquema de coletas
Mioglobina	1 a 4	6 a 7 h	12 a 24 h	Inicialmente, depois a cada 1 a 2 h
CK-MB (isoforma tecidual)	2 a 6	18 h	48 a 72 h	Inicialmente, depois a cada 3 a 6 h
Troponina I cardíaca	3 a 6	24 h	7 a 10 dias	Inicialmente, depois a cada 3 a 6 h
Troponina T cardíaca	3 a 6	12 a 48 h	10 a 14 dias	Inicialmente, depois a cada 3 a 6 h
CK	3 a 12	24 h	72 a 96 h	Inicialmente, depois a cada 8 h
Lactato desidrogenase (LDH)	10	48 a 72 h	10 a 14 dias	Uma vez pelo menos 24 h após a dor no peito

CK-MB, isoenzima creatinoquinase-banda miocárdica; *CK*, creatinoquinase. (Modificada de Adams J, Abendschein DR, Jaffe AS. Biochemical markers of myocardial injury: is MB creatine kinase the choice for the 1990's? *Circulation*. 1993;88:750-763.)

- A troponina C é expressa por células musculares cardíacas e esqueléticas; no entanto, as sequências de aminoácidos de troponinas I e T são únicas da musculatura cardíaca
- Essa diferença entre troponina C e troponina I e T permitiu o desenvolvimento de ensaios rápidos e quantitativos para detectar elevações de troponinas cardíacas no soro
- A troponina é o biomarcador preferido para uso no diagnóstico de IAM por conta da especificidade tecidual e sensibilidade superiores para IAM e sua utilidade como um indicador prognóstico.

Diagnóstico

- A troponina é liberada precocemente no curso de um IAM
- A concentração aumentada de troponina cardíaca é definida como a que excede o 99º percentil de uma população de referência normal
- A troponina que excede esse limite em pelo menos uma ocasião no cenário de isquemia miocárdica clínica é indicativa de IAM
- A troponina elevada pode ser detectada de 3 a 4 horas após o início da lesão miocárdica
- Níveis séricos podem permanecer aumentados por 7 a 10 dias para a troponina I e 10 a 14 dias para a troponina T (Figura 2.2)
- A liberação inicial de troponina ocorre a partir do citoplasma celular, enquanto a elevação persistente é resultado da dispersão mais lenta de troponina a partir dos miofilamentos cardíacos em degradação
- Como resultado desta cinética, a sensibilidade da troponina aumenta com o tempo
- Sessenta minutos após o início de um IAM, a sensibilidade é de aproximadamente 90%, mas a sensibilidade máxima da troponina ($\approx$ 99%) não é alcançada até 6 ou mais horas após o início da necrose miocárdica
- Como resultado da sua alta especificidade tecidual, a troponina cardíaca está associada a menos resultados falso-positivos em situações de lesão muscular esquelética concomitante quando comparada à CK-MB

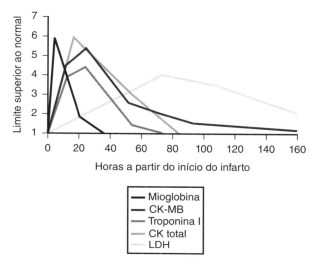

Figura 2.2 Tempo de evolução dos níveis de marcadores bioquímicos durante o infarto agudo do miocárdio. A cronologia de aumento inicial e progressão acima dos valores normais dos marcadores séricos comumente utilizados durante o infarto agudo do miocárdio são demonstrados. *CK*, creatinoquinase; *CK-MB*, isoenzima creatinoquinase-banda miocárdica; *LDH*, lactato desidrogenase. *(Esta figura encontra-se reproduzida em cores no Encarte.)*

- Essa característica inerente da troponina é útil na avaliação da lesão miocárdica em pacientes com doenças musculares crônicas, infartos miocárdicos no período perioperatório e após cardioversão elétrica ou trauma cardíaco
- É importante notar que, embora a troponina cardíaca seja altamente específica, sua elevação não indica qual é o mecanismo de lesão miocárdica; se a troponina estiver elevada na ausência de isquemia miocárdica, uma avaliação deve ser feita em busca de etiologias alternativas para a lesão
- Troponinas elevadas não são somente vitais para o diagnóstico de IAMSEST, mas também servem para direcionar a terapia possibilitando identificar pacientes que poderiam se beneficiar de uma estratégia terapêutica invasiva precoce
- No estudo *Treat Angina with Aggrastat and Determine Cost of Therapy with an Invasive or Conservative Strategy–Thrombolysis in Myocardial Infarction 18 (TACTICS–TIMI 18)*, pacientes com qualquer elevação da troponina e que foram submetidos à angiografia precoce (de 4 a 48 horas) e revascularização (se apropriada) atingiram a redução de aproximadamente 55% nas probabilidades de morte ou novo IAM comparados a pacientes submetidos ao tratamento conservador.

CREATINOQUINASE MB

- A creatinoquinase é uma proteína carreadora de fosfatos de alta energia presente no citosol
- A CK-MB é uma isoenzima da CK que é mais abundante no coração
- Entretanto, a CK-MB também constitui de 1 a 3% da CK presente no músculo esquelético e está em uma pequena fração em outros órgãos, como o intestino delgado, útero, próstata e diafragma
- A especificidade da CK-MB pode ser deficiente em situações de lesões importantes nesses órgãos, especialmente no músculo esquelético

- Embora a troponina cardíaca seja o marcador preferido para identificar potencial necrose miocárdica, a CK-MB massa é uma alternativa aceitável quando a troponina estiver indisponível
- O limite diagnóstico para CK-MB é definido como o 99º percentil do grupo de controle de referência específico para o sexo
- Todos os ensaios para CK-MB demonstram valores significativos duas a três vezes acima do limite do 99º percentil para homens comparados a mulheres
- Ademais, a CK-MB pode ter concentrações duas a três vezes maiores em afro-americanos do que em caucasianos
- Essas discrepâncias têm sido atribuídas a diferenças fisiológicas na massa muscular
- É recomendado que pelo menos duas aferições consecutivas da CK-MB acima do limite padrão sejam necessárias como evidência suficiente de lesão miocárdica por conta de sua menor especificidade tecidual inerente comparada à troponina
- O aumento temporal da CK-MB é semelhante àquele da troponina pelo fato de ocorrer 3 a 4 horas após o início da lesão miocárdica, mas ao contrário da troponina, a CK-MB retorna para a faixa normal em 48 a 72 horas (ver Figura 2.2)
- O rápido declínio da CK-MB para o intervalo de referência em 48 a 72 horas permite a discriminação de um novo infarto inicial quando sintomas isquêmicos recidivam entre 72 horas e 2 semanas após o primeiro IAM; durante esse período, a troponina ainda pode estar elevada pelo evento original
- Semelhante à troponina, a quantidade de CK-MB liberada é útil para estimativa do tamanho do infarto, que está correlacionado à função ventricular esquerda, incidência de arritmias ventriculares e prognóstico.

Avaliação clínica

- A avaliação de um paciente com IAM deve iniciar com coleta de um histórico direcionado que contemple os seguintes itens:
  - Caracterização e duração do desconforto torácico e quaisquer sintomas associados
  - Episódios prévios de isquemia miocárdica, IAM, intervenção coronariana percutânea (ICP) ou cirurgia de revascularização miocárdica (RM)
  - Histórico de hipertensão, dislipidemia, diabetes melito, tabagismo, doença cerebrovascular, e outros fatores associados a riscos cardiovasculares
  - Avaliação de risco de hemorragias e contraindicações a anticoagulação
- A descrição clássica de um IAM consiste em dor intensa na região torácica retroesternal ou sensação de aperto/opressão com ou sem irradiação para o braço esquerdo, região cervical, mandíbula, região interescapular ou epigástrica
  - Essa apresentação está associada a uma probabilidade estimada de 24% de IAM; a probabilidade diminui para cerca de 1% se a dor for postural ou pleural em um paciente sem histórico prévio de doença arterial coronária
  - Alternativamente, a dor no peito pode ser descrita como uma "indigestão semelhante à queimação", ou aguda e lancinante, que estão associadas a uma probabilidade de 23 e 5% de IAM respectivamente
  - Pacientes podem, comumente, negar dor, mas descrever uma sensação de desconforto no peito
  - A duração do desconforto, em geral, é prolongada, durando mais que 30 minutos, mas pode ceder ou até mesmo sofrer completa remissão
  - Pode haver sintomas vagais associados de náuseas, vômito, tontura e diaforese

- A gravidade da dor no peito, comumente graduada em uma escala de 1 a 10, não é útil para discriminar isquemia ou infarto de outras causas de dor, e deve ser abandonada
- O índice para suspeição das diferentes características de dor precordial ao se diagnosticar isquemia miocárdica aguda é demonstrado na Figura 2.3
- Pacientes idosos e mulheres mais comumente têm apresentações atípicas que mimetizam patologias abdominais ou um evento neurológico (Tabela 2.3)
- Um terço de todos os IAMs não são reconhecidos, especialmente em pacientes sem histórico prévio de IAM, e cerca de metade desses quadros não diagnosticados estão associados a apresentações atípicas

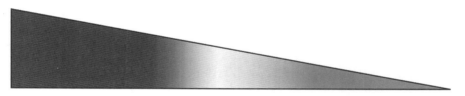

Figura 2.3 Índice de suspeição de que a "dor" precordial seja de origem isquêmica com base em descritores comumente utilizados. (De Gulati M, Levy PD, Mukherjee D, et al. 2021 AHA/ACC/ASE/CHEST/SAEM/SCCT/SCMR guideline for the evaluation and diagnosis of chest pain: executive summary: a report of the American College of Cardiology/American Heart Association Joint Committee on Clinical Practice Guidelines. J Am Coll Cardiol. 2021;78(22):2218-2261.) *(Esta figura encontra-se reproduzida em cores no Encarte.)*

TABELA 2.3 ■ Sintomas atípicos de infarto agudo do miocárdio em pacientes idosos.

	Porcentagem de pacientes com sintomas		
Sintoma	65 a 74 anos	75 a 84 anos	≥ 85 anos
Dor no peito	77	60	37
Restrição respiratória	40	43	43
Sudorese	34	23	14
Síncope	3	18	18
Confusão aguda	3	8	19
Acidente vascular cerebral	2	7	7

Gulati M, Levy PD, Mukherjee D, et al. 2021 AHA/ACC/ASE/CHEST/SAEM/SCCT/SCMR guideline for the evaluation and diagnosis of chest pain: executive summary: a report of the American College of Cardiology/American Heart Association Joint Committee on Clinical Practice Guidelines. *J Am Coll Cardiol.* 2021;78(22):2218-2261.

- A resposta da dor precordial a antiácidos, nitroglicerina ou analgésicos pode confundir e não deve ser levada em consideração
- A nitroglicerina pode reduzir a dor por espasmo esofágico ou pericardite e, ao contrário, a dor por um IAM pode nem sempre responder bem à nitroglicerina porque a dor é provocada pelo infarto, e não pela isquemia.

Exame físico

- Embora um IAM não complicado não possua sinais físicos patognomônicos, o exame físico é crucial na avaliação inicial das complicações do IAM e para o estabelecimento de diagnósticos diferenciais para a dor no peito
- A avaliação geral pode revelar um paciente ansioso e estressado com ou sem sinais de confusão devido à má perfusão cerebral
- Um punho fechado sobre o peito, conhecido como sinal de Levine, pode ser observado em alguns casos
- O paciente pode parecer descorado, pálido ou diaforético, e pode estar com a pele fria e pegajosa ao toque
- Taquicardia e hipertensão indicam elevado tônus simpático e são, em geral, achados consistentes com IAM anterior
- Bradicardia e hipotensão significam elevado tônus vagal e podem ser observados em casos de IAM ínfero-posterior com ou sem envolvimento do ventrículo direito
- A hipotensão também pode ser secundária ao desenvolvimento de choque cardiogênico ou resultado de medicações, especialmente nitroglicerina, sulfato de morfina ou betabloqueadores
- A pressão venosa jugular elevada pode indicar disfunção ventricular esquerda ou direita significativa
- A ausculta buscando a presença de bulhas cardíacas adicionais, sopros cardíacos e atrito pericárdico é mandatória
- Uma B_1 abafada é auscultada em casos de diminuição da contratilidade ventricular esquerda e B_4 em galope indica diminuição da complacência ventricular esquerda
- Killip e Kimball propuseram uma classificação prognóstica em 1967 que ainda é útil hoje em dia para a avaliação de pacientes com IAM
- O esquema de classificação é baseado na presença de uma terceira bulha cardíaca (B_3) e estertores ao exame físico
  - Pacientes classe I não possuem B_3 ou estertores
  - Pacientes classe II possuem estertores em menos de 50% dos campos pulmonares com ou sem B_3
  - Pacientes classe III possuem edema pulmonar com estertores em mais de 50% dos campos pulmonares
  - Pacientes classe IV estão em choque cardiogênico
- Evidências de insuficiência cardíaca ao exame físico estão correlacionadas a mais de 25% de isquemia do miocárdio
- Um sopro sistólico deve motivar a imediata avaliação de complicações do IAM, como insuficiência mitral por ruptura do músculo papilar ou formação de um defeito/comunicação interventricular (CIV) septal, que pode também estar acompanhado por um frêmito precordial palpável na metade dos casos
- A parede torácica deve ser palpada durante avaliação da dor para verificar a possibilidade de sua manifestação a digitopressão
- A piora significativa da dor no peito durante a palpação utilizando pressão moderada é um possível indício de uma etiologia musculoesquelética

Capítulo 2 Infarto Agudo do Miocárdio **21**

- Todos os pulsos periféricos devem ser avaliados e documentados
- O achado de pulsos assimétricos ou ausentes, especialmente na presença de dor no peito lancinante que irradia para as costas, pode indicar a presença de dissecção aórtica como um diagnóstico alternativo.

ELETROCARDIOGRAMA

- O ECG ajuda no diagnóstico de IAM, sugere a distribuição da artéria relacionada ao infarto, e estima a quantidade de miocárdio em risco
- A presença de elevação do segmento ST em duas derivações contíguas ou um novo BRE identifica pacientes que potencialmente seriam beneficiados pela terapia de reperfusão precoce
- Na ausência de um bloqueio de ramo E, quanto mais anormalidades em distintas derivações ECG, maior é a porção do miocárdio sob condições de isquemia
- Um novo BRE ou infarto de parede anterior são importantes preditores de mortalidade
- Em pacientes avaliados para SCA, a depressão do segmento ST possui especificidade de 95% e sensibilidade de 25% para o diagnóstico de SCA
- Em contrapartida, a probabilidade de IAM em pacientes com dor no peito em um ECG inicialmente normal ou inespecífico é baixa, de aproximadamente 3%
- A comparação com um ECG prévio (se disponível) é indispensável e pode ajudar a evitar tratamentos desnecessários em pacientes com ECG basal anormal
- Se o ECG inicial não for diagnóstico de IAMEST, mas o paciente permanecer sintomático, ECGs seriados em intervalos de 15 a 30 minutos devem ser realizados para detectar alterações agudas ou em evolução
- A evolução clássica do IAM no ECG inicia com uma onda T anormal que está geralmente espiculada ou invertida
- Mais comumente, ondas T aumentadas, hiperagudas e simétricas são observadas em pelo menos duas derivações contíguas durante os estágios iniciais de isquemia, acompanhadas por elevação do segmento ST nas derivações correspondentes à área de lesão e depressão do segmento ST nas derivações recíprocas ("imagem em espelho")
- A amplitude e largura aumentadas da onda R em conjunto com a diminuição da onda S são frequentemente observadas em derivações que exibem elevação do segmento ST
- Essa evolução segue com a formação de ondas Q nas fases finais
- O período de desenvolvimento dessas alterações varia, mas em geral ocorrem de minutos a várias horas
- Em pacientes com IAMEST inferior, as derivações ECG do lado direito (V_3R e V_4R)[1] devem ser obtidas buscando elevação do segmento ST sugestiva de infarto do ventrículo direito
- O infarto do ventrículo direito é provável quando o segmento ST está elevado 1 mm ou mais das derivações precordiais direitas desde V_4R até V_6R
- Esse achado tem sensibilidade de cerca de 90% e especificidade de 100% para oclusão da artéria coronariana direita proximal
- Outras alterações relatadas associadas ao infarto do ventrículo direito são (1) elevação isolada do segmento ST até a derivação V_1, (2) segmentos ST elevados nas derivações V_1 a V_4, e (3) inversão isolada de onda T até a derivação V_2
- As alterações ECG do infarto do ventrículo direito são, em geral, transitórias, e podem persistir por horas até desaparecerem dentro de um dia

---

[1]N.R.T.: V_3R e V_4R são as derivações correspondentes ao VD, sendo V_4R a derivação mais sensível para esta detecção.

- Um ECG normal pode ser observado em 10% dos casos de IAM secundário à ocorrência do infarto em uma área eletrocardiograficamente silenciosa, como a parede posterior ou lateral, quando da circulação pela artéria circunflexa esquerda
- A lesão posterior aguda é sugerida pela depressão acentuada do segmento ST nas derivações V_1 a V_3 aliadas a ondas R dominantes (relação R/S > 1) e ondas T verticais
- Esses achados eletrocardiográficos não são, todavia, sensíveis ou específicos de infarto posterior, e frequentemente não são evidentes ao ECG inicial
- No caso de pacientes que são atendidos com evidências clínicas de um IAM mas que possuem ECG não diagnóstico, convém obter derivações eletrocardiográficas posteriores adicionais, V_7 a V_9, para avaliar a oclusão da artéria circunflexa esquerda
- Diversos estudos demonstraram que a elevação do segmento ST nas derivações V_7 a V_9 auxilia na identificação precoce e tratamento de pacientes com dor no peito por isquemia devido a infarto agudo da parede posterior, mas não demonstram elevação do segmento ST no ECG padrão de 12 derivações
- Diversas condições podem potencialmente confundir o diagnóstico ECG de um IAM ou promover um padrão de pseudoinfarto com ondas Q ou complexos QS na ausência de isquemia, incluindo pré-excitação, cardiomiopatia obstrutiva ou dilatada, bloqueio de ramo, hipertrofia ventricular esquerda e direita, miocardite, *cor pulmonale* e hiperpotassemia.

Padrões de bloqueio de ramo e infarto agudo do miocárdio

- A presença de BRE ou marca-passo ventricular pode mascarar as alterações ECG do IAM
- No estudo *Global Utilization of Streptokinase and Tissue Plasminogen Activator for Occluded Coronary Arteries (GUSTO)-1*, o BRE foi observado em cerca de 0,5% dos pacientes com IAM
- Baseado nesse achado, Sgarbossa desenvolveu critérios para avaliar IAM na presença de anormalidades de condução do ventrículo esquerdo (Tabela 2.4)
- Como essas alterações no segmento ST ou ondas T, embora muito específicas, não são observadas em uma proporção significativa de pacientes, outras modalidades, como biomarcadores ou exames de imagem adjuntos, podem ser necessárias para o diagnóstico de IAM
- Os mesmos critérios utilizados para avaliar o IAM na presença de BRE são também aplicáveis para pacientes com marca-passos ventriculares endocárdicos, com exceção dos critérios da onda T
- O achado mais indicativo de IAM na presença de marca-passo ventricular é uma elevação do segmento ST de 5 mm ou mais nas derivações com complexos QRS predominantemente negativos
- No bloqueio de ramo direito, o padrão inicial de ativação ventricular é normal, de forma que o padrão clássico do IAM no ECG em geral não está alterado.

INTERVENÇÃO CORONARIANA PERCUTÂNEA PRIMÁRIA PARA IAMEST

- Esforços para reduzir a mortalidade têm sido focados na rápida restauração do fluxo sanguíneo nas artérias coronarianas ocluídas por trombos
- A terapia de reperfusão de primeira linha para IAMEST no final da década de 1980 era a trombólise química coronariana
- Entretanto, as limitações da fibrinólise como terapia única surgiram rapidamente: a experiência com a fibrinólise química isolada demonstrou que em aproximadamente 15% dos pacientes a recanalização falhou completamente e, para 50% dos pacientes, a restauração do fluxo na artéria relacionada ao infarto não foi a mais adequada
- Um novo infarto ocorre em 10% dos pacientes nos quais a recanalização obteve sucesso inicialmente

Capítulo 2 Infarto Agudo do Miocárdio

TABELA 2.4 ■ **Sensibilidade e especificidade das alterações eletrocardiográficas (ECG) no bloqueio de ramo esquerdo para o diagnóstico de infarto agudo do miocárdio.**

Alterações ECG	Sensibilidade (%)	Especificidade (%)
Elevação de segmento ST $\geq$ 1 mm concordante com a polaricade de QRS	73	92
Depressão de segmento ST $\geq$ 1 mm nas derivações V_1, V_2, V_3	25	96
Elevação de segmento ST $\geq$ 5 mm discordante da polaridade de QRS	31	92
Ondas T positivas nas derivações V_5 e V_6	26	92

Modificada de Sgarbossa EB. Recent advances in the electrocardiographic diagnosis of myocardial infarction: left bundle branch block and pacing. *Pacing Clin Electrophysiol.* 1996;19:1370-1379.

- Porém, não foi observado nenhum benefício clínico em estudos TIMI iniciais nos quais estratégias de ICP foram realizadas com angioplastia por balão, após trombólise, tanto com ICP imediata ou retardada comparadas com a terapia conservadora
- De fato, a ICP imediata levou a incidência muito maior de hemorragia e cirurgia de revascularização miocárdica emergencial
- Os resultados iniciais foram desencorajadores para angioplastia por balão combinada à fibrinólise, e vários pesquisadores consideraram a possibilidade de que a angioplastia por balão isolada seria uma alternativa segura e efetiva frente à fibrinólise química isolada para pacientes com IAMEST
- Resultados iniciais por O'Neill et al. em comparações da angioplastia com o uso intracoronariano de estreptoquinase demonstraram que a angioplastia por balão foi superior na melhora da função ventricular e redução da estenose residual em situações de IAM
- Durante os 15 anos subsequentes, múltiplos estudos comparando diretamente a fibrinólise química isolada com ICP primária foram realizados, eventualmente validando a utilidade da ICP primária e sua superioridade comparada à trombólise na indução de recanalização mais completa e mais frequente da artéria relacionada ao infarto
- Em 2003, Keeley e colaboradores revisaram 23 estudos que envolveram 7.739 pacientes e observaram que a ICP primária (com o implante adjuvante de *stent* em 12 estudos) foi superior à terapia trombolítica com relação à mortalidade a curto prazo (7% comparado a 9%; P = 0,0002), novcs infartos (3% comparado a 7%; P < 0,0001), e acidente vascular cerebral (1% comparado a 2%; P = 0,004).
- Com o acompanhamento de longo prazo, os benefícios da ICP primária permaneceram robustos, com uma redução substancial na mortalidade (P = 0,0019), novos infartos não fatais (P < 0,0001), e isquemia recorrente (P < 0,0001).

TERAPIA ADJUVANTE

- Melhorias marcantes na ICP primária durante as últimas duas décadas foram resultado do avanço da tecnologia (*stents*), farmacologia e abordagens de acesso,[2] assim como da ênfase no tempo de reperfusão (Figura 2.4)

---

[2]N.R.T.: os acessos tradicionalmente realizados através da artéria femoral, com consequentes desconfortos e complicações inerentes a essa via, têm sido progressivamente, e sempre que possível, substituídos pelos acessos através da artéria radial.

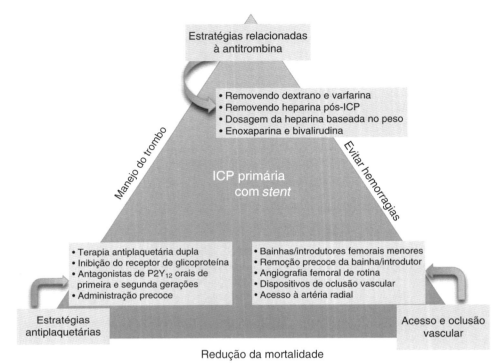

Figura 2.4 Intervenção coronariana percutânea primária foi otimizada nas últimas duas décadas com pesquisas ativas nas áreas da tecnologia de *stents*, tempo para reperfusão, assim como em terapias adjuvantes e metodologias de acessos arteriais. (De Dauerman HL. Anticoagulation strategies for primary percutaneous coronary intervention: current controversies and recommendations. Circ Cardiovasc Interv. 2015;8.)

- *Stents*, seja de metal (*bare metal*) ou de eluição tardia de fármacos (farmacológicos), melhoraram os resultados a curto e longo prazos após ICP primária
- A terapia medicamentosa adjuvante efetiva inibe tanto o sistema de coagulação baseado em proteínas plasmáticas como a ativação e agregação plaquetária
- As opções de anticoagulação para ICP primária estão listadas na Tabela 2.5
- As recomendações europeias e dos EUA para anticoagulação estão listadas no Boxe 2.1

AGENTES ANTIPLAQUETÁRIOS ORAIS: ÁCIDO ACETILSALICÍLICO, CLOPIDOGREL, PRASUGREL E TICAGRELOR

- O ácido acetilsalicílico é rotineiramente utilizado em casos de ICP primária – nenhum estudo randomizado comparou ácido acetilsalicílico com placebo nessa situação e o ácido acetilsalicílico é considerado a terapia de escolha em todos os pacientes com IAMEST, a menos que sejam sabidamente alérgicos
- Resultados em diversos estudos estabeleceram que o antagonismo ao receptor plaquetário de adenosina difosfato com inibidores do receptor $P2Y_{12}$ é benéfico em situações de ICP; assim, um segundo agente de terapia antiplaquetária oral é uniformemente prescrito no momento da ICP primária
- O clopidogrel foi o antagonista $P2Y_{12}$ mais comumente utilizado na ICP primária: o clopidogrel é um pró-fármaco que sofre processamento no fígado, formando um metabólito ativo

TABELA 2.5 ■ Opções de anticoagulação para intervenção coronariana percutânea primária.

Anticoagulante	Mecanismo de ação	Farmacocinética	Vantagens	Desvantagens	Principais estudos clínicos sobre ICP primária
Heparina não fracionada	Ativação da antitrombina: antitrombina indireta	Meia-vida de cerca de 60 min, mas depende da quantidade de bólus	Barato e estudado extensivamente Reversível Efeitos anticoagulantes facilmente mensuráveis	Trombocitopenia induzida pela heparina (rara) Ativação plaquetária Inativa contra trombina ligada ao coágulo Dose ótima incerta	PAMI CADILLAC ADMIRAL HEAT ATOLL
Heparina de baixo peso molecular: enoxaparina	Inibição do fator Xa e IIa em uma razão de efeito 4:1, atuando predominantemente sobre o fator Xa	Efeitos anti-Xa negligíveis após 8 h	Efeito inibitório da trombina mais confiável do que a heparina Parcialmente reversível	Trombocitopenia induzida pela heparina (rara) Efeito anticoagulante de difícil mensuração	ATOLL
Fondaparinux	Inibidor indireto do fator Xa	Meia-vida de cerca de 20 h	Dosagem diária	Trombocitopenia induzida pela heparina (rara) Efeito anticoagulante de difícil mensuração Trombose relacionada ao cateter	OASIS-6
Bivalirudina	Antitrombina direta	Meia-vida de 25 min	Efeito inibitório da trombina mais confiável do que a heparina Não ativa plaquetas Meia-vida curta Sem trombocitopenia associada	Caro Não reversível Meia-vida curta Risco de trombose aguda do *stent*	HORIZONS EUROMAX HEAT-PCI

ADMIRAL, Abciximab Before Direct Angioplasty and Stenting in Myocardial Infarction Regarding Acute and Long-Term Follow-up; *ATOLL*, Acute STEMI Treated with Primary PCI and IV Enoxaparin or UFH to Lower Ischemic and Bleeding Events at Short- and Long-Term Follow-up; *CADILLAC*, Controlled Abciximab and Device Investigation to Lower Late Angioplasty Complications; *EUROMAX*, European Ambulance Acute Coronary Syndrome Angiography; *HEAT-PCI*, How Effective Are Antithrombotic Therapies in Primary Percutaneous Coronary Intervention; *HORIZONS*, Harmonizing Outcomes with RevascularIZatiON and Stents; *ICP*, intervenção coronariana percutânea; *OASIS-6*, Sixth Organization to Assess Strategies in Acute Ischemic Syndromes; *PAMI*, Primary Angioplasty in Myocardial Infarction. (Modificada de Dauerman HL. Anticoagulation strategies for primary percutaneous coronary intervention: current controversies and recommendations. *Circ Cardiovasc Interv*. 2015;8.)

26 Manual de Cardiologia Intensiva

> **BOXE 2.1 ■ Recomendações europeias e dos EUA para anticoagulação na intervenção coronariana percutânea (ICP) primária.**
>
> HNF: recomendação de classe I, nível de evidência C
> - Com antagonistas do receptor GP IIb/IIIa planejados: 50 a 70 UI/kg IV em bólus até atingir TCA terapêutico
> - Sem antagonistas do receptor GP IIb/IIIa planejados: 70 a 100 UI/kg IV em bólus até atingir TCA terapêutico
>
> Bivalirudina: recomendação de classe I, nível de evidência B
> - 0,75 mg/kg IV em bólus, e então 1,75 mg/kg/h em infusão com ou sem tratamento prévio com HNF. Um bólus adicional de 0,3 mg/kg pode ser administrado se necessário
> - Reduza a infusão para 1 mg/kg/h com ClCr estimada < 30 mℓ/minuto
> - Preferido em detrimento da HNF com antagonistas de receptores GP IIb/IIIa em pacientes em alto risco hemorrágico classe IIA, nível de evidência B
>
> Fondaparinux: não recomendado como anticoagulante único para ICP primária classe III: nível de evidência B
>
> Enoxaparina: não mencionada; sem nível de recomendação fornecido
>
> Bivalirudina: recomendação de classe I, nível de evidência B
> - Com uso de bloqueador de GP IIb/IIIa, restrito à terapia de resgate
> - Recomendado em detrimento de HNF e um bloqueador GP IIb/IIIa
> - Bivalirudina 0,75 mg/kg IV em bólus seguido de infusão IV de 1,75 mg/kg/h por até 4 h após o procedimento conforme necessário clinicamente. Após interrupção da infusão na taxa de 1,75 mg/kg/h, uma dose de infusão reduzida de 0,25 mg/kg/h pode ser mantida por 4 a 12 h conforme necessário clinicamente
>
> Enoxaparina: classe IIB, nível de evidência B
> - Com ou sem bloqueador GP IIb/IIIa de rotina
> - Pode ser preferível em detrimento da HNF
> - Enoxaparina 0,5 mg/kg IV em bólus
>
> HNF: recomendação de classe I, nível de evidência C
> - Com ou sem bloqueador GP IIb/IIIa de rotina
> - Deve ser utilizado em pacientes que não estejam recebendo bivalirudina ou enoxaparina
> - HNF 70 a 100 UI/kg IV em bólus quando não é planejado inibidor GP IIb/IIIa
> - 50 a 60 UI/kg IV em bólus com inibidores GP IIb/IIIa
> - Fondaparinux não é recomendado para ICP primária; classe III, nível de evidência B.
>
> ---
>
> *ClCr, clearance* da creatinina; *GP*, glicoproteína; *HNF*, heparina não fracionada; *ICP*, intervenção coronariana percutânea; *IV*, intravenoso; *TCA*, tempo de coagulação ativado.

- Seu efeito sobre a inibição plaquetária pode não ocorrer por até 12 horas com uma carga de 300 mg
- Uma carga de 600 mg demonstrou ser mais efetiva em inibir rapidamente a agregação plaquetária
- Assim, pacientes que são submetidos à ICP primária devem provavelmente ser submetidos a uma dose de ataque de 600 mg imediatamente (*i. e.*, no setor de emergência) e 75 mg/dia depois
- Semelhante ao clopidogrel, o prasugrel é um pró-fármaco tienopiridínico que requer conversão para um metabólito ativo pelo sistema citocromo P-450 hepático, mas o prasugrel inibe a ativação plaquetária de forma mais rápida, mais consistente e em maior extensão
- O prasugrel é administrado na dose de 60 mg por via oral uma vez como dose de ataque, e então na dose de 10 mg/dia por via oral em combinação com ácido acetilsalicílico 81 a 325 mg/dia
- Pacientes idosos, com histórico prévio de eventos cerebrovasculares, ou com baixo peso corporal não obtêm benefícios de uma inibição plaquetária mais agressiva com prasugrel, o que resultou em um aviso da Food and Drug Administration (FDA) dos EUA instando cautela

com relação ao tratamento com prasugrel para pacientes idosos e com baixo peso corporal e uma contraindicação absoluta para pacientes com acidente vascular cerebral prévio

- Ao contrário dos outros dois inibidores do receptor plaquetário $P2Y_{12}$, o ticagrelor não é uma tienopiridina que não requer conversão em um metabólito ativo. O ticagrelor (dose de ataque de 180 mg seguida por 90 mg 2 vezes/dia) foi comparada ao clopidogrel (dose de ataque de 300 mg ou 600 mg seguida por 75 mg/dia) no estudo Platelet Inhibition and Patient Outcomes (PLATO) de pacientes com síndrome coronariana aguda
- O subgrupo pré-especificado de pacientes (n = 7544) atendidos para realização de ICP primária para IAMEST ou BRE novo teve menores riscos de eventos cardiovasculares adversos importantes após 1 ano de acompanhamento, com reduções significativas no risco de morte cardiovascular e trombose do *stent*
- Entretanto, pacientes incluídos no grupo do ticagrelor tiveram riscos maiores de acidente vascular cerebral e hemorragia intracraniana
- Além disso, o benefício do ticagrelor parece estar relacionado com a dose do ácido acetilsalicílico, resultando em um aviso da FDA recomendando que pacientes submetidos ao tratamento com ticagrelor recebam menos que 100 mg de ácido acetilsalicílico diariamente
- Embora as diretrizes do American College of Cardiology/American Heart Association forneçam recomendações iguais aos três inibidores orais de $P2Y_{12}$ (classe 1B) para o tratamento de pacientes com IAMEST, as diretrizes da European Society of Cardiology favorecem o ticagrelor em detrimento do clopidogrel devido aos resultados favoráveis em estudos de comparação direta com o clopidogrel.

ABORDAGEM VASCULAR PARA A INTERVENÇÃO CORONARIANA PERCUTÂNEA PRIMÁRIA

- A abordagem para a ICP primária normalmente era via acesso femoral nos primeiros 20 anos dessa modalidade de reperfusão
- Nos últimos 5 anos, estudos enfatizaram os benefícios potenciais de uma abordagem com acesso pela artéria radial para limitar a hemorragia e, potencialmente, a mortalidade entre pacientes submetidos à ICP primária.

CAPÍTULO 3

Infarto Agudo do Miocárdio: Terapias Farmacológicas Adjuvantes

Equívocos comuns

- Betabloqueadores são contraindicados em pacientes com infarto agudo do miocárdio (IAM) com doença pulmonar obstrutiva crônica
- Inibidores da bomba de prótons (IBP) não devem ser administrados concomitantemente com o clopidogrel
- O prasugrel melhorou os resultados comparado ao clopidogrel, sem incremento em hemorragias fatais
- Este capítulo foca em terapias medicamentosas adjuvantes baseadas em evidências indicadas para pacientes com IAM, tanto o IAM com elevação de ST (IAMEST) como nas síndromes coronarianas agudas sem elevação de ST (SCA SEST).

Terapia antiplaquetária

- Como as plaquetas possuem um papel crítico na formação de trombos em locais de ruptura ou erosão de placas ateroscleróticas, a inibição das plaquetas possui um papel fundamental no tratamento de IAMEST e SCA SEST
- O envolvimento de plaquetas no início de formação do trombo é um processo com várias etapas de adesão, ativação e agregação (Figura 3.1)
- O padrão atual de cuidado para o tratamento de pacientes com SCA endossa a inibição de vários receptores pelo uso rotineiro de ácido acetilsalicílico em combinação com um antagonista de $P2Y_{12}$, uma combinação comumente denominada como *terapia antiplaquetária dupla (TAPD)*.

ÁCIDO ACETILSALICÍLICO

- Uma via que participa na regulação da atividade plaquetária envolve a conversão do ácido araquidônico em tromboxano A_2 (TXA_2) e outras prostaglandinas pelas enzimas ciclo-oxigenase (COX) plaquetária, COX-1 e COX-2
- A COX-1 constitutiva promove agregação plaquetária, trombose e vasoconstrição, e protege a mucosa gastrintestinal
- Ao contrário, a COX-2 induzível é pró-inflamatória via prostaglandina E_2 (PGE_2) e antitrombótica e vasodilatadora via prostaglandina I_2 (PGI_2) [prostaciclina])
- O ácido acetilsalicílico exerce ações antiplaquetárias através da acetilação de um resíduo serina na COX-1 para bloquear irreversivelmente a produção de TXA_2 que, por sua vez, inibe a ativação e agregação plaquetária
- O efeito do ácido acetilsalicílico pode ser detectado dentro de 30 a 40 minutos da ingestão e dura pela vida da plaqueta (7 a 10 dias)
- O ácido acetilsalicílico em baixa dose parece inibir seletivamente a COX-1, enquanto doses maiores inibem tanto COX-1 como COX-2

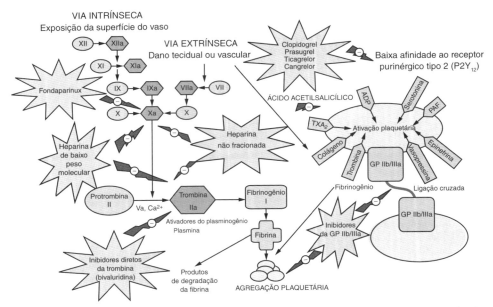

Figura 3.1 Locais de ação de agentes antiplaquetários e antitrombina. A heparina de baixo peso molecular causa inibição mais potente do fator Xa do que da trombina, enquanto a heparina não fracionada ocasiona inibição igual de fator Xa e trombina. Os inibidores diretos da trombina a inibem, mas possuem pouco efeito sobre sua geração. A trombina amplifica a geração de fatores VIIIa e Va, ampliando a formação de trombos. A trombina também promove ativação plaquetária pela ligação ao receptor plaquetário de trombina. Ligações cruzadas, via ligantes como o fibrinogênio (fator I) até os receptores plaquetários de glicoproteína (GP) IIb/IIIa, levam à agregação plaquetária. Inibidores de GP IIb/IIIa atuam nesses locais. *ADP*, adenosina difosfato; *PAF*, fator de ativação plaquetário; *TXA$_2$*, tromboxano A$_2$.

- O ácido acetilsalicílico em baixa dose pode, portanto, bloquear a produção de TXA$_2$ ao mesmo tempo em que poupa a síntese de PGI$_2$
- A eficácia do ácido acetilsalicílico no IAMEST foi estabelecida no estudo randomizado ISIS-2, que avaliou os efeitos de uma infusão intravenosa de 1 hora de estreptoquinase (1,5 milhão de UI) ou ácido acetilsalicílico oral (160 mg) ou ambos em pacientes dentro de 24 horas de sintomas
- Com 5 semanas, o ácido acetilsalicílico reduziu a mortalidade cardiovascular total em 23% (redução do risco absoluto em 2,4%)
- O ácido acetilsalicílico geralmente é bem tolerado, mas tem maior risco de hemorragia, mais frequente em doses maiores (p. ex., dose acima de 100 mg/dia)
- Quando o ácido acetilsalicílico é combinado com outra terapia antiplaquetária, como os antagonistas de P2Y$_{12}$, o risco de hemorragia é maior
- Resultados do estudo Clopidogrel in Unstable Angina to Prevent Recurrent Events (CURE) sugerem que há uma associação entre a dose de ácido acetilsalicílico e o risco de hemorragia pela combinação entre ácido acetilsalicílico e clopidogrel, de forma que o risco foi mitigado pelo uso de ácido acetilsalicílico em baixa dose (< 100 mg)
- Para a prevenção secundária, é considerado que os benefícios absolutos do ácido acetilsalicílico superam bastante o risco de hemorragias importantes; evidências conjuntas apoiam o ácido acetilsalicílico em baixa dose (a dose do fármaco em uma faixa, por exemplo, de 75 a 81 mg/dia) para uso a longo prazo

Capítulo 3 · Infarto Agudo do Miocárdio: Terapias Farmacológicas Adjuvantes

- Alguns pacientes são incapazes de tolerar o ácido acetilsalicílico devido à hipersensibilidade por um de três tipos de reações: respiratória, cutânea ou sistêmica
  - Pacientes com alergia ao ácido acetilsalicílico atendidos com SCA devem ser submetidos à dessensibilização, se for viável
  - A dessensibilização ao ácido acetilsalicílico não é viável para indivíduos que sabidamente possuem uma resposta anafilactoide
- Para pacientes com intolerância irremediável ao ácido acetilsalicílico, o uso de outro agente antiplaquetário, como um antagonista $P2Y_{12}$, é recomendado
- O ácido acetilsalicílico é também contraindicado em pacientes com hemorragia ativa ou condições com alto risco de hemorragia (p. ex., hemorragia retinal, úlcera péptica ativa, outras hemorragias gastrintestinais ou urogenitais graves, hemofilia, e hipertensão grave não tratada)
- Em pacientes com hemorragia gastrintestinal prévia atribuída à doença por úlcera péptica, a adição de um inibidor da bomba de prótons ao ácido acetilsalicílico em baixa dose demonstrou reduzir o risco de hemorragia recorrente
- Baseado nos resultados e evidências do grande benefício do ácido acetilsalicílico após o IAM, o ácido acetilsalicílico combinado com um IBP deve ser mantido, se possível, a menos que a hemorragia cause risco de morte ou seja incontrolável.

RECOMENDAÇÕES

- O ácido acetilsalicílico deve ser administrado o mais precocemente possível para todos os pacientes com SCA sem intolerância sabida
- No atendimento, pacientes com IAMEST devem ser tratados com 162 a 235 mg de ácido acetilsalicílico seguida por 81 mg/dia indefinitivamente
- O ácido acetilsalicílico sem revestimento entérico deve ser utilizado inicialmente e mastigado para garantir a rápida absorção
- Atualmente, as recomendações endossam o uso diário de ácido acetilsalicílico em baixa dose indefinitivamente para todos os pacientes após um IAM.

Antagonistas de $P2Y_{12}$ plaquetário

- Os antagonistas orais de $P2Y_{12}$ incluem as tienopiridinas, ticlopidina, clopidogrel e prasugrel, que são profármacos cujos metabólitos ativos se ligam irreversivelmente e inibem o receptor $P2Y_{12}$, e o antagonista reversível de ação direta, que não é uma tienopiridina, o ticagrelor (Tabela 3.1)
- A ticlodipina, o membro mais antigo dessa classe, foi substituída pelo clopidogrel pela redução de eventos aterotrombóticos após implantação de *stent*, devido a um risco de neutropenia grave, púrpura trombocitopênica trombótica (PTT) e anemia aplásica
- Um antagonista parenteral reversível e curta ação do $P2Y_{12}$, cangrelor, está também disponível para infusão inicial para suporte da ICP dentre pacientes que não receberam tratamento prévio com um antagonista oral de $P2Y_{12}$ (ver Tabela 3.1) antes da intervenção.

CLOPIDOGREL

- Clopidogrel é um agente oral que bloqueia a ativação de plaquetas pela inibição irreversível da ligação da adenosina difosfato (ADP) ao receptor P2Y12
- Clopidogrel é um pró-fármaco metabolizado no fígado em um processo que envolve várias etapas, predominantemente através da isoforma CYP2C19 do citocromo P450, até um metabólito ativo de curta vida que se liga ao local de ligação do receptor P2Y12 receptor (ver Tabela 3.1)

TABELA 3.1 ■ Propriedades de antagonistas de receptores plaquetários P2Y$_{12}$ de ADP.

	Clopidogrel	Prasugrel	Ticagrelor	Cangrelor
Bloqueio do receptor P2Y$_{12}$	Irreversível	Irreversível	Reversível	Reversível
Via de administração	Oral	Oral	Oral	Intravenoso
Frequência de administração	1 vez/dia	1 vez/dia	2 vezes/dia	Bólus mais infusão
Profármaco	Sim	Sim	Não	Não
Início de ação	2 a 8 h	30 min a 4 h	30 min a 4 h	2 min
Fim da ação	7 a 10 d	7 a 10 d	3 a 5 d	30 a 60 min
Interações com fármacos metabolizados pela CYP	CYP2C19	Não	CYP3A4/5	Não
Indicações para uso	SCA e DAC estável	SCA em andamento	SCA (espectro completo)	ICP que não foi tratada previamente com antagonista oral de P2Y$_{12}$
Dose de ataque	300 a 600 mg	60 mg	180 mg	30 µg/kg em bólus
Dose de manutenção	75 mg/dia	10 mg/dia	90 mg 2 vezes/dia	4 µg/kg/min em infusão

DAC, doença arterial coronariana; *ICP*, intervenção coronariana percutânea; *SCA*, síndrome coronariana aguda.

- Clopidogrel causa significativa inibição plaquetária após 2 a 3 dias, mas pode demorar 4 a 7 dias para alcançar seu efeito máximo, o que reforça a necessidade de uma dose de ataque
- É relatado que o início da ação antiplaquetária do clopidogrel ocorre em 2 a 6 horas após uma dose de ataque e persiste por 7 a 10 dias após interrupção da terapia
- A monoterapia com o clopidogrel demonstrou ter benefícios em reduzir o risco de eventos isquêmicos adversos dentre pacientes com histórico ou em alto risco de cardiopatia aterosclerótica
- No estudo Clopidogrel *versus* Aspirin in Patients at Risk of Ischaemic Events (CAPRIE), o clopidogrel foi modestamente mais efetivo na redução do risco combinado de acidente vascular cerebral isquêmico, IAM ou morte vascular do que o ácido acetilsalicílico
- O clopidogrel pode ser substituído em pacientes com alergia ou intolerância ao ácido acetilsalicílico
- O efeito da adição do clopidogrel ao ácido acetilsalicílico na fase inicial da SCA foi analisado no estudo de referência Clopidogrel in Unstable Angina to Prevent Recurrent Events (CURE)
  - Morte cardiovascular, IAM e acidente vascular cerebral foram reduzidos em 20% dentre pacientes incluídos no grupo do clopidogrel (300 mg é uma dose de ataque administrada inicialmente na admissão, e então o paciente receberá 75 mg/dia depois) mais ácido acetilsalicílico, dentro de 24 horas
- O estudo Clopidogrel as Adjunctive Reperfusion Therapy–Thrombolysis in Myocardial Infarction (CLARITY-TIMI) 28 testou o efeito do clopidogrel sobre o resultado angiográfico e clínico dentre pacientes com menos de 75 anos com IAMEST que foram tratados com terapia fibrinolítica
  - Os resultados demonstraram que a adição do clopidogrel para pacientes com IAMEST que estavam recebendo terapia fibrinolítica melhorou a taxa de patência da artéria relacionada

Capítulo 3 Infarto Agudo do Miocárdio: Terapias Farmacológicas Adjuvantes **33**

com infarto e reduziu de forma significativa eventos adversos isquêmicos sem aumento significativo em complicações hemorrágicas

- O efeito da adição do clopidogrel ao ácido acetilsalicílico para pacientes com IAMEST foi estudado ainda no Clopidogrel and Metoprolol in Myocardial Infarction Trial/Second Chinese Cardiac Study (COMMIT/CCS-2)
  - O estudou demonstrou que a adição do clopidogrel (75 mg/dia) ao ácido acetilsalicílico (162 mg/dia) reduziu significativamente a chance de morte, de um novo infarto ou acidente vascular cerebral em 9% e a mortalidade em 7% sem risco em excesso significativo de hemorragia fatal ou cerebral
- Embora esses estudos tenham empregado clopidogrel com uma dose de ataque de 300 mg ou sem dose de ataque, estudos subsequentes sugeriram um início de ação mais rápido e um benefício adicionado com maior dose de ataque de 600 mg, particularmente dentre pacientes de maior risco submetidos à intervenção coronariana percutânea (ICP)
- No estudo Clopidogrel and Aspirin Optimal Dose Usage to Reduce Recurrent Events–Seventh Organization to Assess Strategies in Ischemic Syndromes (CURRENT-OASIS-7), o clopidogrel em dose dupla reduziu a taxa de morte cardiovascular, IAM ou acidente vascular cerebral, e trombose do *stent* em pacientes submetidos à ICP, mas hemorragias importantes foram mais comuns
- Os dados cumulativos sugerem que, para o clopidogrel, a dose de ataque recomendada é de 600 mg com uma dose de manutenção de 75 mg
- A ampla variabilidade interindividual no grau de inibição da função plaquetária induzida pelo ADP foi observada com o clopidogrel; a chamada "alta reatividade plaquetária ao tratamento" é relatada em até 35% dos pacientes
  - Os mecanismos para essa variabilidade são provavelmente multifatoriais, incluindo interações farmacológicas, ambientais e genéticas
- Inibidores da bomba de prótons, como o omeprazol ou esomeprazol, que são fortes inibidores do CYP2C19, estão associados à diminuição da inibição da agregação plaquetária pelo clopidogrel; entretanto, a maioria dos estudos clínicos não confirmou um efeito adverso sobre os resultados clínicos
- O clopidogrel combinado ao ácido acetilsalicílico aumenta o risco hemorrágico, tem sido associado a transtornos gastrintestinais, e a uma rara incidência de púrpura trombocitopênica trombótica
- O clopidogrel mais o ácido acetilsalicílico têm sido associados a incrementos significativos em hemorragias importantes após cirurgia de enxerto para desvio de artéria coronariana (EDAC) e, dessa forma, deve ser suspenso por 5 a 7 dias antes da cirurgia.

PRASUGREL

- O prasugrel é outro antagonista do receptor plaquetário $P2Y_{12}$ do grupo das tienopiridinas que é um profármaco metabolizado em um metabólito ativo que se liga de forma irreversível e bloqueia o local de ligação do ligante do receptor $P2Y_{12}$ (ver Tabela 3.1)
- O prasugrel inibe mais que 80% da agregação plaquetária induzida pelo ADP *in vitro* e possui menor variabilidade entre pacientes do que o clopidogrel
- A eficácia do prasugrel quando comparado ao clopidogrel sobre os resultados dentre pacientes com SCA submetidos à ICP foi examinada no estudo Trial to Assess Improvement in Therapeutic Outcomes by Optimizing Platelet Inhibition with Prasugrel–Thrombolysis in Myocardial Infarction (TRITON-TIMI) 38
  - Pacientes com IAMEST ou SCA SEST de alto risco devido à realização planejada de ICP foram randomicamente designados ao prasugrel ou clopidogrel

34   Manual de Cardiologia Intensiva

- O tratamento com prasugrel resultou em uma redução significativa na taxa de morte cardiovascular, IAM e acidente vascular cerebral, e trombose no *stent*, mas um risco 32% maior de hemorragia, incluindo hemorragia fatal
- O prasugrel é administrado como uma dose de ataque de 60 mg seguida por uma dose de manutenção de 10 mg/dia
- Uma dose de manutenção menor de 5 mg/dia tem sido recomendada em pacientes que pesam menos de 60 kg ou que tem mais de 75 anos
- É recomendado que o prasugrel seja descontinuado sete dias antes da cirurgia de EDAC.

TICAGRELOR

- O ticagrelor é uma ciclopentiltriazolopirimidina oral que inibe reversivelmente o receptor plaquetário $P2Y_{12}$ (ver Tabela 3.1)
- O ticagrelor não é um profármaco e não se liga ao local de ligação do ADP; em vez disso, ele se liga a um local separado do receptor $P2Y_{12}$, inibindo, assim, a ativação e sinalização da proteína G
- O início de ação do ticagrelor é mais rápido do que do que do clopidogrel, com 40% de inibição plaquetária em 30 minutos após administração, com um pico de efeito em aproximadamente 2 horas
- O ticagrelor possui uma meia-vida plasmática de 8 a 12 horas
- O fim da ação do ticagrelor é mais rápido do que das tienopiridinas
- O efeito do ticagrelor comparado ao clopidogrel para tratamento de pacientes com SCA foi examinado dentre 18.424 pacientes tratados com ácido acetilsalicílico no estudo Platelet Inhibition and Patient Outcomes (PLATO)
    - Com 1 ano, pacientes randomicamente designados para receber ticagrelor tiveram redução significativa da mortalidade geral e da morte por causas vasculares, IAM ou acidente vascular cerebral
    - Nenhuma diferença significativa na taxa de hemorragias importantes foi observada entre o ticagrelor e clopidogrel
    - O ticagrelor, em geral, foi bem tolerado, mas efeitos adversos incluíram hemorragia não relacionada ao EDAC, dispneia, pausas ventriculares (a maioria assintomática) e aumento da creatinina sérica
- O ticagrelor também possui efeitos não mediados pelo receptor $P2Y_{12}$, que incluem bloqueio do transportador de nucleosídio equilibrado-1, o que pode resultar em aumento das concentrações plasmáticas de adenosina
- O significado clínico desta observação é desconhecido, mas o estímulo de fibras vagais pulmonares C pela adenosina, que pode causar dispneia e um aumento da incidência de dispneia, foi observado no estudo PLATO entre pacientes que receberam ticagrelor (14,5%), mas foi grave em somente 0,4% dos pacientes
- O ticagrelor é administrado como uma dose de ataque de 180 mg seguida por uma dose de manutenção de 90 mg 2 vezes/dia
- Quando o ticagrelor é prescrito para TAPD, a dose de ácido acetilsalicílico deve ser de 81 mg/dia
- É recomendado que o ticagrelor seja suspenso 5 dias antes da cirurgia de EDAC.[1]

---

[1]N.R.T.: considerando a realidade brasileira em que muitos centros ainda detêm apenas trombolíticos como única ferramenta para tratamento do IAMEST, vale ressaltar ser seguro o uso de clopidogrel ou ticagrelor como inibidores da P2Y12, não sendo ainda recomendado o prasugrel por ausência de evidências de segurança geradas a partir de ensaios clínicos aleatorizados robustos.

CANGRELOR

- Após administração oral de uma dose de ataque de um antagonista $P2Y_{12}$, a inibição plaquetária clinicamente efetiva pode ser retardada em horas, em particular entre pacientes com IAMEST
- Administrado por via intravenosa (IV), é um potente antagonista rapidamente reversível de $P2Y_{12}$, de ação direta, com níveis plasmáticos previsíveis e inibição linear do receptor dose-dependente (ver Tabela 3.1)
- Um nível efetivo (> 80%) de inibição plaquetária com cangrelor é alcançado dentro de minutos após o início da infusão intravenosa, o qual é recuperado dentro de 60 a 90 minutos após a descontinuação
- O cangrelor tem sido estudado em uma série de estudos, dos quais o mais importante é o Cangrelor *versus* Standard Therapy to Achieve Optimal Management of Platelet Inhibition (CHAMPION) PHOENIX, no qual 10.942 pacientes que nunca tinham recebido clopidogrel e possuíam doença arterial coronariana que necessitavam de ICP para angina estável, SCA SEST ou IAMEST receberam um bólus e infusão subsequente de cangrelor ou placebo
  - A taxa composta de morte, IAM, revascularização causada por isquemia ou trombose do *stent* em 48 horas foi significativamente menor no grupo do cangrelor do que no grupo do clopidogrel, o que não foi acompanhado por um aumento significativo nas hemorragias graves ou necessidade de transfusões comparados a pacientes que receberam clopidogrel
- Diante destes resultados favoráveis, o cangrelor pode ser considerado para uso em pacientes com IAMEST ou SCA de alto risco submetidos à ICP urgente que não foram adequadamente mantidos com um antagonista oral de $P2Y_{12}$
- O cangrelor é administrado como um bólus intravenoso de 30 µg/kg infundido durante 1 minuto antes da ICP, seguido por uma infusão na taxa de 4 µg/kg/minuto pela duração do procedimento ou pelo menos 2 horas.

RECOMENDAÇÕES

- Evidências globais indicam que todos os pacientes com SCA e todos os pacientes submetidos à ICP com implantação de *stent* devem receber TAPD, com ácido acetilsalicílico e um antagonista $P2Y_{12}$, na ausência de contraindicações
- O ácido acetilsalicílico deve ser administrado imediatamente e o antagonista $P2Y_{12}$ deve ser administrado o mais precocemente viável após o atendimento inicial
- A seleção do antagonista $P2Y_{12}$ deve ser individualizada com atenção à síndrome clínica, comorbidades, momento e avaliação cuidadosa dos riscos isquêmico e hemorrágico.

Antagonistas da glicoproteína IIb/IIIa

- A via comum final da agregação plaquetária envolve a ligação cruzada de plaquetas ativadas via ligação do receptor plaquetário de glicoproteína IIb/IIIa ao ligante divalente, o fibrinogênio (ver Figura 3.1)
- O receptor GP IIb/IIIa surgiu como um alvo terapêutico para tratar eventos cardiovasculares com o isolamento de anticorpos monoclonais que bloqueiam a ligação do receptor ao fibrinogênio, e melhorou as taxas de patência após fibrinólise e reduziu a ocorrência de novos trombos
- Esses estudos iniciais eventualmente levaram ao desenvolvimento clínico dos três antagonistas GP IIb/IIIa atualmente disponíveis, abciximabe, eptifibatide e tirofibana

ABCIXIMABE

- O anticorpo monoclonal quimérico humanizado, abciximabe, se liga ao receptor GP IIb/IIIa com alta avidez após administração intravenosa

36 Manual de Cardiologia Intensiva

- Diversos estudos demonstraram que a administração de abciximabe como bólus seguida por uma infusão de 12 horas reduziu de forma significativa a incidência de eventos isquêmicos adversos dentre pacientes submetidos à ICP
- Uma meta-análise de estudos sobre o uso de abciximabe durante a ICP primária relatou que o abciximabe foi associado a reduções significativas na mortalidade e IAM recorrente
- Contudo, o abciximabe tem sido associado a taxas significativamente aumentadas de hemorragia, o que levanta questões com relação à utilidade do abciximabe na era em que pacientes são comumente pré-tratados com um antagonista $P2Y_{12}$
- Entretanto, o abciximabe pode ser útil como terapia adjuvante para redução de eventos isquêmicos agudos dentre pacientes selecionados em alto risco submetidos à ICP por IAMEST com implantação de *stent* ou como agente provisório de "resgate" para complicações trombóticas durante ICP.

TIROFIBANA

- O tirofibana é uma pequena molécula inibidora do receptor GP IIb/IIIa nas plaquetas. No estudo Platelet Receptor Inhibition in Ischemic Syndrome Management in Patients Limited by Unstable Signs and Symptoms (PRISM-PLUS), o tirofibana intravenoso reduziu os eventos isquêmicos adversos em pacientes com SCA SEST que necessitavam de procedimentos de revascularização
- Nos estudos iniciais de ICP, a questão envolvia uma possível dose inadequada de tirofibana que não atingia a melhor inibição plaquetária, de forma que um protocolo com uma dose maior foi desenvolvido e testado, com resultados potencialmente melhores, e é recomendado em diretrizes para suportar ICP primária.

EPTIFIBATIDE

- O eptifibatide é um inibidor heptapeptídeo cíclico do receptor GP IIb/IIIa
- No estudo Platelet Glycoprotein IIb/IIIa in Unstable Angina: Receptor Suppression Using Integrilin Therapy (PURSUIT), pacientes com SCA SEST foram randomizados para receber eptifibatide (uma dose em bólus de 180 μg/kg, seguida por uma infusão de 2 μg/kg/min) *versus* placebo com uma duração média de infusão de 72 horas
  - O tratamento com eptifibatide resultou em taxas reduzidas de morte ou IAM, mas com maior risco de hemorragia
- No estudo Early Glycoprotein IIb/IIIa Inhibition in Non-ST-Segment Elevation Acute Coronary Syndrome (EARLY ACS), uma estratégia de administração precoce do eptifibatide foi comparada à administração após angiografia, o que demonstrou que os resultados isquêmicos não foram significativamente melhores e as taxas de hemorragia foram maiores.[2]

RECOMENDAÇÕES

- Diretrizes recentes sugerem um papel limitado para antagonistas GP IIb/IIIa, como em situações de grande formação de trombos, potência inadequada com um antagonista $P2Y_{12}$, ou para uso provisório como resgate de complicações trombóticas
- O eptifibatide ou tirofibana podem ser considerados para pacientes com SCA SEST que estejam aguardando angiografia em adição a um antagonista $P2Y_{12}$ para aqueles que tenham risco muito alto, ou potencialmente no lugar de um antagonista $P2Y_{12}$ em pacientes selecionados quando houver relutância em atuar com um antagonista $P2Y_{12}$ devido a questões sobre a necessidade de cirurgia de EDAC urgente.

---

[2]N.R.T.: Cangrelor e eptifibatide ainda não estão comercialmente disponíveis no Brasil.

Betabloqueadores

- Bloqueadores de receptores beta-adrenérgicos (betabloqueadores) competem com as catecolaminas pela ligação aos receptores beta-adrenérgicos:
  - Receptores β_1 estão localizados principalmente no miocárdio e afetam a frequência do nodo sinusal, a velocidade de condução do nodo atrioventricular (AV) e contratilidade
  - Receptores β_2 estão principalmente localizados na musculatura lisa bronquial e vascular
- Betabloqueadores diminuem a frequência cardíaca, reduzem a pressão arterial e reduzem a contratilidade cardíaca, resultando em diminuição da pós-carga cardíaca e redução do consumo miocárdico de oxigênio
- O prolongamento do tempo de enchimento diastólico aumenta a perfusão coronariana
- Administrados de forma aguda, os betabloqueadores diminuem o tamanho do infarto em pacientes que não recebem terapia de reperfusão, reduzem a taxa de reinfarto em pacientes que recebem a terapia de reperfusão e diminuem a frequência de arritmias
- Os efeitos dos betabloqueadores sobre o resultado após um IAM têm sido extensivamente estudados em estudos clínicos randomizados
  - Na era pré-fibrinolítica, o estudo multicêntrico norueguês randomizou 1.884 pacientes que receberiam timolol ou placebo iniciados com 7 a 28 dias após o infarto
  - Com 33 meses, o grupo tratado com timolol demonstrou taxas menores de mortalidade (39%) e reinfarto (28%)
  - No Beta-Blocker Heart Attack Trial (BHAT), o betabloqueador não seletivo propranolol foi iniciado por via oral (VO) 5 a 21 dias após um IAM
  - Em uma média de acompanhamento de 25 meses, houve uma redução altamente significativa (26%) na mortalidade total
- O benefício da administração precoce de betabloqueadores para casos de IAM também foi testado em três grandes estudos
  - O estudo International Studies of Infarct Survival-1 (ISIS-1) comparou a administração intravenosa seguida pela oral de atenolol com administração de placebo em pacientes dentro de 12 horas após o atendimento com IAMEST, com uma redução relativa significativa (15%) na mortalidade com 7 dias
  - No estudo Metoprolol in Acute Myocardial Infarction (MIAMI), a iniciação intravenosa de metoprolol seguida pela administração oral dentro de 24 horas do início dos sintomas foi comparada com o placebo entre pacientes hospitalizados com IAM. Após 15 dias, houve uma menor taxa não significativa (13%) de morte (P = 0,29)
  - No estudo posterior Thrombolysis In Myocardial Infarction Phase II (TIMI-II), pacientes com IAMEST tratados com alteplase foram randomicamente designados para receber injeção intravenosa imediata seguida por administração oral de metoprolol ou metoprolol retardado (VO após o dia 6). Com 6 semanas, não houve diferença geral na mortalidade entre os grupos de administração intravenosa imediata e administração retardada, mas o primeiro grupo demonstrou menor incidência de reinfarto e dor no peito recorrente aos 6 dias
- Muitos dos estudos iniciais sobre o uso de betabloqueadores após IAM não agruparam pacientes com insuficiência cardíaca (IC) ou disfunção sistólica ventricular esquerda (DSVE), um importante grupo de alto risco
  - O estudo Carvedilol Post-Infarct Survival Control in Left-Ventricular Dysfunction (CAPRICORN) comparou carvedilol, iniciado 3 a 21 dias após o IAM, com placebo em pacientes após um IAM com fração de ejeção VE (FEVE) de 40% ou menos
    - Em um acompanhamento médio de 15 meses, a mortalidade por todas as causas foi 23% menor no grupo do carvedilol do que no grupo placebo (P = 0,03) e um estudo posterior

demonstrou uma redução de 59% em taquiarritmias atriais e uma redução de 76% em taquiarritmias ventriculares

- Mais recentemente, o estudo COMMIT/CCS-2 randomizou 45.842 pacientes dentro de 24 horas após o início de suspeita de IAM para receberem metoprolol (intravenoso seguido por via oral) ou placebo
  - Em uma média de 15 dias de acompanhamento, não foi observada nenhuma diferença com relação à morte, reinfarto ou parada cardíaca
- Uma análise retrospectiva de 201.752 pacientes no Cooperative Cardiovascular Project concluiu que após episódio de IAM, mesmo pacientes com condições que tradicionalmente são consideradas contraindicações aos betabloqueadores – como IC, pneumopatia e idade avançada – foram beneficiados de forma significativa pela terapia com betabloqueadores
- Uma meta-análise sobre o efeito da terapia intravenosa com betabloqueador seguida da administração oral sobre a morte, reinfarto e parada cardíaca durante os períodos programados de tratamento testados em mais de 50 mil pacientes em estudos randomizados demonstrou redução altamente significativa do risco relativo (13 a 22%) para eventos adversos pela terapia com betabloqueadores
- Somente betabloqueadores sem atividade simpatomimética intrínseca demonstraram reduzir a mortalidade após o IAM; betabloqueadores com atividade simpatomimética intrínseca não são indicados para prevenção secundária
- As diretrizes do American College of Cardiology/American Heart Association (ACC/AHA) recomendam precaução com relação ao uso de betabloqueadores intravenosos, especialmente em pacientes com risco de choque cardiogênico, mas o uso a longo prazo de betabloqueadores orais é recomendado para prevenção secundária em pacientes em alto risco, depois que eles forem estabilizados, com titulação gradual da dose
- Nenhum estudo adequado foi conduzido com comparações diretas entre diferentes betabloqueadores em situações de IAMEST ou SCA
- Um objetivo terapêutico é uma frequência cardíaca de 50 a 60 bpm e/ou contenção da elevação da frequência cardíaca com atividade leve, a menos que existam efeitos colaterais
- A dose do betabloqueador pode ser titulada até os objetivos específicos (Tabela 3.2)
- Os principais efeitos colaterais da terapia com betabloqueadores incluem hipotensão, bradicardia, bloqueio AV, piora da IC e exacerbação de doenças reativas de vias respiratórias
- Contraindicações relativas incluem doença pulmonar obstrutiva crônica (DPOC) ou asma
  - Pacientes com discreta pneumopatia que não estejam recebendo beta-agonistas se beneficiam dos betabloqueadores após IAM, mas pacientes com DPOC grave ou asma que recebem beta-agonistas não são beneficiados
  - Após 2 anos, pacientes com DPOC que recebem terapia com betabloqueadores tiveram uma taxa de sobrevida maior do que pacientes que não receberam a terapia
  - betabloqueadores cardiosseletivos não pioraram testes de função pulmonar em pacientes com DPOC discreta à moderada ou doença reativa de vias respiratórias
  - Como o benefício dos betabloqueadores é significativo, doses iniciais menores de betabloqueadores cardiosseletivos e aumento gradativo cuidadoso são recomendados
- Betabloqueadores melhoram a sobrevida e trazem benefícios a pacientes que sofreram IAM com FE preservada ou diminuída
- Em pacientes com doença arterial periférica, não existem evidências de piora da claudicação com betabloqueadores
- A terapia a longo prazo com betabloqueadores em sobreviventes de IAMEST demonstra benefícios sobre a mortalidade apesar da revascularização pelo DEAC ou ICP.

Capítulo 3 Infarto Agudo do Miocárdio: Terapias Farmacológicas Adjuvantes

TABELA 3.2 ■ **Doses-alvo para betabloqueadores.**

Betabloqueador	Seletividade β	Atividade agonista parcial	Dose objetivada
Acebutolol	β₁	Sim	200 a 600 mg 2 vezes/dia
Atenolol	β₁	Não	50 a 200 mg/dia
Betaxolol	β₁	Não	10 a 20 mg/dia
Bisoprolol	β₁	Não	10 mg/dia
Carvedilol[a]	Nenhuma	Não	6,25 mg 2 vezes/dia até 25 mg 2 vezes/dia
Esmolol (intravenoso)	β₁	Não	50 a 300 mg/kg/min
Labetalol[a]	Nenhuma	Sim	200 a 600 mg/dia
Metoprolol	β₁	Não	50 a 200 mg 2 vezes/dia
Nadolol	Nenhuma	Não	40 a 80 mg/dia
Pindolol	Nenhuma	Sim	2,5 a 7,5 3 vezes/dia
Propranolol	Nenhuma	Não	20 a 80 mg 2 vezes/dia
Timolol	Nenhuma	Não	10 mg 2 vezes/dia

[a]Labetalol e carvedilol são alfa e betabloqueadores combinados. Fármacos estão listados alfabeticamente e não por ordem de preferência.
Modificada de Gibbons RJ. Chatterjee K, Daley J, et al. ACC/AHA/ACP-ASIM guidelines for the management of patients with chronic stable angina. J Am Coll Cardiol. 1999;33:2092–2197.

RECOMENDAÇÕES

- A terapia com betabloqueadores é recomendada para todos os pacientes que tiveram um IAM sem histórico de intolerância ou contraindicações
- Se tolerada, a terapia oral com betabloqueadores deve ser mantida indefinitivamente
- Contraindicações relativas à terapia com betabloqueadores incluem frequência cardíaca menor que 60 bpm, pressão arterial sistólica menor que 100 mmHg, DSVE moderada à grave com IC, choque, bloqueio AV, asma ativa, doença reativa de vias respiratórias, e IAM induzido pelo uso de cocaína.

Nitratos

- A administração de nitratos resulta em liberação independente do endotélio de óxido nítrico, relaxamento direto da musculatura lisa vascular e vasodilatação relacionada à dose
- Nitratos também podem causar vasodilatação indiretamente através da liberação endotelial de PGI_2 e podem exercer efeitos antiplaquetários e antitrombóticos
- A nitroglicerina dilata diretamente artérias coronarianas, o que pode aliviar a vasoconstrição em locais de obstrução trombótica ou adjacentes, ou em locais ocluídos devido ao vasospasmo coronariano, além de promover fluxo colateral a regiões isquêmicas, resultando em melhora da perfusão miocárdica
- Os nitratos promovem venodilatação, resultando em uma redução da pré-carga VE, tamanho da câmara e estresse da parede

- A redução da pré-carga e pós-carga diminui a demanda miocárdica por oxigênio, o que reduz a isquemia miocárdica e, portanto, limita potencialmente o tamanho do IAM
- Entretanto, nitratos podem também causar hipotensão, resultando em diminuição da perfusão coronariana que poderia ser prejudicial na fase aguda do IAM
- Infusões prolongadas de nitroglicerina em altas doses podem causar tolerância
- Nitroglicerina intravenosa em baixas doses pode ser administrada com segurança em pacientes com IAMEST em evolução da região anterior; entretanto, pacientes com IAMEST na região inferior são mais sensíveis à redução da pré-carga, especialmente se houver infarto do ventrículo direito
- As diretrizes suportam o uso de nitroglicerina para supressão de dor isquêmica miocárdica em curso e para o tratamento de IAM complicado por IC ou edema pulmonar
- As diretrizes do ACC/AHA reconheceram a utilidade da infusão intravenosa em baixas doses de nitroglicerina em doses tituladas até a resposta da pressão arterial e sugeriram que a infusão deveria iniciar em 5 a 10 µg/minuto com incrementos de 5 a 20 µg/minuto até que os sintomas sejam aliviados ou que a pressão arterial média seja reduzida em 10% em pacientes que estejam normotensos e em até 30% naqueles hipertensos, mas não com uma pressão sistólica abaixo de 90 mmHg
- Nitratos devem ser evitados em pacientes com IAMEST com hipotensão, bradicardia, taquicardia ou IAM do ventrículo direito
- Nitratos são contraindicados em pacientes que estejam recebendo inibidores da fosfodiesterase
- A tolerância à terapia com nitratos tipicamente ocorre após 24 horas, de forma que a dose pode precisar ser aumentada, mas doses menores ou com intervalos sem uso de nitratos previnem a tolerância.

RECOMENDAÇÕES

- A terapia rotineira com nitratos não é recomendada para pacientes com IAMEST
- O uso seletivo deve ser considerado para amenizar os sintomas e sinais de isquemia miocárdica e pode ser útil para tratar pacientes com IAMEST e hipertensão ou IC
- Raramente, pode ocorrer metemoglobinemia.

Inibidores da enzima conversora de angiotensina e outros inibidores do sistema renina-angiotensina-aldosterona

- Inibição da conversão da angiotensina I em angiotensina II pela inibição da enzima conversora de angiotensina (ECA), bem como da ligação de angiotensina a seu receptor, resulta em vasodilatação e redução da pós-carga VE
- Esses efeitos hemodinâmicos, assim como supostos efeitos locais dentro do miocárdio e vasculatura, podem resultar em efeitos benéficos sobre o estresse e remodelamento da parede VE, levando a benefícios clínicos
- Inibidores da ECA e bloqueadores do receptor de angiotensina (BRAs) surgiram como agentes adjuvantes efetivos para prevenção do remodelamento VE e melhora da sobrevida após IAM e são recomendados para o manejo inicial do IAMEST.

Inibidores da enzima conversora da angiotensina

- Os efeitos fisiológicos benéficos dos inibidores da ECA estão relacionados principalmente com a inibição da ECA e cininase
  - A inibição da ECA resulta em diminuição da atividade do sistema renina-angiotensina-aldosterona (SRAA); diminuição da formação de angiotensina II; diminuição da secreção

Capítulo 3 Infarto Agudo do Miocárdio: Terapias Farmacológicas Adjuvantes **41**

de catecolaminas, da estimulação inotrópica, da frequência cardíaca e do tônus vasoconstritor; e melhora do fluxo colateral

- A inibição da cininase contribui para a vasodilatação
- Os resultados incluem aumento da capacitância venosa e diminuição da pré-carga, diminuição da pós-carga, melhora da perfusão, diminuição do tamanho do infarto, diminuição do tamanho da câmara e estresse da parede, e diminuição da dilatação ventricular
- Inibidores da ECA não bloqueiam a formação de angiotensina II que ocorre por vias alternativas, e não impedem toda a formação de aldosterona
- Os BRAs bloqueiam seletivamente os efeitos da angiotensina II via receptores AT_1, e os antagonistas de aldosterona bloqueiam o receptor mineralocorticoide, aldosterona
- A degradação da angiotensina II pela ECA_2 leva à formação de angiotensina-(1 a 7), um vasodilatador que está aumentado durante a terapia com inibidor da ECA e BRA, e pode contribuir para seus efeitos cardioprotetores
- Diversos estudos clínicos examinaram os efeitos da inibição muito precoce e prolongada da ECA após IAM
  - No estudo Survival and Ventricular Enlargement (SAVE), 2.231 pacientes com FE de 40% ou menos, mas sem insuficiência cardíaca evidente ou sintomas de isquemia miocárdica foram designados randomicamente para receber captopril ou placebo, e em 42 meses houve uma redução significativa (19%) na mortalidade por todas as causas, uma redução de 37% em casos de IC grave, e uma redução de 25% na recorrência de IAM
  - A administração precoce de um inibidor da ECA na fase aguda do IAM foi testada no segundo Cooperative New Scandinavian Enalapril Survival Study (CONSENSUS II), no qual 6.090 pacientes atendidos com IAM foram randomizados para receber enalapril ou placebo
  - Em 6 meses, não houve diferença na mortalidade por todas as causas, mas a incidência de morte devido à insuficiência cardíaca progressiva foi aumentada em 26% no grupo do enalapril (P = 0,06), o que levantou questões significativas sobre a administração do inibidor da ECA logo após o IAM
  - Dois estudos subsequentes de grande escala (GISSI-3 e ISIS-4) que compararam um inibidor da ECA oral iniciado dentro de 24 horas após o início dos sintomas com um placebo demonstraram benefícios do início precoce da terapia oral com inibidor da ECA entre pacientes com IAM com ou sem evidências de IC ou DSVE
  - Efeitos benéficos dos inibidores orais da ECA iniciados logo após o início do IAM também foram demonstrados para o ramipril no estudo Acute Infarction Ramipril Efficacy (AIRE) e para o zofenopril no estudo Survival of Myocardial Infarction Long-Term Evaluation (SMILE)
  - No total, 11 estudos demonstraram melhora da sobrevida (Tabela 3.3), e estudos clínicos randomizados envolvendo mais de 100 mil pacientes demonstraram que o uso precoce entre pacientes com IAM resulta em 4,6 menos mortes para cada mil pacientes
- Com base nos dados que demonstram benefícios precoces da terapia oral com inibidor da ECA em casos de IAMEST, a terapia deve ser administrada precocemente, dentro de 24 horas, desde que não existam contraindicações
- A dose do inibidor da ECA deve ser rapidamente ajustada até atingir a dose cheia em 24 a 48 horas
- Além da reperfusão e da aspirina, a terapia com inibidores da ECA é a única outra terapia que demonstrou reduzir a mortalidade em 30 dias quando a IC complica o IAMEST, o que é um efeito de classe
- Embora a duração ótima da terapia com inibidores da ECA não tenha sido determinada, para pacientes com IAMEST, o consenso é que ela deve ser continuada indefinidamente.

42 Manual de Cardiologia Intensiva

TABELA 3.3 ■ **Principais estudos sobre inibidores da enzima conversora de angiotensina em casos de insuficiência cardíaca e infarto agudo do miocárdio.**

Estudo	N	Doença	Fármaco	Início	Duração	Resultado
CONSENSUS, 1987	253	IC	Enalapril	–	20 meses	27% ↓ mortalidade; ↓ morbidade
SOLVD (sintomático), 1991	2.569	IC	Enalapril	≥ 4 semanas	41,4 meses	16% ↓ mortalidade; ↓ morbidade
SOLVD (assintomático), 1992	4.228	IC	Enalapril	≥ 4 semanas	37,4 meses	8% ↓ mortalidade (NS); ↓ morbidade
CONSENSUS II, 1992	6.090	IAM	Enalapril	< 24 h	6 meses	Sem diminuição na mortalidade; hipotensão
SAVE, 1992	512	IAM	Captopril	3 a 16 dias	42 meses	19% ↓ mortalidade; ↓ morbidade
AIRE, 1993	2.006	IAM	Ramipril	3 a 10 dias	15 meses	27% ↓ mortalidade; ↓ morbidade
GISSI-3, 1994	19.394	IAM	Lisinopril	≤ 24 h	6 semanas	11% ↓ mortalidade; ↓ morbidade
ISIS-4, 1995	58.050	IAM	Captopril	≤ 24 h	35 dias	7% ↓ mortalidade; ↓ morbidade
TRACE, 1995	6.676	IAM	Trandolapril	3 a 7 dias	24 meses	34,7% ↓ mortalidade; ↓ morbidade
CCS-1, 1995	13.634	IAM	Captopril	≤ 36 h	1 mês	6% ↓ mortalidade; ↓ morbidade
SMILE, 1995	1.556	IAM	Zofenopril	≤ 24 h	6 semanas	29% ↓ mortalidade; ↓ morbidade
GISSI-3 (efeitos em 6 meses), 1996	19.394	IAM	Lisinopril	≤ 24 h	6 semanas	6,2% ↓ mortalidade e disfunção do VE combinados
HEART, 1997	352	IAM	Ramipril	≤ 24 h	1 a 14 dias	↓ remodelamento VE

IAM, infarto agudo do miocárdio; *IC*, insuficiência cardíaca; *NS*, não significativo; *VE*, ventrículo esquerdo.

BLOQUEADORES DOS RECEPTORES DE ANGIOTENSINA

- Apesar da eficácia clínica comprovada dos inibidores da ECA para pacientes com IC e IAM, nem todos os pacientes os toleram, geralmente devido a uma tosse intratável por conta do efeito das cininases nos pulmões
- Também foi reconhecido que os inibidores da ECA são capazes de bloquear somente parte da produção total de angiotensina II
- Assim, vários estudos investigaram os benefícios dos BRAs em pacientes com IAM e IC, utilizando um inibidor da ECA como comparador e no topo da terapia de fundo (Tabela 3.4)

Capítulo 3 Infarto Agudo do Miocárdio: Terapias Farmacológicas Adjuvantes

TABELA 3.4 ■ **Principais estudos sobre bloqueadores dos receptores de angiotensina em casos de insuficiência cardíaca e infarto agudo do miocárdio.**

Estudo	N	Doença	Bloqueador do receptor de angiotensina	Comparador	Resultado
ELITE, 1997	722	IC	Losartana	Captopril	Inesperada ↓ de 46% na mortalidade (desfecho secundário)
RESOLVD, 1999	768	IC	Candesartana	Enalapril	Tendência inicial de ↑ mortalidade e IC (desfecho secundário)
ELITE II, 2000	3.152	IC	Losartana	Captopril	Não foi superior
Val-HeFT, 2001	5.010	IC	Valsartana	Inibidor da ECA	Não foi superior; ↓ desfecho composto
OPTIMAAL, 2002	5.477	IAM	Losartana	Captopril	Não foi superior (critérios não atingidos de não inferioridade)
CHARM – Geral, 2003	7.601	IC	Candesartana	Inibidor da ECA	Melhora do resultado primário (mortalidade e morbidade)
CHARM – Adicionado, 2003	2.548	IC	Candesartana	Inibidor da ECA	Melhora do resultado primário (clínico e morbidade)
CHARM – Alternativo, 2003	2.028	IC	Candesartana	Inibidor da ECA	Melhora do resultado primário (mortalidade e morbidade)
CHARM – Preservado, 2003	3.023	IC	Candesartana	Inibidor da ECA	Resultado primário semelhante (melhora do resultado secundário)
VALIANT, 2003	14.703	IAM	Valsartana	Captopril	Nem superior, nem inferior

ECA, enzima conversora de angiotensina; *IAM*, infarto agudo do miocárdio; *IC*, insuficiência cardíaca.

- No Optimal Trial in Myocardial Infarction with Angiotensina II Antagonist Losartana (OPTIMAAL), 5.477 pacientes com IC após IAM foram designados randomicamente para o grupo do losartana ou captopril
  - Inesperadamente, em uma média de 2,7 anos, um aumento relativo (13%) não significativo (P = 0,07) foi observado na taxa de mortes por todas as causas do grupo do losartana
- No subsequente Valsartan in Acute Myocardial Infarction Trial (VALIANT), o valsartana foi comprador com o captopril e com a combinação de valsartana e captopril por designação randômica de 14.808 pacientes com IAM complicado por DSVE, IC ou ambos
- Em 25 meses, não foi observada nenhuma diferença entre valsartana e captopril com relação à mortalidade ou eventos cardiovasculares, mas a combinação entre valsartana e captopril aumentou a taxa de eventos adversos sem melhorar a sobrevida
- Portanto, BRAs representam uma abordagem alternativa para a inibição do SRAA para pacientes após IAM que não toleram inibidores da ECA.

ANTAGONISTAS DA ALDOSTERONA

- A aldosterona parece afetar múltiplos processos que podem ser deletérios à fisiologia cardiovascular, incluindo a homeostase do volume plasmático, balanço eletrolítico, inflamação, formação do colágeno, fibrose e remodelamento miocárdico
- O bloqueador de aldosterona, espironolactona, demonstrou reduzir eventos adversos, incluindo morte em pacientes com IC grave devido à DSVE crônica
- Com esse pano de fundo, o Eplerenone Post-Acute Myocardial Infarction Heart Failure Efficacy and Survival Study (EPHESUS) testou o uso do antagonista da aldosterona, a eplerenona, em pacientes com IAM complicado por DSVE
- O EPHESUS recrutou 6.632 pacientes após um IAM com FEVE de 40% ou menos e IC, ou em alto risco pela presença de diabetes
  - Pacientes com creatinina sérica maior que 2,5 mg/dℓ, com potássio sérico maior que 5 mmol/ℓ ou que estejam recebendo um diurético poupador de potássio foram excluídos
  - Com um acompanhamento médio de 16 meses, a eplerenona foi associada à menor taxa altamente significativa (15%) de mortalidade por todas as causas e 21% de redução na morte súbita cardíaca comparada ao placebo
  - A frequência de ocorrência de hiperpotassemia grave foi aumentada em 1,6% no grupo da eplerenona
  - O benefício da eplerenona foi observado entre pacientes que já estavam com o tratamento com doses otimizadas de inibidores da ECA, BRAs, diuréticos e betabloqueadores no momento da randomização
- Dado o risco relativamente alto de morte súbita dentro dos primeiros 30 dias após um IAM complicado por DSVE recentemente destacado pelos dados do estudo VALIANT e a falta de benefícios comprovados de desfibriladores cardioversores implantáveis para reduzir esse risco, é notável que análises adicionais dos dados EPHESUS sugeriram que dentro de 30 dias após a randomização, a eplerenona reduziu o risco de morte cardíaca súbita em 37% (P = 0,051) e, entre aqueles em risco muito alto (FE ≤ 30%), em 58% (P = 0,008).

EFEITOS ADVERSOS DOS INIBIDORES DA ECA, BRAs E BLOQUEADORES DA ALDOSTERONA

- Inibidores da ECA e BRAs podem causar hipotensão que pode ser sintomática ou prejudicial em situações de IAM, insuficiência renal aguda, hiperpotassemia e, raramente, angioedema
- O risco de hipotensão na primeira dose pode ser minimizado pela iniciação com uma baixa dose ou pelo adiamento da terapia se o paciente tiver depleção volêmica e pelo adiamento ou descontinuação da terapia diurética
- Uma elevação na creatinina sérica e uma redução na taxa de filtração glomerular podem ser observadas em alguns pacientes tratados com inibidores da ECA ou BRAs e são mais comuns entre pacientes com estenose bilateral da artéria renal, nefrosclerose hipertensiva, IC, doença do rim policístico ou doença renal crônica
- A taxa de insuficiência renal aguda é de 1 a 2%
- Com um declínio da taxa de filtração glomerular (TFG) de mais de 30%, a terapia com inibidor da ECA ou BRA deve ser interrompida, permitindo que a TFG volte ao normal
- Inibidores da ECA e BRAs reduzem a secreção de aldosterona, prejudicando assim a eficiência da excreção urinária de potássio, o que pode resultar em hiperpotassemia em 3 a 4% dos pacientes
- A hiperpotassemia é mais comum em pacientes diabéticos que estejam recebendo fármacos antiinflamatórios não esteroidais, pacientes recebendo diuréticos poupadores de potássio ou idosos
- O risco de insuficiência renal aguda e hiperpotassemia justificam o monitoramento seriado do potássio e creatinina séricos após o início desses agentes
- O angioedema é uma complicação rara, porém potencialmente fatal, que ocorre em 0,1 a 0,7% dos pacientes tratados com inibidores da ECA

Capítulo 3 Infarto Agudo do Miocárdio: Terapias Farmacológicas Adjuvantes **45**

- O angioedema em geral ocorre dentro da primeira semana de terapia, mas reações retardadas após vários anos foram relatadas
- Existe um alto risco de recorrência se a terapia com inibidor da ECA for retomada após interrompida devido ao angioedema
- O angioedema também pode estar associado à terapia com BRA e assim a avaliação cuidadosa do risco-benefício deve ser feita antes do início da terapia com BRA em um paciente que teve angioedema por um inibidor da ECA
- Uma tosse curta e seca foi descrita em 5 a 10% dos pacientes tratados com uma ECA, o que parece estar relacionado ao aumento das concentrações locais de quininas, substância P, prostaglandinas e tromboxano pelas ações do inibidor da ECA sobre a enzima conversora e cininases nos pulmões
  - A tosse é muito menos comum com BRAs, que podem ser substitutos
- Os efeitos colaterais dos bloqueadores do receptor de aldosterona incluem hiperpotassemia e hipotensão
- A espironolactona pode resultar em ginecomastia dolorosa em homens ou irregularidades menstruais em mulheres, mas a eplerenona não apresenta esses efeitos colaterais.

RECOMENDAÇÕES

- Inibidores da ECA permanecem como o inibidor preferido do SRAA; BRAs são utilizados em pacientes intolerantes a inibidores da ECA
- Dentre pacientes com IAMEST, a iniciação precoce (dentro de 24 horas) de inibidores da ECA orais e o tratamento continuado a longo prazo são recomendados, mas, se intolerantes, os BRAs também demonstraram eficácia
- O bloqueador de aldosterona eplerenona é recomendado para pacientes com IAMEST com DSVE e FEVE de 40% ou menos, e IC sintomática ou diabetes sem disfunção renal significativa ou hiperpotassemia que estejam já recebendo um inibidor da ECA ou BRA
- As recomendações para doses iniciais e finais de inibidores da ECA, BRAs e bloqueadores da aldosterona são demonstradas na Tabela 3.5.

TABELA 3.5 ■ **Doses iniciais e finais de inibidores do sistema renina-angiotensina-aldosterona.**

Fármaco	Dose inicial	Dose final
Inibidores da ECA		
Captopril	6,25 mg 3 vezes/dia	50 mg 3 por dia
Enalapril	2,5 mg 2 vezes/dia	10 a 20 mg 2 vezes/dia
Fosinopril	5 a 10 mg/dia	40 mg/dia
Lisinopril	2,5 a 5 mg/dia	20 a 40 mg/dia
Perindopril	2 mg/dia	8 a 16 mg/dia
Quinapril	5 mg 2 vezes/dia	20 mg 2 vezes/dia
Ramipril	1,25 a 2,5 mg/dia	10 mg/dia
Trandolapril	1 mg/dia	4 mg/dia
Bloqueadores do receptor de angiotensina		
Candesartana	4 a 8 mg/dia	32 mg/dia
Losartana	25 a 50 mg/dia	50 a 10 mg/dia
Valsartana	20 a 40 mg/dia	160 mg/dia
Antagonistas da aldosterona		
Eplerenona	25 mg/dia	50 mg/dia
Espironolactona	12,5 a 25 mg/dia	25 mg/dia ou 2 vezes/dia

Bloqueadores dos canais de cálcio

- Bloqueadores dos canais de cálcio (BCCs) bloqueiam a entrada de cálcio nas células ou o fluxo de cálcio transmembrana através de canais de cálcio tipo-L e tipo-T voltagem-dependentes
- Os principais locais de ação são as células musculares lisas vasculares, cardiomiócitos e células do nodo sinoatrial e atrioventricular (AV)
- BCCs inibem a corrente de cálcio de entrada lenta, exercem um efeito inotrópico negativo sobre o miocárdio e dilatam musculatura lisa
- Como vasodilatadores, BCCs reduzem a demanda miocárdica e aumentam o suprimento de oxigênio, e são efetivos agentes anti-isquêmicos e espasmolíticos
- Eles também reduzem a demanda miocárdica por oxigênio pela diminuição da frequência e contratilidade cardíaca
- Entretanto, testes clínicos e revisões sistemáticas levantaram questões sobre o aumento da mortalidade com o uso rotineiro de BCCs em casos de IAM
- O efeito da administração precoce do nifedipino, um BCC de curta ação do grupo di-hidro-piridina, sobre o resultado após IAM foi comparado com placebo em dois estudos randomizados que envolveram 1.177 pacientes; a mortalidade a curto prazo foi significativamente maior (60%), e assim o nifedipino de curta ação não deve ser administrado a pacientes na fase inicial do IAMEST
- Os efeitos da administração de BCC que não sejam do grupo di-hidropiridina, verapamil e diltiazem, iniciados tardiamente após IAMs, foram analisados nos estudos Danish Verapamil Infarction Trial (DAVIT II) e Multicenter Diltiazem Post-Infarction Trial (MDPIT), respectivamente
  - No DAVIT II, 1.775 pacientes foram designados de forma randômica para o grupo do verapamil ou placebo, e em um acompanhamento médio de 16 meses, uma taxa inferior não significativa (20%) de morte foi observada no grupo do tratamento com verapamil
  - No MDPIT, 2.466 pacientes foram randomicamente designados para receber tratamento com diltiazem ou placebo após IAM e foram acompanhados por uma média de 25 meses
  - A mortalidade geral e eventos cardíacos adversos foram semelhantes, mas uma interação significativa foi observada entre o diltiazem e congestão pulmonar ou DSVE
- Uma meta-análise de estudos indicaram que BCCs não reduziram a mortalidade ou morbi-dade em casos de IAM
- Os principais efeitos colaterais dos BCCs são hipotensão, bradicardia, bloqueio AV e piora da IC.

RECOMENDAÇÕES

- Os BCCs que não sejam do grupo di-hidropiridina, verapamil e diltiazem podem ser benéficos após IAM para pacientes sem IC ou DSVE, mas o peso de evidências favorece o uso a longo prazo de betabloqueadores para todos os pacientes sem contraindicações
- O uso rotineiro de BCCs em pacientes com IAMEST não é recomendado.

Morfina e outros agentes analgésicos

- O alívio da dor é um importante aspecto do manejo inicial do IAM; o sulfato de morfina é o analgésico de escolha para o tratamento da dor nesses pacientes
  - Em casos de IAM, a morfina alivia a dor que contribui para o estado hiperadrenérgico, diminui a pressão arterial por dilatação arterial e venodilatação, diminui a frequência cardíaca pelo aumento do tônus vagal e suspensão do tônus simpático, diminui a demanda miocárdica por oxigênio e alivia o edema pulmonar

Capítulo 3 Infarto Agudo do Miocárdio: Terapias Farmacológicas Adjuvantes 47

- Uma dose de 1 a 4 mg IV, repetida em intervalos de 5 a 15 minutos, é comumente utilizada
- Os efeitos colaterais mais comuns da morfina são náuseas e êmese, observados em 20% dos pacientes
- Efeitos adversos incluem hipotensão, especialmente proeminente em pacientes que tenham depleção volêmica, que estejam recebendo terapia vasodilatadora, ou que possuam IAM do ventrículo direito
- O tratamento da hipotensão induzida pela morfina inclui o posicionamento do paciente em uma posição supinada ou de Trendelenburg e administração de bólus intravenosos de solução salina, com adição de atropina (0,5 a 1,5 mg IV) para bradicardia concomitante
- Raramente, o antídoto narcótico naloxona (0,4 mg a 2 mg IV) ou um agente inotrópico podem ser necessários.

RECOMENDAÇÕES

- A morfina permanece recomendada para o alívio da dor contínua em pacientes com IAMEST.

Anticoagulantes

- Anticoagulantes parenterais atuais potencialmente úteis durante a fase aguda do IAMEST incluem heparina não fracionada (HNF), heparina de baixo peso molecular (HBPM), fondaparinux e bivalirudina (Tabela 3.6)

TABELA 3.6 ■ Duração da terapia antiplaquetária ou anticoagulante após infarto agudo do miocárdio com elevação de ST.

	Duração da terapia
Terapia antiplaquetária oral	
Ácido acetilsalicílico	Por toda a vida
Clopidogrel/prasugrel/ticagrelor	Se o paciente tinha *stent* de metal, mínimo de 1 mês, ou 1 ano após SCA Se o paciente tinha *stent* com eluição de fármacos, mínimo de 1 ano, mais prolongado em casos selecionados Se o paciente não foi revascularizado ainda, pode manter clopidogrel ou ticagrelor por até 1 ano
Terapia anticoagulante	
Heparina não fracionada (intravenosa)	Até 48 h, desde que não existam outras contraindicações à descontinuação Pode descontinuar quando o paciente tiver sido revascularizado por implantação de *stent*
Heparina de baixo peso molecular	Até 8 dias ou pela duração da hospitalização, desde que não existam contraindicações à descontinuação Pode descontinuar quando o paciente tiver sido revascularizado por implantação de *stent*
Fondaparinux	Até 8 dias ou pela duração da hospitalização, desde que não existam contraindicações à descontinuação Pode descontinuar quando o paciente tiver sido revascularizado por implantação de *stent*
Bivalirudina	Até 3 dias, desde que não existam contraindicações à descontinuação Pode descontinuar quando o paciente tiver sido revascularizado por implantação de *stent*
Varfarina	Se o paciente tiver trombo ventricular esquerdo ou aneurisma, de 3 meses à terapia por toda a vida

- A trombina é a principal protease do sistema de coagulação
  - Inibidores da trombina (HNF e HBPM) previnem a formação da trombina e inibem a atividade da trombina já formada
  - A HNF é uma mistura de cadeias glicosaminoglicanas que causa seu efeito anticoagulante pela ligação à antitrombina III, que inativa o fator IIa (trombina), fator Ixa, fator Ia e fator Xa (ver Figura 3.1)
  - A HNF impede o crescimento do trombo existente, mas não lisa o coágulo
  - A HBPM causa inativação mais potente do fator Xa do que da trombina
  - A HFN causa inibição igual do fator Xa e da trombina
  - Fondaparinux é um polissacarídeo sintético da heparina que se liga à antitrombina com maior afinidade do que a HNF ou HBPM e causa a alteração conformacional que resulta em aumento preferencial na capacidade do complexo antitrombina-fondaparinux inativar o fator Xa
  - Inibidores diretos da trombina, como a hirudina e bivalirudina, se ligam e inativam a trombina sem a necessidade de um cofator, mas possuem pouco efeito sobre a geração de trombina
- No GUSTO-1, estudo no qual foram estudados a heparina intravenosa e subcutânea, além da alteplase e estreptoquinase sistêmicas, um tempo de tromboplastina parcial ativada excelente entre 60 e 70 segundos foi associado à menor mortalidade, menores complicações hemorrágicas, menores taxas de reinfarto e menor frequência de choque hemorrágico
- A heparina intravenosa deve ser administrada com precaução ou nunca quando a estreptoquinase for utilizada, a menos que seja especificamente indicada
- A heparina prolongada é efetiva na prevenção de trombos VE após IAM
- Efeitos colaterais com ambos os tipos de heparina incluem hemorragia, trombocitopenia e osteoporose
- Pacientes em alto risco de hemorragia incluem mulheres, pacientes com mais de 65 anos, e pacientes com comorbidades, como úlcera péptica, hepatopatia e neoplasias
- A protamina intravenosa pode ser utilizada para reverter a HNF, mas reverte apenas parcialmente a HBPM
- A trombocitopenia induzida pela heparina (TIH) é uma complicação bem conhecida da terapia com HNF e HBPM
  - Dois tipos de TIH são reconhecidos
  - A TIH tipo I ocorre nos primeiros 4 dias com um nadir plaquetário de 100.000/mℓ, melhora mesmo após continuação da terapia e não parece ser imunomediada
  - A TIH tipo II ocorre dentro de 5 a 10 dias em 1 a 3% dos pacientes e é imunomediada. Deve haver suspeita quando a contagem plaquetária diminui mais que 50%, se ocorrer trombose venosa ou arterial, ou se houver necrose notada em locais de injeção de heparina
  - O monitoramento das contagens plaquetárias é recomendado para pacientes em tratamento com heparina ou HBPM
  - Pacientes expostos à heparina durante os 3 meses prévios podem desenvolver TIH tipo II precoce mediada por anticorpos circulantes
  - O tratamento da TIH tipo II inclui a descontinuação imediata da HBPM ou HNF
  - Pacientes que possuem histórico de TIH tipo II não devem ser reexpostos a qualquer tipo de heparina porque a recidiva pode ser esperada
  - Pacientes com IAMEST e TIH ou histórico de TIH que necessitem de anticoagulação devem ser tratados com anticoagulante que não seja uma heparina, como a bivalirudina ou argatrobana
- Para pacientes que recebem terapia fibrinolítica, estudos clínicos suportam o uso de heparina não fracionada, enoxaparina e fondaparinux

Capítulo 3 · Infarto Agudo do Miocárdio: Terapias Farmacológicas Adjuvantes

- Para pacientes que recebem ICP primária, evidências apoiam o uso adjuvante de HNF e bivalirudina
- O fondaparinux não é recomendado em pacientes submetidos à ICP primária devido a um maior risco de complicações trombóticas do procedimento
- É recomendado que pacientes com IAMEST que necessitem de anticoagulação recebam HNF como infusão intravenosa, com um bólus de 60 UI/kg (máximo de 4.000 UI) seguido por uma infusão de 12 UI/kg/h (máximo de 1.000 UI/h)
  - A dose inicial baseada no peso para a heparina intravenosa é preferida por conta de evidências de que os efeitos da heparina sejam mediados primariamente pelo peso
- A heparina de baixo peso molecular para o tratamento de IAMEST também tem sido estudada
  - O estudo Clinical Trial of Reviparin and Metabolic Modulation in Acute Myocardial Infarction Treatment Evaluation (CREATE) designou randomicamente 15.570 pacientes na Índia e China atendidos com IAMEST ou bloqueio de ramo esquerdo, que passaram por terapia de reperfusão com ICP primária ou terapia trombolítica, para tratamento com HBPM (reviparina) ou placebo
  - A HBPM melhorou a sobrevida em 30 dias e reduziu a chance de reinfarto independentemente da terapia
- O efeito do inibidor do fator Xa fondaparinux (2,5 mg/dia) foi estudado no estudo Organization for the Assessment of Strategies for Ischemic Syndromes (OASIS-6) com 12.092 pacientes com IAMEST
  - O fondaparinux reduziu a mortalidade em 30 dias ou reinfarto de 11,2% para 9,7% comparado aos grupos-controle com benefícios aparentes com 9 dias sem aumento de episódios de hemorragia e acidentes vasculares cerebrais.

RECOMENDAÇÕES

- Pacientes com IAMEST submetidos à ICP primária devem receber anticoagulação com HNF ou bivalirudina
- A anticoagulação geralmente deve ser descontinuada após revascularização
- Pacientes com IAMEST que recebem terapia fibrinolítica devem receber anticoagulação pelo uso de HNF, enoxaparina ou fondaparinux por pelo menos 48 horas ou até a revascularização.

CAPÍTULO 4

Infarto Agudo do Miocárdio do Ventrículo Direito

Equívocos comuns

- O eletrocardiograma (ECG) das derivações direitas em casos de infarto agudo do miocárdio (IAM) inferior não tem valor
- O choque cardiogênico não é possível com a preservação da função ventricular esquerda (VE)
- A nitroglicerina ou morfina intravenosa deve ser administrada a todos os pacientes com IAM e dor no peito contínua
- O infarto agudo do miocárdio do ventrículo direito (IAMVD) é um evento clínico comum, ocorrendo em um terço dos pacientes com IAM inferior
- O IAMVD confere um prognóstico pior em pacientes com IAM da parede inferior
- Por conta da necessidade de diferentes estratégias terapêuticas no IAMVD, o pronto reconhecimento e terapia apropriada requerem uma compreensão minuciosa da anatomia singular e fisiopatologia do VD.

Circulação coronariana e o ventrículo direito

- Nos 85% dos pacientes com circulação coronariana dominante direita, o VD recebe seu suprimento sanguíneo quase que exclusivamente da artéria coronária direita (ACD), sendo que o septo e parte da parede posterior são supridos pela artéria descendente posterior, e as paredes VD anterior e lateral são supridas por ramos marginais agudos da ACD
- A artéria descendente anterior esquerda supre uma pequena porção da parede anterior do ventrículo direito
- Na circulação dominante esquerda, a artéria coronária circunflexa esquerda supre a artéria descendente posterior, e uma ACD não dominante irriga os ramos marginais agudos
- O infarto isolado do VD sem qualquer envolvimento do VE pode ocorrer pela oclusão de uma ACD não dominante
- A característica principal angiográfica do IAMVD é a oclusão trombótica da ACD proximal à origem dos ramos marginais agudos
- Nem todo caso de oclusão proximal da ACD resulta em IAMVD
- Essa proteção relativa do ventrículo direito de infartos supostamente é consequência de sua menor demanda por oxigênio, sua perfusão mantida durante a sístole, e a presença potencial de colaterais oriundos da artéria coronária descendente anterior esquerda, que, por conta da menor pressão sistólica no lado direito, são mais capazes de suprir sangue em direção do ventrículo direito do que em direção reversa.

Interdependência ventricular

- O conceito de interdependência ventricular no IAMVD é central para a compreensão da patogenia do estado de baixo débito cardíaco resultante

- A interdependência ventricular é mediada através do pericárdio comum e septo compartilhado
- No IAMVD, a dilatação aguda do VD ocorre, e como o VD compartilha um espaço relativamente fixo com o VE, a pressão pericárdica abruptamente aumenta, levando ao comprometimento do enchimento do VE
- Exceto em raros casos de IAMVD isolados, certo grau isquemia do VE acompanha esses
- A constrição pericárdica e alterações na geometria septal levam à redução do enchimento do VE; a queda do débito cardíaco é ainda maior pela diminuição da função sistólica do VE
- O desenvolvimento de choque em casos de IAMVD comprova que a disfunção sistólica VE não é necessária para a ocorrência dessa síndrome.

Veja as principais características hemodinâmicas do IAMVD na Tabela 4.1 e na Figura 4.1.

Apresentação clínica

- O IAMVD é uma síndrome de insuficiência diastólica e sistólica do VD que, em sua forma extrema, é caracterizada por uma tríade de sinais: hipotensão que pode progredir para choque cardiogênico, veias elevadas do pescoço e campos pulmonares claros
- Achados associados incluem frequentes quadros de bradicardia, bloqueio atrioventricular (AV) e arritmias atriais, incluindo taquicardias supraventriculares e fibrilação ou *flutter* atrial

Veja os diagnósticos diferenciais na Tabela 4.2.

TABELA 4.1 ■ **Achados hemodinâmicos em casos de infarto agudo do miocárdio do ventrículo direito.**

Elevação da pressão atrial direita (> 10 mmHg)
Relação entre pressão atrial direita/pressão da artéria pulmonar ocluída > 0,8
Padrão venoso jugular não complacente (proeminente e descendente)
Pressão diastólica ventricular direita em declive e platô
Pressão sistólica ventricular direita deprimida e retardada (frequentemente bífida)
Diminuição do débito cardíaco
Hipotensão

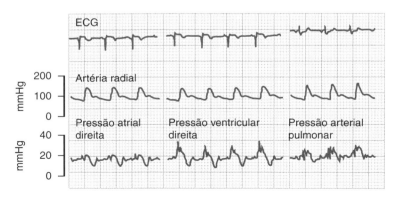

Figura 4.1 Traçados hemodinâmicos no infarto agudo do miocárdio do ventrículo direito (IAMVD). Padrão não complacente de IAMVD, com elevação da pressão atrial direita, uma curva profunda e descendente no traçado atrial, padrão diastólico em declive e platô no ventrículo direito, e pressão arterial pulmonar relativamente baixa. (De Lorrell B, Leinbach RC, Pohost GM, et al. *Right ventricular infarction*: clinical diagnosis and differentiation from cardiac tamponade and pericardial constriction. Am J Cardiol. 1979;43:465-471.)

Capítulo 4 Infarto Agudo do Miocárdio do Ventrículo Direito

TABELA 4.2 ▨ **Diagnósticos diferenciais de infarto agudo do miocárdio do ventrículo direito.**

Tamponamento cardíaco (descartar pelo ecocardiograma)
Pneumotórax por tensão
Embolia pulmonar aguda (EFA; sugerida pelos achados do eco com sinal 60/60, sinal de McConnell – confirmar com protocolo ce EPA da tomografia computadorizada)
Insuficiência tricúspide aguda (descartar pelo ecocardiograma, avaliar a presença de endocardite e vegetações)
Hipertensão pulmonar com insuficiência ventricular direita
Obstrução estrutural no lado direito do coração (descartar pelo ecocardiograma, outras técnicas de imagem)
Constrição/restrição (descartar pela apresentação clínica e histórico – mais frequentemente não é um processo agudo)
Variante ventricular direita da cardiomiopatia de Takotsubo (considerar se as artérias coronarianas estiverem normais na angiografia)

Diagnóstico

- O ECG permanece a ferramenta mais útil para o diagnóstico de IAMVD
- A principal característica da isquemia VD aguda é a elevação do segmento ST em derivações precordiais direitas
- A importância da obtenção das derivações do lado direito do tórax no atendimento de pacientes com suspeita de IAM, particularmente com evidências de envolvimento da parede inferior, deve ser enfatizada (Figura 4.2)
- É importante obter um ECG das derivações do lado direito logo após o atendimento do paciente porque elevações do segmento ST na derivação V4R desaparecem em até 10 horas após o início da dor precordial na metade dos pacientes
- A elevação do segmento ST na derivação V4R é um forte preditor da morbidade e mortalidade hospitalar
- As principais complicações (fibrilação ventricular, taquicardia ventricular sustentada, choque cardiogênico, ruptura cardíaca, bloqueio AV de alto grau, reinfarto) são marcantemente mais comuns em pacientes com evidência ECG de envolvimento VD.

BLOQUEIO ATRIOVENTRICULAR

- O bloqueio AV de alto grau é mais comum no IAM de parede inferior com envolvimento VD
- Como o débito cardíaco depende da pré-carga e função atrial direita, o marca-passo VD pode ser inadequado para melhorar a hemodinâmica em casos de bloqueio cardíaco completo. Neste caso, o marca-passo sequencial AV deve ser implementado.

ARRITMIAS

- Arritmias atriais, incluindo fibrilação atrial, são explicações comuns de IAMVD
- Por conta da propensão para baixo débito cardíaco e dependência da pré-carga, essas arritmias são mal toleradas e devem ser tratadas agressivamente com cardioversão precoce e terapia antiarrítmica
- Ecocardiograma (Tabela 4.3).

54 Manual de Cardiologia Intensiva

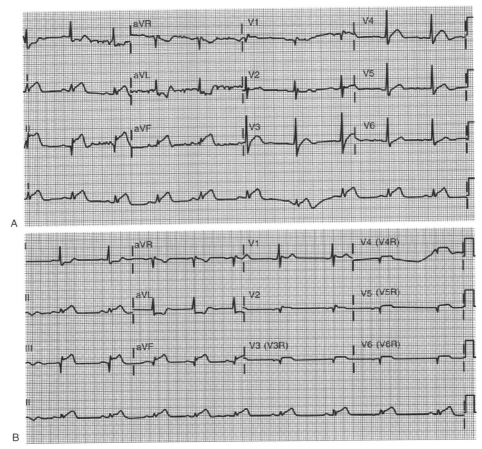

Figura 4.2 A. Eletrocardiograma de 12 derivações de um homem com 63 anos com desconforto no peito após correr em uma esteira, demonstrando elevação de ST na derivação III maior que na derivação II; depressão de ST nas derivações I e aVL; e elevação de ST na derivação aVF maior do que a depressão na derivação V_2. Os achados são sugestivos de infarto agudo do miocárdio do ventrículo direito. **B.** Eletrocardiograma de 12 derivações de um paciente em (A) derivações precordiais do lado direito, demonstrando elevação do segmento ST nas derivações V3R a V6R, consistente com infarto agudo do miocárdio do ventrículo direito. (Adaptada de Nagam MR, Vinson DR, Levis JT. *ECG diagnosis*: right ventricular myocardial infarction. Perm J. 2017;21:16-105, com permissão de The Permanente Federation. www.thepermanentejournal.org.)

TABELA 4.3 ■ **Achados ecocardiográficos no infarto agudo do miocárdio do ventrículo direito (VD).**

Dilatação da parede livre VD e anormalidades da movimentação da parede (hipocinesia, acinesia)
Septo interventricular achatado (septo em forma de D) e movimento paradoxal
Redução da espessura da parede septal
Redução do pico de velocidade sistólica (S') no Doppler tecidual, e pico de velocidade diastólica (E') inicial
Redução da fração de ejeção VD

Tratamento

Os objetivos do tratamento para casos de IAMVD são a reanimação volêmica para manter a pressão arterial, estabilização elétrica, revascularização e, se necessário, suporte mecânico ou farmacológico.

Terapias farmacológicas que reduzem a pré-carga devem ser evitadas, incluindo nitratos, sulfato de morfina e diuréticos (Tabela 4.4).

Complicações

Pacientes com IAM da parede inferior e IAMVD concomitante possuem uma taxa de complicações muito maior do que pacientes com IAM da parede inferior sem envolvimento do VD, o que corresponde a parte das implicações prognósticas adversas do IAMVD (Tabela 4.5).

Prognóstico

- Após o IAMVD, a função do VD geralmente melhora
- O prognóstico a longo prazo é determinado, entretanto, pela função residual do VE, e não do VD.

TABELA 4.4 ■ **Estratégias terapêuticas para casos de infarto agudo do miocárdio do ventrículo direito.**

Considere monitoramento hemodinâmico invasivo
Reanimação volêmica (objetivo: pressão atrial direita 14 mmHg)
Estabilização elétrica e sincronia (pode necessitar de marca-passo sequencial atrioventricular)
Terapia de reperfusão (precoce, intervenção coronariana percutânea primária preferida)
Suporte inotrópico para hipotensão persistente com baixo débito (dobutamina, dopamina, norepinefrina)
Dispositivos de assistência ao ventrículo direito (Impella RP, Tandem Heart, membrana de oxigenação extracorpórea [ECMO])

TABELA 4.5 ■ **Complicações do infarto agudo do miocárdio do ventrículo direito.**

Bloqueio atrioventricular
Taquiarritmias atriais
Insuficiência tricúspide
Desvio da direita para esquerda
Trombo ventricular direito
Embolia pulmonar
Embolia paradoxal
Ruptura do septo
Ruptura da parede livre

CAPÍTULO 5

Complicações Mecânicas do Infarto Agudo do Miocárdio

Equívocos comuns

- As complicações mecânicas do infarto agudo do miocárdio (IAM) são mais comuns em grandes infartos
- As complicações mecânicas do IAM podem ser tratadas de forma medicamentosa
- Pacientes com ruptura do septo ventricular devem ser estabilizados por várias semanas antes do reparo cirúrgico
- A reperfusão precoce e efetiva do IAM resultou em declínio substancial na incidência das complicações mecânicas, incluindo ruptura da parede livre, ruptura do septo ventricular e ruptura dos músculos papilares, resultando em insuficiência mitral aguda
- Entretanto, as complicações mecânicas permanecem como causas importantes de morbidade e mortalidade na situação peri-infarto
- Complicações mecânicas estão frequentemente associadas ao choque cardiogênico; aproximadamente 12% dos pacientes com choque cardiogênico possuem estas complicações
- Como em muitos pacientes o IAM pode não ser grande, se os pacientes puderem ser diagnosticados precocemente e tratados de forma efetiva, eles podem frequentemente receber alta com função ventricular esquerda (VE) razoavelmente preservada e ter uma qualidade de vida aceitável
- As complicações mecânicas do IAM são descritas neste capítulo e resumidas na Tabela 5.1.

TABELA 5.1 ■ **Complicações mecânicas do infarto agudo do miocárdio.**

Ruptura da parede livre ventricular esquerda
- Aguda
- Subaguda
- Pseudoaneurisma secundário à ruptura contida

Ruptura da parede livre ventricular direita (muito rara)
Ruptura do septo interventricular
Ruptura dos músculos papilares
- Posteromedial
- Anterolateral (rara)
- Tricúspide (muito rara)

Ruptura da parede livre

- A ruptura aguda de uma parede livre cardíaca é uma complicação súbita e, em geral, catastrófica do IAM
- É a segunda causa mais comum de morte pós-IAM depois de choque cardiogênico sem defeitos mecânicos
- A ruptura da parede livre corresponde a até 20% de todas as mortes que resultam de um IAM

- A incidência geral da ruptura de parede livre é de cerca de 1 a 2%
- Fatores de risco para a ruptura da parede livre incluem o sexo feminino, idade avançada, doença de um único vaso, hipertensão, IAM transmural e terapia de reperfusão tardia.

A incidência de ruptura para pacientes com reperfusão exitosa (0,9%) é menor do que de tratamentos sem reperfusão (2,7%).

FISIOPATOLOGIA

- O local mais frequente de ruptura cardíaca pós-IAM é a parede livre VE (80 a 90% dos casos) (Figura 5.1)
- Menos comumente, a parede posterior do VE, o VD ou os átrios podem se romper
- A ruptura pode raramente ocorrer em mais de um local e em combinação com ruptura de músculos papilares ou do septo
- O trajeto da ruptura através da parede pode ser direto (através do centro da área necrótica), mas frequentemente é serpiginoso e observado em uma posição excêntrica, próximo do "ponto de dobradiça" de mobilidade entre o miocárdio de contração normal e discinético.

CARACTERÍSTICAS CLÍNICAS

- A ruptura da parede livre ocorre dentro de 24 horas em 25 a 35% dos casos e dentro da primeira semana em 87% dos pacientes após o início da síndrome coronariana aguda
- Não existem sintomas específicos ou sinais de ruptura aguda ou subaguda de parede livre
- Pacientes podem apresentar síncope ou sinais e sintomas de choque cardiogênico
- O início súbito de dor grave no peito durante ou após alguns tipos de estresse físico, como ao tossir ou ao fazer esforço para defecar, pode sugerir o início da ruptura da parede livre
- Alguns pacientes têm sintomas premonitórios, como dores no peito sem explicação que não são típicas de isquemia ou dores no peito relacionadas à pericardite, episódios repetidos de êmese, inquietude e agitação

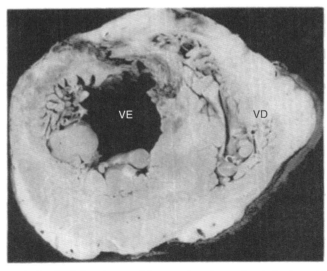

Figura 5.1 Infarto agudo do miocárdio anterosseptal com ruptura de parede anterior do ventrículo esquerdo (VE) em uma mulher de 72 anos. Morte por hemopericárdio. VD, ventrículo direito. (De Van Tasssel RA, Edwards J. Rupture of heart complicating myocardial infarction: analysis of 40 cases including nine examples of left ventricular false aneurysm. Chest. 1972;61:104-116.)

- O início rápido do tamponamento devido ao hemopericárdio, resultando em hipotensão grave e dissociação eletromecânica, caracteriza a ruptura aguda; o diagnóstico *antemortem* é quase impossível nestes pacientes
- Em pacientes com ruptura subaguda, o desenvolvimento relativamente mais lento do tamponamento pode permitir o diagnóstico *antemortem* e terapia cirúrgica corretiva com recuperação desses pacientes
- Em alguns pacientes, pode ocorrer um pseudoaneurisma
- A pressão venosa jugular elevada, pulso paradoxal, bulhas cardíacas abafadas e atrito pericárdico podem indicar ruptura subaguda
- Um novo sopro sistólico, diastólico ou contínuo pode estar presentes nestes pacientes com ou sem pseudoaneurisma.

DIAGNÓSTICO

- Na ruptura aguda da parede livre, o eletrocardiograma (ECG) revela dissociação eletromecânica e bradicardia terminal
- Na ruptura subaguda, diversos achados ECG foram descritos, incluindo a presença de ondas Q; elevação ou depressão recorrentes de segmento ST; pseudonormalização de ondas T invertidas, particularmente nas derivações precordiais; elevação persistente do segmento ST; e novas ondas Q em duas ou mais derivações
- Nenhum dos achados ECG são suficientemente específicos ou sensíveis para serem considerados valiosos para o diagnóstico precoce da ruptura iminente
- O ecocardiograma transtorácico deve ser realizado o mais precocemente possível a partir do momento que houver a suspeita de ruptura subaguda
- O Doppler colorido pode ser útil para o diagnóstico do local de ruptura
- O achado ecocardiográfico mais frequente é o derrame pericárdico
- O ecocardiograma contrastado pode revelar extravasamento do agente de contraste no espaço pericárdico, confirmando o diagnóstico de ruptura da parede livre.

TRATAMENTO

- O reparo cirúrgico é o tratamento definitivo para a ruptura subaguda ou pseudoaneurisma e as taxas de recuperação podem ser consideráveis
- A mortalidade operatória foi relatada em 24 a 35%, com uma taxa hospitalar total de 50 a 60%.

Atualmente, técnicas cirúrgicas conservadoras utilizando suturas ou aplicação de retalho na superfície epicárdica com cola biológica são utilizadas.

INSUFICIÊNCIA MITRAL

- Embora a insuficiência mitral discreta seja comum em pacientes com IAM, a insuficiência mitral grave devido à disfunção do músculo papilar e parede VE com ou sem ruptura do músculo papilar é muito menos frequente
- A incidência de insuficiência mitral grave que complica o IAM é de aproximadamente 10%, e a incidência de insuficiência mitral resultante de ruptura do músculo papilar é de 1%
- Em pacientes sem ruptura do músculo papilar, o IAM prévio, infarto de grande extensão, doença multiarterial coronariana, isquemia miocárdica recorrente e insuficiência cardíaca no momento da admissão são mais prevalentes
- Em contraste, em pacientes com ruptura do músculo papilar, a ausência de angina prévia, bem como de IAM, de diabetes e de doença uniarterial é mais comum.

FISIOPATOLOGIA

- A isquemia aguda transitória do músculo papilar está associada ao encurtamento prejudicado do músculo, que geralmente causa somente uma insuficiência mitral discreta
- A disfunção isquêmica dos músculos papilares anterior e posterior pode estar associada a uma insuficiência mitral mais grave
- A isquemia somente de músculos papilares sem envolvimento das paredes adjacentes do VE raramente resulta em insuficiência mitral grave
- A posição subendocárdica dos músculos papilares e suas características de anatomia vascular (irrigadas por artérias coronarianas finais) os predispõem à isquemia
- O músculo papilar posteromedial recebe seu suprimento sanguíneo a partir somente da artéria coronária descendente posterior, enquanto o músculo papilar anterolateral recebe seu suprimento sanguíneo a partir das artérias coronárias descendente anterior esquerda e circunflexa esquerda
- Como resultado, a isquemia do músculo papilar posteromedial é mais comum do que a isquemia do músculo papilar anterolateral
- Um grande IAM da parede posterior que envolva a área de ancoragem do músculo papilar posteromedial pode estar associado à insuficiência mitral grave
- Um pequeno IAM inferior ou inferoposterior com envolvimento do músculo papilar posteromedial também pode ocasionar grave insuficiência mitral como resultado de prolapso grave dos folhetos
- A ruptura do músculo papilar posteromedial é 6 a 12 vezes mais frequente do que a ruptura do músculo papilar anterolateral, o que explica a maior incidência de insuficiência mitral grave em pacientes com IAM da região inferior
- A insuficiência mitral grave aplica uma carga hemodinâmica adicional súbita sobre a dinâmica e a função VE
- A sobrecarga súbita por grande volume resultante da insuficiência para um átrio esquerdo (AE) com complacência e tamanho normais causa um aumento importante no AE e pressão da artéria pulmonar ocluída (PAPO), ocasionando edema pulmonar grave
- Por conta da hipertensão pulmonar pós-capilar, que aumenta a pós-carga VD, este também manifesta insuficiência
- O volume sistólico VE diminui, resultando em redução do débito cardíaco e hipotensão sistêmica
- As características hemodinâmicas do choque cardiogênico ocorrem rapidamente e, em geral, abruptamente
- A fração de ejeção está em geral reduzida devido ao miocárdio isquêmico ou infartado disfuncional.

CARACTERÍSTICAS CLÍNICAS

- A insuficiência mitral grave secundária à ruptura do músculo papilar ocorre em uma mediana de 1 dia (variação, 1 a 14 dias) após o início do infarto inicial; aproximadamente 20% das rupturas de músculo papilar ocorrem dentro de 24 horas do início do infarto
- Em pacientes com insuficiência mitral discreta secundária à disfunção do músculo papilar, a única indicação clínica pode ser a presença de sopro pansistólico (holossistólico) ou, mais frequentemente, sistólico tardio
- Em pacientes com ruptura de músculo papilar, a apresentação clínica é caracterizada pelo início abrupto de desconforto respiratório grave resultante de edema pulmonar "instantâneo"
- A hipotensão e taquicardia reflexa rapidamente ocorrem em conjunto com outras características clínicas de pré-choque ou choque
- Embora o surgimento súbito de um sopro pansistólico ou sistólico precoce que irradia para a axila esquerda, para a base, ou ambos, seja um achado de exame físico característico, um frêmito palpável é incomum

- Em alguns pacientes, o sopro pode ser abreviado ou estar ausente devido à rápida diminuição no gradiente de pressão entre o AE e VE
- A crepitação "em bolhas" do edema pulmonar está presente bilateralmente e torna a auscultação cardíaca difícil.

DIAGNÓSTICO

- O ECG mais frequentemente revela o IAM inferior ou inferoposterior recente (55%); entretanto, a localização do infarto inicial ocorre na região anterior (34%) ou posterior (32%) em pacientes com insuficiência mitral grave e choque cardiogênico
- Evidências radiográficas de edema pulmonar grave agudo estão invariavelmente presentes
- O ecocardiograma transtorácico é menos sensível do que o ecocardiograma transesofágico para visualização de distúrbios da valva mitral (45 a 50% *versus* 100%), mas é 100% sensível para a detecção por Doppler colorido da insuficiência mitral grave resultante
- O ecocardiograma revela a movimentação da parede VE regional subjacente no local da isquemia/infarto e exclui a ruptura do septo ventricular ou da parede livre
- Uma ruptura parcial do músculo papilar pode ser detectável pelo ecocardiograma
- Uma ruptura completa é diagnosticada quando uma porção do músculo papilar é observada como uma massa de movimentação livre ligada às cordoalhas da valva mitral
- Embora a caracterização da artéria pulmonar (AP) seja desnecessária para o diagnóstico de insuficiência mitral grave, se obtida, revela ondas "v" gigantes no traçado PAPO (Figura 5.2).

TRATAMENTO

- A insuficiência mitral grave que complica o IAM com choque cardiogênico requer intervenção cirúrgica para a substituição ou reparo da valva mitral
- No registro do estudo Should We Emergently Revascularize Occluded Coronaries for Cardiogenic Shock (SHOCK), a mortalidade hospitalar sem a cirurgia valvar foi de 71% *versus* 40% com a cirurgia, indicando uma melhora significativa no prognóstico a curto prazo

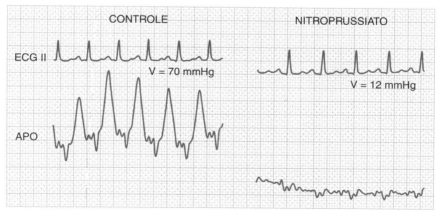

Figura 5.2 Insuficiência mitral aguda. *Traçados à esquerda*: grandes ondas "v" no traçado da artéria pulmonar ocluída *(APO)*. *Traçados à direita*: redução na magnitude da onda v durante infusão de nitroprussiato de sódio. *ECG*, eletrocardiograma.

- Terapias de suporte e de estabilização consistem em ventilação mecânica, diuréticos, vasodilatadores, agentes inotrópicos e, se possível, um balão intra-aórtico
- Fármacos vasodilatadores, como o nitroprussiato de sódio, reduzem o volume regurgitante, diminuem as pressões APO e AP, bem como aumentam o volume sistólico e o débito cardíaco
- A abordagem terapêutica para insuficiência mitral que complica um IAM é delineada na Tabela 5.2.

Ruptura do septo ventricular

- A incidência de ruptura do septo ventricular que complica o IAM é de aproximadamente 0,2% na era da reperfusão
- Antes da introdução da terapia de reperfusão para IAM, a incidência foi de 0,5 a 2%
- Pacientes com ruptura do septo ventricular tendem a ser mais velhos, mais frequentemente mulheres e menos frequentemente tiveram IAM prévio, diabetes melito ou histórico de tabagismo.

FISIOPATOLOGIA

- Mais comumente, a ruptura do septo ventricular ocorre após um primeiro IAM
- A ruptura em geral ocorre nas áreas delgadas acinéticas; pode ser direto ou "complexo"
- A ruptura complexa forma um plano de dissecção em um trajeto serpiginoso no septo
- A ruptura do septo ventricular parece ocorrer com quase igual frequência em casos de IAM na região anterior e inferior
- A ruptura do septo ventricular em geral causa um desvio grande da esquerda para direita (fluxo pulmonar para sistêmico > 3:1) que coloca a carga volêmica sobre o VD, circulação pulmonar, AE e VE
- A performance do VE, que está deprimida por isquemia, é comprometida ainda mais pela sobrecarga volêmica
- No registro do estudo SHOCK, a variação da fração de ejeção em pacientes com ruptura do septo ventricular pós-IAM foi de 25 a 40%
- O volume sistólico do VE diminui, mas o volume sistólico do VD e o fluxo pulmonar aumentam
- Há um aumento reflexo na frequência cardíaca e resistência vascular sistêmica, que aumenta a impedância de ejeção VE, aumentando ainda mais a magnitude do desvio da esquerda para direita
- A performance do VD também diminui por conta da carga volêmica e hipertensão pulmonar pós-capilar.

TABELA 5.2 ▓ **Tratamento sugerido da insuficiência mitral pós-infarto agudo do miocárdio.**

Insuficiência mitral discreta
  Tratamentos de reperfusão
  Tratamentos adjuvantes
  Inibidores da enzima conversora de angiotensina ou bloqueadores dos receptores de angiotensina, betabloqueadores, antagonistas da aldosterona, agentes que diminuem os lipídios, agentes antiplaquetários
Insuficiência mitral grave
  Cirurgia de valor corretivo
  Tratamentos de estabilização e de suporte
  Ventilação mecânica, diuréticos, balão intra-aórtico, vasodilatadores, vasopressores, agentes inotrópicos
  Tratamentos adjuvantes em sobreviventes
  Inibidores da enzima conversora de angiotensina ou bloqueadores dos receptores de angiotensina, betabloqueadores, antagonistas da aldosterona, agentes que diminuem os lipídios, agentes antiplaquetários

CARACTERÍSTICAS CLÍNICAS

- Em mais de 70% dos pacientes, a apresentação clínica é caracterizada por colapso circulatório com hipotensão, taquicardia e baixo débito cardíaco em conjunto com outras características clínicas de choque que podem ocorrer abruptamente ou dentro de poucas horas após a ocorrência de um novo sopro sistólico
- O sopro é melhor auscultado sobre a borda esternal esquerda inferior e pode estar associado a um frêmito palpável em aproximadamente metade dos casos
- B_3 em galope do lado direito e do lado esquerdo com um componente pulmonar acentuado de B_2 estão frequentemente presentes em conjunto com achados de insuficiência tricúspide
- O edema pulmonar é menos abrupto e fulminante do que aquele observado em casos de ruptura do músculo papilar
- A radiografia torácica revela uma combinação de edema pulmonar e aumento do fluxo pulmonar
- O ECG revela evidências de IAM com ou sem evidências de isquemia.

DIAGNÓSTICO

- O ecocardiograma com Doppler revela o defeito do septo na maioria dos casos
- As anormalidades regionais da movimentação da parede e alterações na função VD e VE também são visualizadas
- O ecocardiograma com Doppler aumenta o poder diagnóstico pela demonstração do fluxo transeptal
- A imagem do fluxo colorido durante o ecocardiograma é muito sensível para o diagnóstico e caracterização da ruptura do septo ventricular
- A solução salina agitada pode ser utilizada para identificar o defeito e pode revelar o contraste negativo no VD.

A caracterização da AP, embora não necessária para o diagnóstico de ruptura do septo ventricular, se realizada, demonstra intensificação da saturação de oxigênio no VD e na AP comparada à saturação no AD (Figura 5.3).

TRATAMENTO

- O reparo cirúrgico urgente da ruptura do septo ventricular é uma indicação de classe I do comitê de diretrizes do American College of Cardiology Foundation/American Heart Association
- No registro do estudo SHOCK, o reparo cirúrgico da ruptura do septo ventricular foi realizado em 31 de 55 pacientes em choque cardiogênico; 21 desses 31 pacientes também tinham cirurgia de enxerto para desvio de artéria coronariana concomitante
- A mortalidade geral no grupo cirúrgico foi de 81%; somente 1 de 24 pacientes não submetidos à cirurgia sobreviveu
- O reparo cirúrgico deve ser considerado se não for absolutamente contraindicado
- O mito de que a espera por semanas para permitir que os pacientes sejam estabilizados melhorará a sobrevida de fato apenas seleciona pacientes que sobreviveriam sem a cirurgia
- O fechamento percutâneo por cateter da ruptura do septo ventricular pode ser considerado para pacientes que não podem ser submetidos à cirurgia, mas a técnica é desafiadora dada a necrose do septo ventricular no local de ruptura
- Sobreviventes da cirurgia em geral têm melhora da classe funcional e uma taxa relatada de sobrevida em 10 anos de 50%
- A terapia medicamentosa é necessária para estabilizar pacientes antes da cirurgia

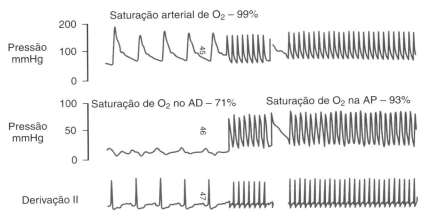

Figura 5.3 Defeito do septo ventricular. Intensificação da saturação de oxigênio (O_2) entre o átrio direito *(AD)* e artéria pulmonar *(AP)*.

- O objetivo da terapia medicamentosa é reduzir a magnitude do desvio da esquerda para direita, melhorar o débito cardíaco e perfusão sistêmica, e diminuir a congestão pulmonar
- A magnitude do desvio da esquerda para direita em casos de defeito do septo ventricular é determinada pela resistência no defeito e pelas resistências relativas nos leitos vasculares pulmonar e sistêmico
- Quando o tamanho do defeito for grande, como em pacientes com ruptura do septo ventricular pós-IAM, a magnitude do desvio da esquerda para direita é determinado principalmente pela razão entre resistência pulmonar e sistêmica
- Vasodilatadores, como o nitroprussiato de sódio, podem aumentar a magnitude do desvio da esquerda para direita devido à vasodilatação da artéria pulmonar
- Vasodilatadores com menos efeitos vasodilatadores sobre o leito vascular pulmonar, mas efeitos vasodilatadores sistêmicos significativos, como a hidralazina ou fentolamina, podem ser mais efetivos para redução da magnitude do desvio da esquerda para direita
- O tratamento não cirúrgico mais efetivo para diminuição da magnitude do desvio da esquerda para direita é o balão de contrapulsação intra-aórtico, que reduz seletivamente a impedância da ejeção VE
- A abordagem terapêutica para o tratamento da ruptura do septo ventricular está demonstrada na Tabela 5.3.

TABELA 5.3 ■ **Abordagem terapêutica sugerida para pacientes com ruptura do septo ventricular pós-infarto.**

Cirurgia corretiva assim que viável, se não for contraindicada
Balão intra-aórtico para diminuir a magnitude do desvio da esquerda para a direita
Vasopressores e agentes inotrópicos
Dilatadores arteriolares
Diuréticos
Sobreviventes: inibidores da enzima conversora de angiotensina ou bloqueadores dos receptores de angiotensina, betabloqueadores, antagonistas da aldosterona, agentes que diminuem os lipídios, agentes antiplaquetários

CAPÍTULO 6

Choque Cardiogênico

Equívocos comuns

- O choque cardiogênico somente ocorre em pacientes com função sistólica ventricular esquerda comprometida
- O uso de balão intra-aórtico (BIA) reduz a mortalidade em casos de choque cardiogênico
- A função cardíaca é um preditor fundamental da sobrevida de pacientes com choque cardiogênico.

Apresentação clínica

- O choque circulatório é caracterizado pela incapacidade do fluxo sanguíneo e de oferta de oxigênio tecidual para atender às demandas metabólicas
- O choque cardiogênico é um tipo de choque circulatório resultante de grave distúrbio da função ventricular, cujo diagnóstico deve incluir:
  - A pressão arterial sistólica menor que 80 mmHg sem suporte inotrópico ou vasopressor, ou menor que 90 mmHg com suporte inotrópico ou vasopressor, por pelo menos 30 minutos
  - O baixo débito cardíaco (< 2 $\ell/min/m^2$) não relacionado à hipovolemia (pressão da artéria pulmonar ocluída [PAPO] < 12 mmHg), arritmia, hipoxemia, acidose ou bloqueio atrioventricular
  - A hipoperfusão tecidual manifestada por oligúria (< 30 $m\ell/h$), vasoconstrição periférica ou alteração do estado mental
- A causa mais comum de choque cardiogênico é o infarto agudo do miocárdio (IAM)
  - Frequentemente, o IAM na parede anterior devido à oclusão trombótica aguda da artéria descendente anterior esquerda resulta em infarto extenso
  - Alternativamente, um IAM menor em um paciente com função ventricular esquerda (VE) limítrofe pode ser responsável por débito cardíaco (DC) insuficiente
  - Grandes áreas de miocárdio isquêmico e não funcional, mas viável, ou infarto agudo do miocárdio do ventrículo direito (IAMVD) por oclusão de uma grande artéria coronária direita (DAC) proximal pode ocasionalmente levar a choque (ver Capítulo 4)
  - Complicações mecânicas correspondem a aproximadamente 12% dos casos (ver Capítulo 5), que incluem:
    - Infarto ou ruptura do músculo papilar da valva mitral causando insuficiência mitral aguda e grave (ver Capítulo 14)
    - Ruptura do septo interventricular causando defeito do septo ventricular (DSV)
    - Ruptura da parede livre VE causando tamponamento pericárdico
- Outras causas cardíacas incluem cardiomiopatia em estágio terminal, contusão miocárdica, miocardite, cardiomiopatia hipertrófica, cardiopatia valvar, doença pericárdica, IAMVD e pós-operatório de revascularização miocárdica com circulação extracorpórea
- A disfunção VE não é um pré-requisito para o choque cardiogênico como evidenciado no IAMVD, tamponamento cardíaco, embolia pulmonar maciça, insuficiência mitral aguda e insuficiência aórtica aguda
- Causas não cardíacas incluem dissecção aórtica, pneumotórax hipertensivo, embolia pulmonar maciça, ruptura visceral, hemorragia e sepse

- Aproximadamente 50% dos pacientes com IAM desenvolvem choque cardiogênico dentro de 6 horas e 72% dentro de 24 horas após o início dos sintomas
- Outros inicialmente desenvolvem um estado de pré-choque manifestado por hipoperfusão sistêmica sem hipotensão, e podem ser beneficiados por terapia agressiva de suporte que interrompa o início do choque cardiogênico
- Os fatores de risco associados ao choque cardiogênico como complicação do IAM, incluem idade avançada, IAM na região anterior, hipertensão, diabetes melito, DAC em múltiplos vasos, IAM prévio, insuficiência VE prévia, IAM com elevação do segmento ST, ou bloqueio de ramo esquerdo
- Pacientes em geral apresentam-se pálidos ou cianóticos, com pele fria e pegajosa
- Eles podem estar agitados, desorientados ou letárgicos pela hipoperfusão cerebral
- Os pulsos são rápidos e fracos, a pressão de pulso é estreita e as arritmias são comuns
- A distensão venosa jugular e os estertores pulmonares estão, em geral, presentes no choque VE
- A distensão venosa jugular, sinal de Kussmaul (um aumento paradoxal na pressão venosa jugular durante inspiração) e crepitações ausentes são observados no choque VD
- Um frêmito sistólico ao longo da borda esternal esquerda é consistente com insuficiência mitral (IM) ou DSV esquerdo
- As bulhas cardíacas estão abafadas
- A terceira e quarta bulhas cardíacas ou ritmo em galope podem estar presentes
- O sopro sistólico da IM em geral está presente; o DSV também causa um sopro sistólico
- Os estágios do choque pela Society for Cardiovascular Angiography and Interventions (SCAI), semelhante aos estágios A-D da insuficiência cardíaca pela AHA/ACC, ajudam a visualizar a progressão e melhora dos pacientes para diferenciar aqueles meramente em risco (A) de choque cardiogênico daqueles em extremo risco (E) (ver Figuras 6.1 e 6.2).

Fisiopatologia do choque cardiogênico no infarto agudo do miocárdio

- O desenvolvimento inicial do choque cardiogênico é em geral causado por trombose aguda de uma artéria coronariana que irriga uma grande área do miocárdio, sem possibilidade de fluxo

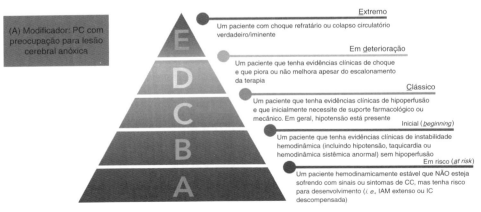

Figura 6.1 Pirâmide de classificação de choque cardiogênico da SCAI. *CC*, choque cardiogênico; *IAM*, infarto agudo do miocárdio; *IC*, insuficiência cardíaca; *PC*, parada cardíaca; *SCAI*, Society for Cardiovascular Angiography and Interventions. (Antman EM, Braunwald E. Acute myocardial infarction. In: Braunwald E, Fauci A, Kasper D, et al., eds. *Harrison's Principles of Internal Medicine*. 15th ed. New York, NY: McGraw-Hill; 2001:1395.)

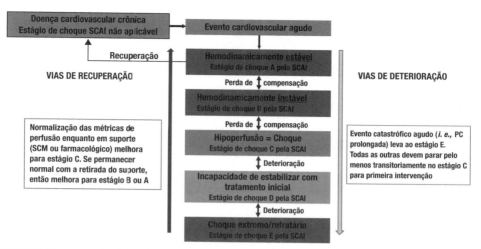

Figura 6.2 Choque cardiogênico é um processo dinâmico. *PC*, parada cardíaca; *SCM*, suporte circulatório mecânico; *SCAI*, Society for Cardiovascular Angiography and Interventions. (Tehrani B, Truesdell A, et al. A Standardized and Comprehensive Approach to the Management of Cardiogenic Shock. JACC: Heart Failure. 2020;8(11):879-891.)

colateral; com frequência, essa é a artéria descendente anterior esquerda, mas a doença em múltiplos vasos está presente em dois terços dos pacientes
- Estudos de necropsia consistentemente têm demonstrado que pelo menos 40% do miocárdio está infartado em pacientes que morreram por choque cardiogênico
- A margem da zona de infarto em pacientes sem hipotensão está claramente demarcada. Em pacientes que sucumbem ao choque, entretanto, essa margem é irregular, com extensão marginal
- Áreas focais de necrose remotas à zona de infarto também estão presentes
- Esses achados resultam de morte celular progressiva devido à má perfusão coronariana, são refletidos por liberação prolongada de marcadores de lesão miocárdica e contribuem para deterioração hemodinâmica
- A deterioração hemodinâmica progressiva que resulta em choque cardiogênico advém de uma sequência de eventos (Figura 6.3)
  - Uma quantidade crítica de miocárdio doente diminui a massa contrátil e DC
  - Quando o DC está baixo o suficiente para diminuir a pressão arterial, a pressão de perfusão coronariana diminui no cenário de uma pressão diastólica final VE elevada
  - A redução resultante no gradiente de pressão de perfusão coronariana desde o epicárdio até o endocárdio exacerba a isquemia miocárdica, diminuindo ainda mais a função VE e DC, perpetuando um ciclo vicioso
  - A velocidade com a qual esse processo ocorre é modificada pela zona de infarto, função miocárdica remanescente, respostas neuro-hormonais e anormalidades metabólicas
- A zona de infarto pode ser aumentada pela reoclusão de uma artéria do infarto previamente patente, oclusão do ramo colateral por propagação do trombo coronariano ou embolia, ou por trombose de uma estenose secundária estimulada pelo baixo fluxo sanguíneo coronariano e hipercoagulabilidade
- Isso promove dilatação VE, aumentando o estresse da parede e a demanda por oxigênio em situações de baixo DC

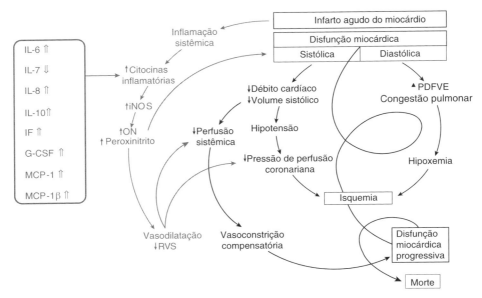

Figura 6.3 Componentes prognósticos relevantes no choque cardiogênico decorrente do infarto agudo do miocárdio. Além da grave disfunção cardíaca sistólica e diastólica que comprometem a macrocirculação e microcirculação, a síndrome da resposta inflamatória sistêmica e até mesmo sepse podem ocorrer, resultando, por fim, em síndrome da falência múltipla de órgãos. As citocinas pró-inflamatórias e anti-inflamatórias mencionadas possuem significado prognóstico, seja com níveis séricos maiores (↑) ou menores (↓) em pacientes não sobreviventes comparados aos sobreviventes. *G-CSF*, fator estimulante de colônia de granulócitos; *IF*, interferona; *IL*, interleucinas; *iNOS*, óxido nítrico sintase induzível por macrófagos; *MCP*, proteína quimiotática de monócitos; *MIP*, proteína inflamatória de macrófagos; *ON*, óxido nítrico; *PDFVE*, pressão diastólica final ventricular esquerda; *RVS*, resistência vascular sistêmica. (De Hochman. Cardiogenic Shock Complicating Acute Myocardial Infarction Expanding the Paradigm, Circulation 2003;107:2998-3002 (502).)

- Estudos pré-clínicos e clínicos demonstraram a importância da hipercontratilidade dos segmentos miocárdicos remanescentes na manutenção do DC em situações de um IAM extenso
- Esse mecanismo compensatório é perdido quando há doença de múltiplos vasos grave o suficiente para causar isquemia por demanda em segmentos não infartados
- Uma série de respostas neuro-hormonais é ativada em uma tentativa de restaurar o DC e a perfusão de órgãos vitais (ver Capítulo 7)
- Diminuição da atividade do barorreceptor devido à hipotensão aumenta o efluxo simpático e reduz o tônus vagal
- Isso aumenta a frequência cardíaca, contratilidade miocárdica, tônus venoso e vasoconstrição arterial
- A vasoconstrição é mais pronunciada nos leitos vasculares esquelético, esplâncnico e cutâneo para redistribuir o DC para as circulações coronariana, renal e cerebral
- Um aumento na relação entre a resistência pré-capilar e pós-capilar diminui a pressão hidrostática, facilitando o movimento de fluido intersticial para o compartimento vascular
- O aumento dos níveis de catecolaminas e diminuição da perfusão renal levam à liberação de renina e produção de angiotensina
- Os níveis elevados de angiotensina estimulam a vasoconstrição periférica e síntese de aldosterona
- A aldosterona aumenta a retenção de sódio e água pelos rins, elevando a volemia

Capítulo 6 Choque Cardiogênico **69**

- A liberação de hormônio antidiurético a partir da hipófise posterior pelo estímulo de barorreceptores também aumenta a retenção hídrica
- O aumento do metabolismo anaeróbico, acidose láctica e depleção dos estoques de adenosina trifosfato ocorrem quando as respostas neuro-hormonais compensatórias são sobrecarregadas, deprimindo ainda mais a função ventricular
- A perda da integridade endotelial vascular por conta da isquemia culmina em falência múltipla de órgãos
- O edema pulmonar prejudica a hematose
  - A disfunção renal e hepática resulta em distúrbios hidreletrolíticos e metabólicos
  - A isquemia gastrintestinal pode levar à hemorragia ou entrada de bactérias na corrente sanguínea, causando sepse
  - A trombose microvascular devido ao dano endotelial capilar com deposição de fibrina e agregação plaquetária induzida por catecolaminas prejudica ainda mais a função do órgão
- Um estado inflamatório sistêmico com altos níveis plasmáticos de citocinas e produção inapropriada de óxido nítrico também pode deprimir a função miocárdica ou prejudicar a vasoconstrição induzida por catecolaminas, respectivamente
- Todos esses fatores, por sua vez, levam à diminuição da perfusão arterial coronariana e desencadeiam assim um ciclo vicioso de isquemia e necrose miocárdica, resultando em pressão arterial ainda menor, acidose láctica, falência múltipla de órgãos e finalmente morte
- O estadiamento SCAI SHOCK é uma indicação da gravidade do choque cardiogênico e compreende um componente da predição do risco de mortalidade nesses pacientes (Tabela 6.1).

  Um modelo do SCAI em 3 eixos da estratificação de risco no choque cardiogênico ajuda a considerar os fatores de risco, etiologia, e fenótipo e gravidade do choque (Figura 6.4).

INVESTIGAÇÕES

Eletrocardiograma e exames laboratoriais:
- Um padrão de IAM extenso anterior ou anterolateral está frequentemente presente
- Ondas Q anteriores outrora presentes ou elevação de segmento ST recém-surgida nas derivações precordiais do lado direito consistentes com IAM VD podem ser notadas em casos de IAM inferior
- Depressão de segmento ST em várias derivações, geralmente com elevação de ST na derivação aVR, é outro padrão que pode ocorrer na DAC de múltiplos vasos ou do vaso principal esquerdo
- Bloqueios de ramo esquerdo ou direito recém-surgidos e bloqueio de condução atrioventricular de terceiro grau são achados preocupantes
- Um eletrocardiograma relativamente normal deve alertar sobre outras causas de choque
- Os níveis de troponina e creatinoquinase estão altos, podem chegar no pico tardiamente por conta da remoção prolongada ou necrose ativa, e podem estar elevados secundariamente à extensão do infarto
- Acidose láctica, hipoxemia e dessaturação mista do oxigênio venoso, em geral, estão presentes.

ECOCARDIOGRAMA

- O ecocardiograma no leito, que pode ser realizado rapidamente, oferece informações valiosas sobre a extensão da disfunção do VE
- Um VE dilatado e hipocinético sugere choque VE, enquanto um VD dilatado sugere envolvimento VD
- Função ventricular normal, baixo DC e RM são consistentes com RM aguda grave

TABELA 6.1 ▦ **Descritores dos estágios do choque: exame físico, marcadores bioquímicos e hemodinâmica.**

Estágio	Descrição	Achados de exame físico/leito hospitalar		Marcadores bioquímicos		Hemodinâmica	
		Tipicamente incluem	Podem incluir	Tipicamente incluem	Podem incluir	Tipicamente inclui	Pode incluir
A Em risco	Um paciente que **atualmente não esteja sofrendo sinais ou sintomas de CC, mas esteja em risco de desenvolvimento.** Esses pacientes podem incluir aqueles com grande infarto agudo do miocárdio ou infarto prévio e/ou sintomas de insuficiência cardíaca aguda ou crônica agudizada	**PVJ normal Aquecido e bem perfundido** • Pulsos distais fortes • Estado mental normal	Sons pulmonares claros	**Lactato normal**	Exames normais • Função renal normal (ou basal)	**Normotenso** (PAS ≥ 100 mmHg ou basal)	Se for avaliada hemodinâmica de forma invasiva: • Índice cardíaco ≥ 2,5 l/min/m² (se agudo) • PVC ≤ 10 mmHg • PCPC ≤ 15 mmHg • Saturação AP ≥ 65%
B CC inicial	Um paciente que tenha **evidências clínicas de instabilidade hemodinâmica** (incluindo hipotensão ou taquicardia relativa) **sem hipoperfusão**	**PVJ elevada Aquecido e bem perfundido** • Pulsos distais fortes • Estado mental normal	Estertores nos campos pulmonares	**Lactato normal**	Mínimo distúrbio agudo da função renal BNP elevado	**Hipotensão** • PAS < 90 mmHg • PAM < 60 mmHg • Queda > 30 mmHg dos níveis basais	
C CC clássico	Um paciente que manifeste **hipoperfusão e que necessite de intervenção (farmacológica ou mecânica) além de reanimação volêmica**	**Sobrecarga volêmica**	Não parece bem Alteração aguda do estado mental Sensação de catástrofe iminente Frio e úmido	**Lactato ≥ 2 mmol/ℓ**	Aumento da creatinina para níveis 1,5x acima do basal (ou 0,3 mg/dℓ) ou > 50% de queda na TFG TFHs elevados	Taquicardia • Frequência cardíaca > 100 bpm • Se hemodinâmica invasiva **(extremamente recomendado)**	

	Esses pacientes tipicamente apresentam hipotensão relativa (mas a hipotensão não é necessária)		Estertores extensos Extremidades pálidas e manchadas, escuras ou frias Tempo de preenchimento capilar prolongado Débito urinário < 30 mℓ/h			• BNP elevado	Índice cardíaco < 2,2 ℓ/min/m² • PAPO > 15 mmHg	
D Em deterioração	Um paciente semelhante à categoria C, mas que está piorando. **Incapacidade da estratégia de suporte inicial restaurar a perfusão** conforme evidenciado pela piora da hemodinâmica ou lactato cada vez maior.	**Quaisquer do estágio C e piora (ou sem melhora) dos sinais/ sintomas de hipoperfusão apesar da terapia inicial.**		**Quaisquer do estágio C, além de lactato cada vez maior e persistentemente > 2 mmol>ℓ**		• Função renal em deterioração • Piora dos TFHs • BNP cada vez maior	**Quaisquer do estágio C e que necessite doses cada vez maiores ou números crescentes de pressores ou adição de um dispositivo de suporte circulatório mecânico para manter a perfusão**	
E Extremo	**Colapso circulatório verdadeiro ou iminente**	**Tipicamente inconsciente**	Quase sem pulso Colapso cardíaco Múltiplas desfibrilações	**Lactato ≥ 8 mmol/ℓ**[a]	RCP (modificador A) Acidose grave • pH < 7,2 • Déficit de base > 10 mEq/ℓ		**Hipotensão profunda apesar de máximo suporte hemodinâmico**	Necessidade de doses em bólus de vasopressores

AP, artéria pulmonar; *BNP*, peptídeo natriurético tipo-B; *CC*, choque cardiogênico; *PAM*, pressão arterial média; *PAPO*, pressão da artéria pulmonar ocluída; *PVC*, pressão venosa central; *PVJ*, pressão venosa jugular; *PVS*, pressão ventricular sistólica; *RCP*, reanimação cardiopulmonar; *TFG*, taxa de filtração glomerular; *TFH*, testes de função hepática. [a]Estágio E prospectivamente é um paciente com colapso cardiovascular ou com RCP em andamento. (De SCAI SHOCK Stage Classification Expert Consensus Update: A Review and Incorporation of Validation Studies Naidu, Srihari S. et al. JCAI; Volume 1, Issue 1, 100008.)

Modelo de 3 eixos proposto para avaliação e indicação de prognóstico do choque cardiogênico

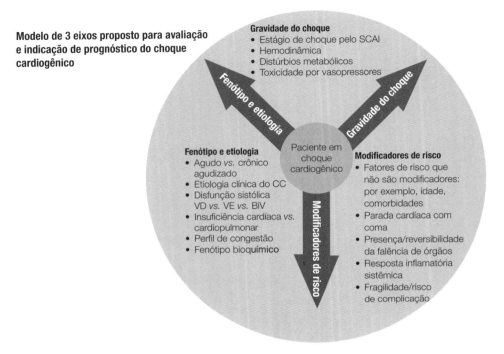

Figura 6.4 Modelo SCAI de três eixos para avaliação e indicação de prognóstico do choque cardiogênico. *BiV*, biventricular; *CC*, choque cardiogênico; *VD*, ventricular direita; *VE*, ventricular esquerda. (De SCAI SHOCK Stage Classification Expert Consensus Update: A Review and Incorporation of Validation Studies Naidu, Srihari S. et al. JCAI; Volume 1, Issue 1, 100008.)

- Tamponamento cardíaco por efusão hemorrágica ou ruptura de parede livre podem ser detectados rapidamente
- A avaliação por Doppler pode facilmente confirmar a presença de RM significativa ou DSV.

Tratamento
MEDIDAS GERAIS

- Uma série de medidas de suporte precisa ser instituída rapidamente (Figura 6.5)
- Pacientes com histórico de ingestão hídrica inadequada, diaforese, diarreia, êmese ou uso de diuréticos podem não ter falha da bomba e melhorarão dramaticamente após administração de fluido
- Como a pré-carga é crítica em pacientes com choque VD, o suporte hídrico e evasão de nitratos e morfina são indicados (Tabela 6.2)
  - Oxigenação e proteção das vias respiratórias são críticas
  - Intubação e ventilação mecânica podem ser necessárias, após sedação e frequentemente paralisia muscular
  - Pressão expiratória final positiva diminui a pré-carga e a pós-carga
- Essas intervenções também melhoram a segurança da cardioversão elétrica ou cateterização cardíaca, se necessário, e diminuem a demanda por oxigênio
- Hipopotassemia e hipomagnesemia predispõem pacientes a arritmias ventriculares e devem ser corrigidas

Capítulo 6 Choque Cardiogênico

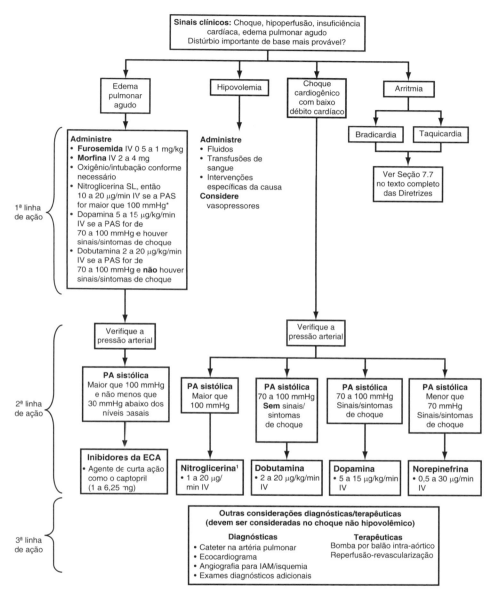

Figura 6.5 Tratamento emergencial do infarto agudo do miocárdio complicado com elevação de ST. *ECA*, enzima conversora de angiotensina; *IAM*, infarto agudo do miocárdio; *IV*, intravenoso; *PA*, pressão arterial; *PAS*, pressão arterial sistólica; *SL*, sublingual. (De Antman EM, Anbe DT, Armstrong PW, et al. ACC/AHA guidelines for the management of patients with ST-elevation myocardial infarction: a report of the American College of Cardiology/American Heart Association Task Force on Practice Guidelines. Circulation. 2004;110;e82.)

---

[1]N.R.T.: o Brasil não dispõe de apresentações orais ou sublinguais de nitroglicerina, sendo utilizados os nitratos (mononitrato, dinitrato ou propatinitrato de isossorbida).

TABELA 6.2 ■ Terapia convencional para choque cardiogênico.

1. Maximizar volume	p. ex., PAD 10 a 14 mmHg, PAPO 18 a 20 mmHg
2. Maximizar oxigenação	p. ex., ventilador
3. Corrigir desequilíbrios eletrolíticos e ácido-básicos	
4. Controlar o ritmo	p. ex., marca-passo, cardioversão
5. Aminas simpatomiméticas	p. ex., dobutamina, dopamina, norepinefrina
6. Inibidores da fosfodiesterase	p. ex., milrinona
7. Vasodilatadores	p. ex., nitroglicerina, nitroprussiato
8. Balão de contrapulsação intra-aórtico	

PAD, pressão atrial direita; *PAPO*, pressão da artéria pulmonar ocluída.

- Como a acidose metabólica diminui a função contrátil, a hiperventilação deve ser considerada, mas o bicarbonato de sódio deve ser evitado, dada a sua meia-vida curta e grande carga de sódio
- Arritmias e bloqueio cardíaco atrioventricular possuem importante influência sobre o DC
  - Taquiarritmias sustentadas devem sofrer cardioversão elétrica prontamente em vez de serem tratadas com agentes farmacológicos
  - Bradicardia grave devido ao excesso de tônus vagal pode ser corrigida com atropina
  - O marca-passo temporário deve ser iniciado para bloqueio cardíaco de alto grau, preferencialmente com um sistema de dupla-câmara
  - Isso é especialmente importante em pacientes com infarto VS que dependem da contribuição da pré-carga para a contração atrial direita síncrona
- O sulfato de morfina diminui a dor e ansiedade, atividade simpática excessiva, pré-carga e pós-carga, mas deve somente ser administrado em pequenos incrementos
- Diuréticos diminuem as pressões de enchimento e devem ser utilizados para controlar o volume
- Betabloqueadores e bloqueadores dos canais de cálcio devem ser evitados porque são agentes inotrópicos negativos
- Uma infusão de insulina pode ser necessária para controlar a hiperglicemia.

MONITORAMENTO HEMODINÂMICO

- O monitoramento hemodinâmico central é crítico para confirmação do diagnóstico e direcionamento da terapia farmacológica (Tabela 6.3; ver Capítulo 23)
- O débito urinário precisa ser monitorado de hora em hora por meio de uma sonda urinária permanente
- Um cateter arterial permite o monitoramento constante da pressão arterial
- Um cateter arterial pulmonar deve ser considerado para mensurar as pressões intracardíacas, DC, resistência vascular sistêmica e saturação venosa mista de oxigênio
- O perfil hemodinâmico do choque VE, conforme definido por Forrester et al., inclui uma pressão da artéria pulmonar ocluída maior que 18 mmHg e um índice cardíaco menor que 2,2 ℓ/min/m^2
- Outros têm utilizado uma pressão da artéria pulmonar ocluída de 15 ou 12 mmHg e um índice cardíaco de 2 ou 1,8 l/min/m^2
- O perfil hemodinâmico do choque VD inclui pressão AD de 85% ou mais da pressão da artéria pulmonar ocluída, Y íngreme descendente no traçado da pressão AD, e o mergulho e platô (*i. e.*, sinal de raiz quadrada) na forma da onda VD

TABELA 6.3 ■ Perfis hemodinâmicos.

Choque ventricular esquerdo	PAPO alta, DC baixo, RVS alta
Choque ventricular direito	Alto AD AD/PAPO > 0,8 AD em "y" descendente exagerado Sinal de raiz quadrada VD
Insuficiência mitral	Grande onda "v" em PAPO
Defeito do septo ventricular	Grande onda "v" em PAPO, saturação de oxigênio intensificada (> 5%) do AD para VD
Tamponamento pericárdico	Equalização das pressões diastólicas cerca de 20 mmHg

AD, atrial direito; *DC*, débito cardíaco; *PAPO*, pressão da artéria pulmonar ocluída; *VD*, ventricular direito; *RVS*, resistência vascular sistêmica.

- Grandes ondas V no traçado da artéria pulmonar ocluída sugerem a presença de RM grave
- Uma saturação de oxigênio intensificada (> 5% do AD para o VD confirma o diagnóstico de DSV
- A equalização das pressões AD, diastólica final do VD, diastólica arterial pulmonar e a PAPO ocorre em casos de infarto VD grave ou tamponamento pericárdico devido à ruptura da parede livre ou efusão hemorrágica
- O poder cardíaco (pressão arterial média × débito cardíaco/451) é o preditor hemodinâmico mais forte da mortalidade hospitalar.

SUPORTE FARMACOLÓGICO

- Fármacos vasopressores e inotrópicos fazem parte das intervenções iniciais mais importantes para reverter a hipotensão e melhorar a perfusão de órgãos vitais (Tabela 6.4)
  - A incapacidade de melhorar a pressão arterial com esses agentes é um sinal prognóstico preocupante
  - A hipotensão contínua resulta em isquemia miocárdica progressiva e deterioração da função ventricular

TABELA 6.4 ■ Tratamento farmacológico do choque cardiogênico.

Fármaco	Dose	Efeitos colaterais
Dobutamina	5 a 15 µg/kg/min IV	Tolerância
Dopamina	2 a 20 µg/kg/min IV	Aumento da demanda por oxigênio
Norepinefrina	0,5 a 30 µg/min IV	Vasoconstrição periférica e visceral
Nitroglicerina	10 µg/min, incrementada em 10 µg a cada 10 min, máximo de 200 µg/min IV	Cefaleia, hipotensão, tolerância
Nitroprussiato	0,3 a 10 µg/min IV	Hipotensão, intoxicação por cianeto
Milrinona	50 µg/kg durante 10 min IV, então 0,375 a 0,75 µg/kg/min	Arritmia ventricular
Furosemida	20 a 160 mg/IV	Hipopotassemia, hipomagnesemia
Bumetanida	1 a 3 mg/IV	Náuseas, cãibras

IV, intravenoso.

- A dobutamina, uma catecolamina sintética com efeitos predominantemente β_1-adrenérgicos, é o agente inotrópico inicial de escolha para pacientes com pressões sistólicas maiores que 70 mmHg
  - O DC está maior e as pressões de enchimento estão diminuídas
  - A dobutamina é particularmente efetiva em casos de choque VD
- A norepinefrina é uma catecolamina natural com efeitos predominantemente alfa-adrenérgicos periféricos
  - É utilizada quando a pressão sistólica está menor que 70 mmHg, pois é um potente vasoconstritor venoso e arterial
  - Agora, muitos preferem a norepinefrina em detrimento da dopamina como terapia inicial
- A dopamina, uma catecolamina natural, é o vasopressor inicial de escolha quando a pressão sistólica for maior que 70 mmHg. Baixas doses (2 a 5 µg/kg/min) aumentam o volume sistólico (VS) e perfusão renal pela estimulação de receptores dopaminérgicos
  - Doses intermediárias possuem efeito dose-dependente sobre o receptor β_1-adrenérgico, o que aumenta o inotropismo e cronotropismo
  - Altas doses (15 a 20 µg/kg/min) ativam receptores alfa-adrenérgicos, aumentando a resistência vascular
- Infusões de catecolaminas devem ser tituladas cuidadosamente
  - Um equilíbrio delicado deve ser obtido entre o aumento da pressão de perfusão coronariana e o aumento da demanda por oxigênio, de forma que a isquemia miocárdica não seja exacerbada
  - Ademais, a vasoconstrição periférica excessiva diminui a perfusão tecidual, o aumento da pós-carga aumenta as pressões de enchimento, e taquicardia excessiva ou arritmias podem ser estimuladas
- Glicosídeos cardíacos não possuem efeitos inotrópicos significativos em pacientes com insuficiência grave da bomba e aumento do consumo de oxigênio, e devem ser evitados
  - O miocárdio isquêmico é suscetível aos efeitos arritmogênicos da digoxina, e a administração intravenosa causa vasoconstrição coronariana e periférica
- Vasodilatadores são úteis se pressão arterial adequada e pressão de perfusão arterial coronariana puderem ser restauradas
  - O nitroprussiato é um dilatador arterial e venodilatador, enquanto a nitroglicerina é predominantemente um venodilatador
  - A redução da pós-carga aumenta o VS e é especialmente importante quando houver RM ou DSV
  - A redução da pré-carga diminui as pressões de enchimento e a demanda por oxigênio pela redução da tensão da parede
  - O principal prejuízo é que a redução na pré-carga e na pós-carga poderia diminuir a pressão arterial diastólica, comprometendo a pressão de perfusão arterial coronariana e resultando em extensão da lesão miocárdica isquêmica
  - A taquicardia reflexa aumenta a demanda por oxigênio
  - A nitroglicerina e o nitroprussiato podem ser iniciados em infusões em baixa dose e titulados com base na pressão arterial e na PAPO
  - Inibidores da fosfodiesterase (p. ex., milrinona) não são indicados para choque cardiogênico agudo, mas podem ser úteis em estados de baixo débito quando o paciente estiver relativamente estável pelo aumento da contratilidade miocárdica e produção de vasodilatação periférica.

SUPORTE MECÂNICO

- Quando a terapia farmacológica fornece suporte hemodinâmico insuficiente, a assistência circulatória mecânica pode ser instituída (ver Capítulos 24 e 25), especialmente quando for planejada revascularização ou reparo cirúrgico das complicações mecânicas (Figuras 6.6 e 6.7).

Capítulo 6 Choque Cardiogênico

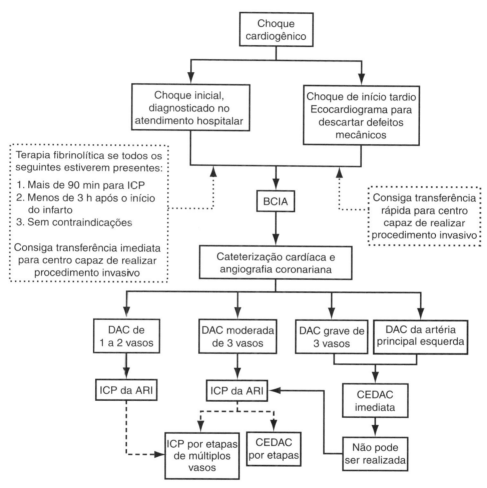

Figura 6.6 Recomendações para terapia de reperfusão inicial. *ARI*, artéria relacionada ao infarto; *BCIA*, balão por contrapulsação intra-aórtico; *BRE*, bloqueio de ramo esquerdo; *CEDAC*, cirurgia de enxerto para desvio arterial coronariano; *DAC*, doença arterial coronariana; *IAM*, infarto agudo do miocárdio; *ICP*, intervenção coronariana percutânea. (De Antman EM, Anbe DT, Armstrong PW, et al. ACC/AHA guidelines for the management of patients with ST-elevation myocardial infarction: a report of the American College of Cardiology/American Heart Association Task Force on Practice Guidelines. Circulation. 2004;110;e82.)

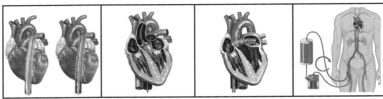

	BIA	IMPELLA	TANDEMHEART	ECMO-VA
Fluxo cardíaco	0,3 a 0,5 ℓ/min	1 a 5 ℓ/min (Impella 2.5, Impella CP, Impella 5)	2,5 a 5 ℓ/min	3 a 7 ℓ/min
Mecanismo	Aorta	VE → AO	AE → AO	AD → AO
Máximo de dias do implante	Semanas	7 dias	14 dias	Semanas
Tamanho da bainha	7 a 8 Fr	13 a 14 Fr Impella 5.0 a 21 Fr	15 a 17 Fr Arterial 21 Fr Venoso	14 a 16 Fr Arterial 18 a 21 Fr Venoso
Tamanho da artéria femoral	> 4 mm	Impella 2.5 & CP – 5 a 5,5 mm Impella 5 a 8 mm	8 mm	8 mm
Sincronia cardíaca ou ritmo estável	Sim	Não	Não	Não
Pós-carga	↓	↓	↑	↑↑↑
PAM	↑	↑↑	↑↑	↑↑
Fluxo cardíaco	↑	↑↑	↑↑	↑↑
Contratilidade cardíaca	↑	↑↑	↑↑	↑↑
PDFVE	↓	↓↓	↓↓	↔
PAPO	↓	↓↓	↓↓	↔
Pré-carga VE	---	↓↓	↓↓	↓
Perfusão coronariana	↑	↑	---	---
Demanda miocárdica por oxigênio	↓	↓↓	↔↓	↔

Figura 6.7 Comparação de dispositivos de suporte mecânico. *AD*, átrio direito; *AE*, átrio esquerdo; *AO*, Aorta; *BIA*, balão intra-aórtico; *ECMO-VA*, membrana de oxigenação extracorpórea – venoarterial; *PDFVE*, pressão diastólica final ventricular esquerda; *PAM*, pressão arterial média; *PAPO*, pressão da artéria pulmonar ocluída; *VE*, ventrículo esquerdo. (De Atkinson TM, Ohman EM, O'Neill WW, et al. A practical approach to mechanical circulatory support in patients undergoing percutaneous coronary intervention: an interventional perspective. JACC Cardiovasc Interv. 2016;9:871-883.) (*A parte superior desta figura encontra-se disponível em cores no Encarte.*)

CAPÍTULO 7

Insuficiência Cardíaca Aguda e Edema Pulmonar

Equívocos comuns

- A insuficiência cardíaca aguda descompensada (ICAD) tipicamente surge como um quadro de hipotensão ou choque
- O diagnóstico de ICAD é confirmado com base em estudos de imagem e níveis de peptídeo natriurético
- A ICAD é uma única entidade mórbida
- Todos os pacientes com ICAD necessitam de um cateter de artéria pulmonar
- O efeito predominante de infusão em baixa dose de nitroglicerina na ICAD é mediado através da redução da pós-carga.

Apresentação clínica

- A ICAD é uma síndrome clínica caracterizada por sinais e sintomas de IC novos ou que estão piorando, o que leva à hospitalização ou visita ao setor de emergência
- Pacientes com ICAD representam uma população heterogênea com altas taxas de readmissão hospitalar
- O paciente normalmente teve sintomas por cerca de 5 a 7 dias antes de procurar atenção médica
- A ICAD é a causa mais comum de admissão hospitalar em pacientes com mais de 65 anos, correspondendo a 1 milhão de internações anualmente e com uma taxa de mortalidade de 20 a 30% dentro de 6 meses após a admissão hospitalar
- O início e a gravidade dos sintomas variam e dependem da natureza da etiologia subjacente e velocidade de desenvolvimento
- A maior proporção de pacientes (70%) com ICAD são admitidos por conta de piora da IC; até 15 a 20% dos pacientes apresentam IC pela primeira vez e aproximadamente 5% são admitidos por IC avançada ou em estágio terminal
- Poucos pacientes com ICA apresentam baixa pressão arterial (< 8%) ou choque (< 3%)
- A maioria dos pacientes são idosos, com uma idade média de 70 a 75 anos, e quase metade terá a fração de ejeção ventricular esquerda (FEVE) preservada
- Um histórico de doença arterial coronariana está presente em 60% dos pacientes, 45% dos quais tiveram infarto agudo do miocárdio (IAM) prévio, hipertensão em 70%, fibrilação atrial (FA) em 30%, diabetes melito em 40% e doença pulmonar obstrutiva crônica em 30%
- As diretrizes da European Society of Cardiology para o diagnóstico e tratamento da ICAD classifica os pacientes em um dos seis grupos com base nos perfis clínicos e hemodinâmicos (Tabela 7.1).

80 Manual de Cardiologia Intensiva

TABELA 7.1 ■ Síndromes de insuficiência cardíaca aguda (ICAD).

Fenótipo	Velocidade de início	Sinais e sintomas	Perfil hemodinâmico	Diagnóstico
1a. IC crônica reagudizada	Gradativa	Dispneia e sobrecarga de fluido Perfusão tecidual adequada	PA normal ou no limite inferior Possível derrame pleural	RT: normal ou edema intersticial discreto
1b. ICAD recém-surgida	Gradativa ou rápida	Dispneia, sobrecarga variável de fluido Perfusão tecidual variável	PA normal ou no limite inferior Possível derrame pleural	RT: normal ou edema intersticial discreto
2. ICAD Hipertensiva	Rápida Sobrecarga mínima de fluido	Dispneia aguda Perfusão tecidual adequada	PAS > 180 mmHg	RT: edema pulmonar intersticial
3. ICAD e edema pulmonar	Rápida ou gradativa Taquicardia	Dispneia grave, taquipneia Perfusão tecidual variável	PA no limite inferior	Hipóxico no ar ambiente
4a. Choque cardiogênico (síndrome do baixo débito)	Em geral gradativa	Fadiga/fraqueza Estado mental alterado Perfusão tecidual ruim	PA no limite inferior	Eco revela grave disfunção VE
4b. Choque cardiogênico grave	Rápida	Fraqueza/fadiga Oligúria/anúria	PA baixa (< 90 mmHg)	
5. IC de alto débito	Rápida ou gradativa	Dispneia; taquicardia e extremidades quentes	PA normal	
6. IC aguda do lado direito	Rápida ou gradativa: sobrecarga marcante de fluido	Perfusão tecidual variável	Dispneia grave	PA no limite inferior

Modificada de Nieminen MS, Bohm M, Cowie MR, et al. para o ESC Committee for Practice Guideline: Executive summary of the guidelines on the diagnosis and treatment of acute heart failure: The Task Force on Acute Heart Failure of the European Society of Cardiology. *Eur Heart J.* 2005;26:384-416; and Joseph SM, Cedars AM, Ewald GA, et al. Acute decompensated heart failure: contemporary medical management. *Tex Heart Inst J.* 2009;36(6):510-20.
IC, insuficiência cardíaca; *ICAD*, insuficiência cardíaca aguda descompensada; *PA*, pressão arterial; *PAS*, pressão arterial sistólica; *RT*, radiografia torácica; *VE*, ventricular esquerda.

GRUPO 1: INSUFICIÊNCIA CARDÍACA CRÔNICA DESCOMPENSADA REAGUDIZADA

- Esta síndrome é observada em pacientes com diagnóstico estabelecido de IC que desenvolvem sinais ou sintomas cada vez piores de descompensação após um período de relativa estabilidade
- Dispneia progressiva é a queixa mais comum dos pacientes, em conjunto com edema de membros inferiores, sensibilidade epigástrica ou plenitude abdominal

- Pressão venosa jugular elevada, teste de refluxo hepatojugular positivo e fígado aumentado e com sensibilidade dolorosa são achados frequentes
- Estertores e crepitações podem ser auscultados em casos de congestão pulmonar significativa, mas a ausência de estertores não implica que as pressões venosas pulmonares não estão elevadas
- A entrada de ar diminuída nas bases pulmonares é em geral causada por derrame pleural, que é geralmente mais frequente no lado direito
- O edema de membros inferiores é frequentemente evidente em ambas as pernas, em particular na região pré-tibial e tornozelos em pacientes em ambulatoriais
- A semiologia cardíaca pode estar inteiramente normal em pacientes com insuficiência cardíaca e FEVE preservada, enquanto vários pacientes com avançada disfunção sistólica VE (DSVE) exibem terceira bulha cardíaca e íctus precordial deslocado lateralmente
- Um sopro de insuficiência mitral é frequentemente audível quando o VE estiver aumentado de forma acentuada, enquanto um sopro de insuficiência tricúspide está presente quando o ventrículo direito (VD) estiver em sobrecarga volêmica ou de pressão.

GRUPO 2: INSUFICIÊNCIA CARDÍACA AGUDA HIPERTENSIVA

- A síndrome da ICAD é caracterizada pelo rápido início dos sintomas ou sinais de IC
- Este fenótipo é mais comum em mulheres e a PA sistólica no momento da admissão em geral excede 180 mmHg
- É comum que exista congestão pulmonar predominante e ganho de peso mínimo antes da admissão
- Praticamente todos os pacientes têm FEVE preservada.

GRUPO 3: INSUFICIÊNCIA CARDÍACA AGUDA COM EDEMA PULMONAR GRAVE

- Edema pulmonar grave é observado em menos de 3% de todos os pacientes admitidos com ICAD
- Pacientes tipicamente sofrem sensação súbita e insuportável de sufocamento e avidez por ar acompanhados por ansiedade extrema, tosse, expectoração de líquido espumoso rosáceo, e sensação de afogamento
- O paciente se senta ereto, não consegue falar sentenças completas devido à acentuada frequência respiratória e pode debater-se
- Um sinal nefasto é a redução do nível de consciência, o que pode se traduzir como um sinal de hipoxemia grave
- A sudorese é profusa, e a pele tende a estar fria, úmida e cianótica
- A saturação de oxigênio é, em geral, menor que 90% com o ar ambiente antes do tratamento
- A ausculta do pulmão costuma revelar sons grosseiros bilateralmente com roncos, sibilos e crepitações finas que são detectados inicialmente nas bases dos pulmões, mas que então se estendem até os ápices conforme há piora do edema pulmonar
- A ausculta cardíaca pode ser difícil na situação aguda, mas podem estar presentes as terceira e quarta bulhas cardíacas.

GRUPO 4: CHOQUE CARDIOGÊNICO E SÍNDROME DO BAIXO DÉBITO CARDÍACO

- A PA sistólica é menor que 90 mmHg em aproximadamente 8% dos pacientes com IC descompensada aguda

- A IC de baixo débito cardíaco é caracterizada por sintomas e sinais que estão relacionados à diminuição da perfusão de órgãos-alvo
- Um paciente típico com essa síndrome clínica possui DSVE grave e, em geral, apresenta sintomas de fadiga, alteração do estado mental ou sinais de hipoperfusão de órgãos
- O paciente pode apresentar taquipneia em repouso, taquicardia e periferia fria e cianótica
- O grau de hipoperfusão periférica pode estar tão avançado que a pele sobre os membros inferiores está moteada e fria
- Ocasionalmente o exame clínico pode detectar pulso alternante – quando um pulso forte ou normal está alternado com um pulso fraco durante ritmo sinusal normal, um sinal de DSVE grave.

GRUPO 5: INSUFICIÊNCIA CARDÍACA DE ALTO DÉBITO

- O fenótipo é incomum e geralmente ocorre com extremidades quentes, congestão pulmonar, taquicardia e pressão de pulso ampla
- Condições subjacentes incluem anemia, tireotoxicose, insuficiência cardíaca avançada e doença de Paget.

GRUPO 6: INSUFICIÊNCIA CARDÍACA DO LADO DIREITO

- Esta síndrome ocorre comumente em pacientes com grave insuficiência tricúspide isolada, disfunção VD, doença pulmonar crônica ou hipertensão pulmonar de longa data
- Estes pacientes apresentam sinais e sintomas de sobrecarga volêmica do lado direito.

Considerações fisiopatológicas

- Essencial para o entendimento da patogenia e tratamento da ICAD é a compreensão das forças envolvidas na retenção de fluido, troca de fluidos entre capilares e interstício (relação de Starling) e performance da bomba miocárdica.

RETENÇÃO PROGRESSIVA CRÔNICA DE FLUIDO E ÁGUA

- O enchimento arterial abaixo do adequado é percebido por mecanorreceptores no VE, seio carotídeo, arco aórtico e arteríolas aferentes renais, causado por uma diminuição da pressão arterial sistêmica, volume sistólico, perfusão renal ou resistência vascular periférica
- Isso leva ao aumento do efluxo simpático a partir do sistema nervoso central, ativação do sistema renina-angiotensina-aldosterona e a liberação não osmótica de arginina-vasopressina, assim como estimulação da sede
- Esses fatores – em conjunto com o aumento da liberação de vasoconstritores, como a endotelina e vasopressina, e resistência a peptídeos natriuréticos endógenos – contribuem para a retenção de sódio e água, o que leva à descompensação da IC.

EDEMA PULMONAR

- O fluxo de fluido para fora de qualquer leito vascular resulta da soma de forças que promove extravasamento de fluido a partir do lúmen capilar contra as forças que atuam para reter fluido intravascular
- Sob condições normais, a soma das forças é discretamente positiva, o que causa um pequeno fluxo de fluido vascular em direção ao interstício pré-capilar do pulmão, que é drenado como linfa em direção às veias sistêmicas

Capítulo 7 Insuficiência Cardíaca Aguda e Edema Pulmonar

- Como a pressão intravascular nos capilares pulmonares é sempre maior que a pressão osmótica plasmática, o fluxo de fluido transcapilar para fora dos capilares pulmonares é contínuo
- Quando o fluido intersticial excede a capacidade do espaço intersticial, o fluido segue para os alvéolos
- O espaço intersticial é drenado por um rico leito de vasos linfáticos e o fluxo linfático pulmonar pode aumentar em até três vezes antes que o fluido extravase em direção aos espaços aéreos alveolares
- A Tabela 7.2 lista as causas de edema pulmonar com base no mecanismo primário
- O edema pulmonar ocorre se a pressão da artéria pulmonar exceder a pressão osmótica (oncótica) coloidal plasmática, que é de aproximadamente 28 mmHg em seres humanos
- A pressão da artéria pulmonar ocluída é de aproximadamente 8 mmHg, o que permite uma margem de segurança de cerca de 20 mmHg
- Embora a pressão da artéria pulmonar deva estar anormalmente alta para aumentar o fluxo do fluido intersticial, essas pressões podem não estar correlacionadas com a gravidade do edema pulmonar quando este estiver claramente presente
- As pressões podem retornar ao normal quando houver ainda considerável edema pulmonar por conta do tempo necessário para remoção do edema intersticial e pulmonar
- Elevações crônicas na pressão atrial esquerda estão associadas à hipertrofia nos vasos linfáticos, os quais então removem maiores quantidades de filtrado capilar durante incrementos agudos na pressão da artéria pulmonar
- A remoção do edema dos compartimentos alveolar e intersticial do pulmão depende do transporte ativo de sódio e cloreto através da barreira epitelial alveolar
- A reabsorção desses eletrólitos é mediada por canais iônicos epiteliais localizados na membrana apical das células epiteliais alveolares tipo I e tipo II, e epitélio das vias respiratórias distais
- A água segue passivamente, provavelmente através de aquaporinas encontradas predominantemente em células epiteliais alveolares tipo I.

PERFORMANCE DA BOMBA VENTRICULAR ESQUERDA NA ICAD

- A relação entre pressão e volume durante todo o ciclo cardíaco pode ser apresentada como uma curva pressão-volume (PV) (Figura 7.1)
- A curva PV pode fornecer uma descrição simples, mas abrangente, da função da bomba VE conforme engloba as funções sistólica e diastólica do coração
- Como essas curvas também delimitam o volume sistólico final (VSF) e os volume diastólico final (VDF), o volume sistólico (VS) e FE podem ser derivados
- A parte inferior da curva, também denominada "curva pressão-volume diastólica", descreve a complacência diastólica VE
- Incrementos progressivos na pressão sistólica causam um aumento praticamente linear do VSF
- Ao equilibrar as coordenadas da pressão sistólica final (PSF) e do volume a partir de múltiplos batimentos com cargas variáveis, uma relação quase linear é estabelecida
- A inclinação desta relação ($E_{máx}$), determinada pela alteração da carga, reflete a contratilidade VE (ver Figura 7.1)
- Uma intervenção inotrópica positiva está associada a um aumento da PSF e VS, e diminuição do VDF
- Isso resulta em um aumento da $E_{máx}$ e um desvio da relação PV para a esquerda (Figura 7.2A)
- Ao contrário, uma intervenção inotrópica negativa diminui a PSF e VS, e aumenta o VDF
- Isso resulta em diminuição da $E_{máx}$ e desvio da relação PV para a direita (ver Figura 7.2B)
- No coração humano intacto, um aumento na pressão sistólica está associado ao aumento do VSF e, se o VE não conseguir dilatar, o volume sistólico diminui (Figura 7.3A)

84 Manual de Cardiologia Intensiva

TABELA 7.2 ■ Classificação do edema pulmonar agudo.

Edema pulmonar cardiogênico

A. Aumento agudo da pressão da artéria pulmonar
  1. Aumento da pressão AE com pressão diastólica VE normal
      a. Valva mitral protética com trombose
      b. Mixoma atrial esquerdo obstrutivo
  2. Aumento da pressão AE devido à elevação da pressão diastólica VE
      a. Aumento da rigidez miocárdica ou relaxamento prejudicado
          i. Isquemia miocárdica
          ii. Infarto agudo do miocárdio
          iii. Cardiopatia hipertrófica complicada por taquicardia ou isquemia
          iv. Cardiomiopatia induzida pelo estresse
      b. Carga volêmica aguda
          i. Insuficiência mitral ou aórtica aguda
          ii. Ruptura do septo após isquemia miocárdica
      c. Incrementos agudos da pós-carga VE
          i. Crise hipertensiva
          ii. Valva aórtica protética com trombose
B. Exacerbação das pressões arteriais pulmonares elevadas de forma crônica
  1. Incremento da pressão AE elevada com pressão diastólica VE normal
      a. Estenose mitral e fibrilação atrial com frequência cardíaca rápida
      b. Mixoma atrial esquerdo
  2. Incremento da pressão AE elevada causado por aumento adicional da pressão diastólica VE
      a. Aumentos adicionais da rigidez miocárdica ou relaxamento prejudicado
          i. Cardiomiopatia complicada por isquemia ou infarto agudo do miocárdio
          ii. Cardiopatia hipertrófica complicada por taquicardia ou isquemia
      b. Carga volêmica imposta pela disfunção diastólica VE preexistente
          i. Piora da insuficiência mitral
          ii. Administração vigorosa pós-cirúrgica de fluido
          iii. Indiscrição dietética
      c. Carga de pressão imposta pela disfunção sistólica VE preexistente
          i. Hipertensão acelerada

Edema pulmonar não cardiogênico

A. Permeabilidade da membrana capilar alveolar alterada (síndrome do desconforto respiratório agudo [SDRA])
  1. Pneumonia infecciosa ou por aspiração
  2. Septicemia
  3. Pneumonite por radiação ou por hipersensibilidade aguda
  4. Coagulação intravascular disseminada
  5. Pulmão em choque
  6. Pancreatite hemorrágica
  7. Toxinas inaladas ou circulantes
  8. Trauma importante
B. Diminuição aguda da pressão intersticial do pulmão
  1. Rápida remoção de derrame pleural unilateral
C. Mecanismos desconhecidos
  1. Edema pulmonar em altas altitudes
  2. Edema pulmonar neurogênico
  3. Superdosagem de narcóticos
  4. Embolia pulmonar
  5. Após cardioversão
  6. Após anestesia ou derivação cardiopulmonar

AE, atrial esquerdo; *VE*, ventricular esquerdo.

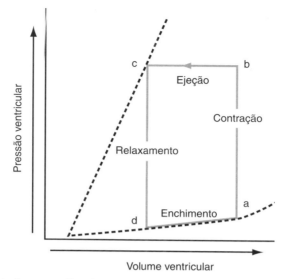

Figura 7.1 Representação esquemática da curva pressão-volume ventricular esquerda (VE). A valva aórtica abre em b e fecha em c. A valva mitral abre em d e fecha em a. A inclinação da *linha tracejada* passando por c representa a relação pressão-volume sistólica final ($E_{máx}$), e a *linha tracejada* que passa de d e a representa a relação pressão-volume diastólica final. Conforme a força contrátil ocorre no VE durante a sístole, a pressão rapidamente aumenta na câmara ventricular (a → b) sem alterar seu volume (i. e., fase isovolumétrica da sístole). Quando a pressão excede a pressão diastólica aórtica, a valva aórtica abre e o ventrículo ejeta seu conteúdo na circulação arterial (b → c, a fase de ejeção da sístole). Ao fim da ejeção (ponto c), a pressão VE diminui e a valva aórtica fecha. A pressão rapidamente cai em um volume constante (c → d, relaxamento isovolumétrico) a níveis abaixo daquele do átrio esquerdo. Neste momento, a valva mitral abre (ponto d), e o VE em relaxamento é preenchido ao longo do segmento d → a. A trajetória a → b → c representa a função contrátil ou inotrópica do VE em qualquer volume diastólico final dado, enquanto a trajetória c → d → a representa a função lusotrópica (relaxamento e enchimento) do coração em qualquer pressão sistólica final dada. A área dentro da curva representa graficamente a carga externa (i. e., carga da sístole) do ventrículo.

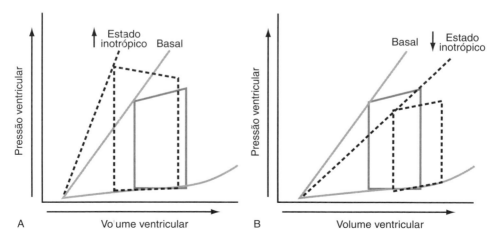

Figura 7.2 Diagramas esquemáticos que ilustram os efeitos de intervenções inotrópicas sobre a curva pressão-volume. **A.** Com uma intervenção inotrópica positiva, a curva pressão-volume (*linha tracejada*) é desviada para a esquerda e a inclinação da linha pressão-volume sistólica final é maior. **B.** Com uma intervenção inotrópica negativa, a curva pressão-volume é desviada para a direita e a inclinação da linha pressão-volume sistólica final é menor.

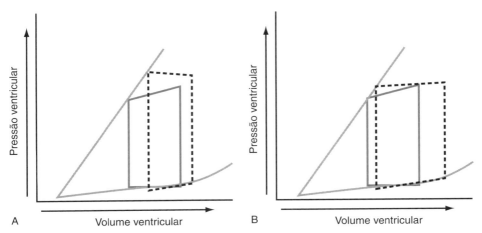

Figura 7.3 Diagramas esquemáticos que ilustram os efeitos de alterações de condições de carga sobre a curva pressão-volume no coração intacto. **A.** Um aumento na pós-carga desvia a curva pressão-volume (*linha tracejada*) para a direita, aumentando os volumes sistólico final e diastólico final, e as pressões sistólica final e diastólica final, ao mesmo tempo em que diminui o volume sistólico. A inclinação da linha pressão-volume sistólica final em geral não é afetada por uma alteração pura na pós-carga. **B.** Um aumento na pré-carga também desvia a curva pressão-volume (*linha tracejada*) para a direita, aumentando o volume diastólico final e pressão diastólica final. O aumento na pré-carga pode estar associado ainda a um pequeno incremento no volume sistólico final e modesto aumento na pressão sistólica final; ao contrário do caso de aumento da pós-carga; entretanto, o volume sistólico aumenta. Semelhante a um aumento da pós-carga, a inclinação da linha pressão-volume sistólica final não é afetada por uma alteração na pré-carga.

- Um aumento na pré-carga é acompanhado por um incremento do VS e modesto aumento da PSF (ver Figura 7.3B)
- Alterações agudas e crônicas na relação PV no coração insuficiente dependem da estrutura e função miocárdica subjacente, o tipo e a extensão da lesão, e a gravidade e a natureza da carga hemodinâmica.

RIGIDEZ DA CÂMARA

- A rigidez da câmara é determinada pela análise das relações PV diastólicas curvilíneas (Figura 7.4)
- A inclinação da tangente (dP/dV) a essa relação curvilínea define a rigidez da câmara em uma dada pressão de enchimento
- Um aumento na dP/dV devido ao aumento do volume, demonstrado na Figura 7.4 (A → B), tem sido chamado de "alteração na rigidez dependente da pré-carga"
- Quando a relação pressão-volume é desviada para a esquerda (A → C), a tangente é mais íngreme com a mesma pressão diastólica
- Isto pode ser causado por um aumento na massa miocárdica ou na rigidez miocárdica intrínseca, ou por alterações em diversos fatores extramiocárdicos
- A rigidez da câmara do VE é determinada por fatores estáticos (p. ex., volume da câmara, massa da parede, rigidez da parede) e fatores dinâmicos (p. ex., pericárdio, VD, relaxamento miocárdico, efeitos eréteis da vasculatura coronariana)
- A maioria das alterações agudas na rigidez da câmara do VE resultam de um aumento dependente da pré-carga na rigidez da câmara, um desvio para uma curva PV diferente, ou uma combinação dos dois

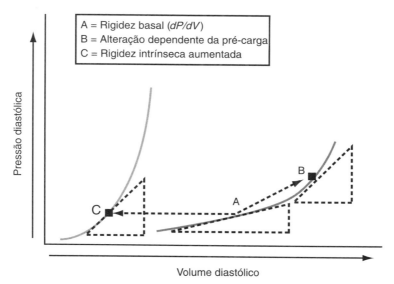

Figura 7.4 Diagrama esquemático da curva pressão-volume diastólica do ventrículo esquerdo. A inclinação da tangente (dP/dV) a essa relação curvilínea define a rigidez da câmara em dada pressão de enchimento. Um aumento da dP/dV devido a um aumento do volume, demonstrado esquematicamente como $A \rightarrow B$, tem sido determinado como alteração na rigidez dependente da pré-carga. Quando a relação pressão-volume desvia para a esquerda, $A \rightarrow C$, a tangente é mais íngreme (rigidez da câmara aumentada) com a mesma pressão diastólica.

- Todos podem resultar em elevação da pressão atrial esquerda, hipertensão venosa pulmonar, e sinais e sintomas de ICAD.

CONSIDERAÇÕES MECÂNICAS NAS SÍNDROMES DE ICAD

- Durante a fase inicial do IAM ou em casos de isquemia aguda, a redução da ejeção ventricular aumenta o VSF (volume residual) e, em conjunto com a complacência reduzida do VE, leva a rápidos aumentos nas pressões de enchimento do VE
- Supostamente, a disfunção lusotrópica associada à isquemia é resultado de aumento na rigidez no segmento miocárdico isquêmico (possivelmente causado por retardo e incompletude do processo de relaxamento) e dilatação do segmento não isquêmico, o que causa aumento dependente da pré-carga na rigidez da câmara
- O aumento na pressão de enchimento do VE que ocorre em casos de infarto agudo ou isquemia é causado pela combinação de aumento dependente da pré-carga na rigidez da câmara e desvio para a esquerda da curva PV diastólica
- O aumento das pressões diastólicas após um insulto isquêmico agudo pode também resultar da redistribuição de sangue a partir da periferia até a reserva central de sangue
- Os efeitos dessas alterações sobre a relação PV são demonstrados na Figura 7.5A
- Em casos de sobrecarga volêmica aguda, conforme observado em pacientes com insuficiência valvar súbita e grave ou após ruptura do septo ventricular isquêmica, o VE dilata, fazendo com que o ventrículo opere em uma porção mais íngreme da curva pressão-volume
- Consequentemente, pequenos incrementos no volume resultam em aumento marcante nas pressões de enchimento
- Os efeitos dessas alterações sobre a relação PV são demonstrados na Figura 7.5B

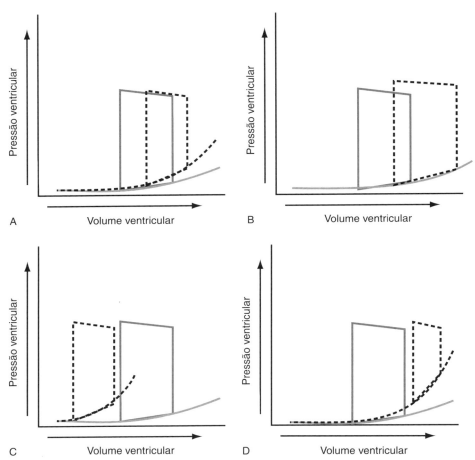

Figura 7.5 Diagramas esquemáticos de quatros diferentes estados fisiopatológicos. Em cada diagrama, a curva pressão-volume de controle e a relação pressão-volume diastólica (*curva*) são demonstrados em *linhas sólidas*. Os efeitos de diferentes estados patológicos sobre a relação pressão-volume são demonstrados pelas *linhas tracejadas* (**A**). Em casos de isquemia aguda ou infarto, a curva pressão-volume é desviada para cima e para a direita. **B.** Em um coração com sobrecarga volêmica (*i. e.*, insuficiência valvar), a relação pressão-volume é desviada para direita em conjunto com a mesma curva pressão-volume diastólica. O aumento na pressão diastólica é resultado do ventrículo esquerdo operando na porção mais íngreme da relação pressão-volume diastólica. **C.** Com excessiva hipertrofia, a relação pressão-volume é desviada para a esquerda, de forma que o coração opere em volumes diastólico final e sistólico final menores. O aumento na rigidez da câmara é refletido pela curva pressão-volume diastólica íngreme. **D.** Em casos de insuficiência cardíaca crônica avançada, a curva pressão-volume está frequentemente achatada e desviada para a direita. Essa curva achatada, caracterizada por uma pressão sistólica final inferior e diastólica final aumentada, implica que o esforço do coração está reduzido, enquanto mantém um volume sistólico próximo do normal. Comparável à situação em **A**, a pressão diastólica elevada é causada por incrementos dependentes e independentes de pré-carga na rigidez da câmara.

- As anormalidades lusotrópicas de hipertrofia VE secundária à estenose aórtica, hipertensão grave ou cardiomiopatia hipertrófica são causadas por anormalidades das determinantes estáticas e dinâmicas da rigidez da câmara
- O aumento da rigidez passiva do coração hipertrofiado resulta em parte do aumento da massa miocárdica e da baixa relação entre volume e massa; a rigidez miocárdica intrínseca anormal também pode contribuir para o aumento da rigidez da câmara
- Anormalidades do relaxamento miocárdico prejudicam ainda mais o enchimento no coração hipertrofiado
- Os efeitos dessas alterações sobre a relação pressão-volume são demonstrados na Figura 7.5C
- A IC crônica é caracterizada por PV compactada
- Esta curva achatada, caracterizada por uma diminuição na PSF e aumento na pressão diastólica final (PDF), significa que a carga do coração insuficiente está reduzida enquanto mantém um VS próximo do normal
- Comparáveis às alterações em casos de isquemia, as pressões de enchimento elevadas na IC são causadas por uma combinação de aumento dependente da pré-carga da rigidez da câmara (*i. e.*, o VE opera em volumes diastólicos finais maiores para otimizar a relação de Starling) e um aumento independente da pré-carga da rigidez da câmara (ver Figura 7.5D).

Investigações

- O diagnóstico de ICAD é, em geral, direto, especialmente quando um paciente apresenta a tríade composta por retenção de fluido, dispneia após esforço e histórico de IC
- Entretanto, a piora da dispneia após esforço poderia também ocorrer devido a uma série de outras condições, incluindo embolia pulmonar, pneumonia, doença pulmonar obstrutiva crônica, asma, derrame pleural, anemia ou hipertireoidismo
- O diagnóstico de ICAD deve ser baseado primariamente em sinais e sintomas, e apoiado por investigações apropriadas, como eletrocardiograma, radiografia torácica, biomarcadores cardíacos e ecodopplercardiograma, de acordo com as diretrizes do Association/American College of Cardiology e European Society of Cardiology Guidelines
- O eletrocardiograma está raramente normal na ICAD
- A radiografia torácica pode ser útil para o diagnóstico da IC aguda (Figura 7.6), mas até 20% dos pacientes com ICAD podem ter radiografias torácicas normais

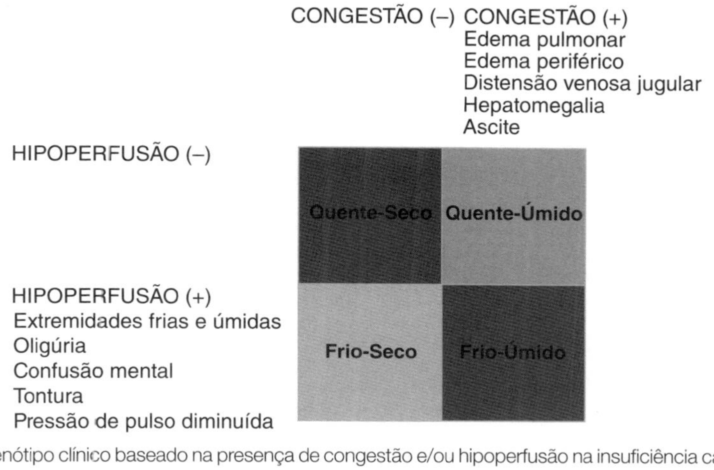

Figura 7.6 Fenótipo clínico baseado na presença de congestão e/ou hipoperfusão na insuficiência cardíaca aguda.

- Quando o diagnóstico da ICAD não é conclusivo, a determinação da concentração de peptídeo plasmático natriurético tipo-B (BNP) ou da fração N-terminal do pró-hormônio do peptídeo natriurético tipo-B (NT-proBNP) deve ser considerada, mas interpretada no contexto de todos os dados clínicos disponíveis
  - Como muitas condições aumentam os níveis de peptídeo natriurético, baixos valores de BNP (< 100 pg/mℓ) ou NT-proBNP (< 300 pg/mℓ) são mais úteis porque o diagnóstico de ICAD é muito improvável.

AVALIAÇÃO E TRIAGEM DE PACIENTES COM ICAD

- Diversos passos são necessários para uma avaliação abrangente de um paciente com ICAD.

Passo 1: definir a gravidade clínica da ICAD

- Várias classificações de estadiamento de gravidade da ICAD estiveram em vigor durante vários anos; a classificação de Killip, baseada em sinais clínicos e achados radiográficos torácicos; e a classificação de Forrester, baseada em sinais clínicos e características hemodinâmicas, são discutidas em outro ponto
- Outros autores propuseram uma classificação baseada na avaliação de adequação da perfusão (quente ou fria) e do *status* de volume de fluido (seco ou úmido)
  - Pacientes podem ser classificados como quentes e secos, quentes e úmidos, frios e secos, e frios e úmidos (Figura 7.7)
- Uma abordagem pragmática simplesmente define a gravidade da ICAD baseada nos requerimentos de oxigênio e pressão arterial
- O paciente mais crítico é aquele com a menor pressão arterial e maiores requerimentos de oxigênio
- Um conjunto de pacientes com IC em estágio terminal descompensada chega ao departamento de emergência em choque oculto, esses pacientes podem ser clinicamente indistinguíveis daqueles com IC discretamente descompensada e IC estável
- O único parâmetro que diferencia pacientes com choque oculto daqueles que não estão em choque é um nível de ácido láctico significativamente elevado.

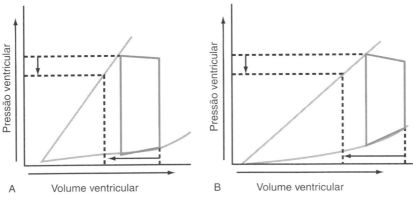

Figura 7.7 Diagrama esquemático da relação entre tensão da parede ventricular esquerda e volume. A curva possui a mesma configuração da relação pressão-volume. **A.** Em casos de insuficiência cardíaca discreta, uma diminuição na tensão da parede (*setas*) resulta em aumento no volume sistólico. **B.** Em casos de insuficiência cardíaca mais avançada, uma diminuição semelhante na tensão da parede é acompanhada por um aumento marcante no volume sistólico. A terapia vasodilatadora (*i. e.*, redução da pós-carga) causa um maior aumento no volume sistólico em casos avançados de insuficiência cardíaca do que nos casos discretos.

Passo 2: estabelecer etiologia da ICAD

- As causas mais comuns de ICAD estão listadas na Tabela 7.2.

Passo 3: identificar causas precipitantes de ICAD

- Pacientes com IC são suscetíveis a infecções, as quais com frequência se manifestam atipicamente em pacientes com ICAD
- A identificação das causas precipitantes de descompensação hemodinâmica aguda tem implicações terapêuticas óbvias
- A Tabela 7.3 lista causas precipitantes comuns.

Passo 4: decidir sobre o encaminhamento do paciente

- Pacientes com insuficiência respiratória grave e pacientes em choque devem ser admitidos na unidade de terapia intensiva cardiológica.

AVALIAÇÃO CONTÍNUA DO PACIENTE

- Geralmente, os seguintes parâmetros devem ser mensurados em todos os pacientes em estado crítico com ICAD: estado mental, pressão arterial, temperatura, frequência respiratória, frequência cardíaca e débito urinário
- Alguns exames laboratoriais devem ser realizados repetidamente (*i. e.*, eletrólitos, creatinina e glicose, ou marcadores para infeção ou outros distúrbios metabólicos)
- Testes de função hepática e níveis de lactato devem ser mensurados quando houver evidências de hipoperfusão
- A análise da hemogasometria de rotina geralmente não é necessária
- Pacientes com ICAD devem ser cuidadosamente monitorados para garantir que os objetivos terapêuticos (resumidos na Tabela 7.4) sejam atingidos, e o progresso contínuo seja feito até um estado estável.

Cateter na artéria pulmonar (ver Capítulo 23)

- O uso rotineiro de cateteres na artéria pulmonar em pacientes com ICAD é desnecessário e é improvável que leve a um melhor resultado
- Entretanto, eles podem ser úteis em pacientes selecionados, como aqueles com choque cardiogênico, IC rapidamente descompensada, candidatos a transplante cardíaco, pacientes obesos que possuem avaliação e monitoramento difícil, e pacientes com disfunção grave VE e VD.

TABELA 7.3 ■ **Precipitantes da insuficiência cardíaca.**

Indiscrição dietética
Administração vigorosa de fluido
Não obediência ao protocolo terapêutico
Piora da insuficiência renal
Hipertensão descontrolada
Anemia
Infecção sistêmica
Embolia pulmonar
Isquemia miocárdica
Taquiarritmias e bradiarritmias
Distúrbios eletrolíticos
Estresse emocional ou físico grave
Hipertireoidismo e hipotireoidismo
Cardiodepressores e outros fármacos
Fármacos antiarrítmicos
Bloqueadores dos canais de cálcio
Agentes bloqueadores beta-adrenérgicos

92 Manual de Cardiologia Intensiva

TABELA 7.4 ■ Objetivos terapêuticos para as síndromes de insuficiência cardíaca aguda.

Síndrome da insuficiência cardíaca aguda	Pressão arterial sistólica	Terapia de primeira linha	Terapia de segunda linha	Terapia de terceira linha

Hipertensiva	> 140 mmHg	Oxigênio
		CPAP se
		  necessário
		Diurético de alça IV
		Nitroglicerina IV
			Aumentar doses de
			  nitroglicerina, ou
			  de diuréticos, ou
			  de ambos
				Nitroprussiato
				  intravenoso

Normotensiva	100 a 140 mmHg	Oxigênio
		CPAP se
		  necessário
		Diurético de alça
		Vasodilatadores
			Aumentar doses de
			  nitroglicerina, ou
			  de diuréticos, ou
			  de ambos
			Adicionar diurético
			  tiazídico
				Milrinona quando
				  houver
				  evidências
				  de azotemia
				  pré-renal

Pré-choque	85 a 100 mmHg	Oxigênio
		CPAP
		Vasodilatadores
		e diuréticos
			Dobutamina ou
			  milrinona
				Adicionar
				  norepinefrina

Choque cardiogênico	< 85 mmHg	Oxigênio CPAP Carga volêmica Norepinefrina	Norepinefrina Vasopressina	Suporte mecânico BIA Considerar DAVE

BIA, balão intra-aórtico; *CPAP*, pressão positiva continua em vias respiratórias; *DAVE*, dispositivo de assistência ventricular esquerdo; *IV*, intravenoso.

Tratamento

- O tratamento de pacientes com ICAD almeja primariamente restaurar a perfusão de órgãos vitais e aliviar a congestão.

MEDIDAS GERAIS

- O repouso em leito deve ser reforçado, em geral na posição semiereta, com pernas dependentes.

Oxigenação

- Quando houver hipoxia (PaO_2 < 60 mmHg ou SpO_2 < 90%) sem hipercapnia, gás inspirado enriquecido com oxigênio pode ser suficiente por cânulas nasais, máscaras de Venturi ou máscaras com reservatório, dependendo da gravidade da anormalidade da hematose
- A ventilação não invasiva, seja por respiração por pressão positiva contínua em vias respiratórias ou pressão positiva bifásica em vias respiratórias, pode se tornar necessária quando a oxigenação não puder ser mantida ou houver evidências de hipercapnia progressiva
- Caso essas intervenções falhem, a intubação e ventilação mecânica podem ser necessárias para melhorar a oxigenação e reverter a hipercapnia.

Profilaxia da trombose venosa profunda

- Pacientes com ICAD que estejam acamados ou com mobilidade física reduzida possuem alto risco de desenvolvimento de trombose venosa profunda
- O tratamento profilático rotineiro deve ser administrado a menos que existam contraindicações a essa terapia.

Diabetes

- A hiperglicemia ocorre comumente em pacientes com ICAD devido ao controle metabólico prejudicado
- Fármacos hipoglicemiantes rotineiros devem ser descontinuados, o controle glicêmico a partir de insulinas de curta ação tituladas até a resposta, e a insulinoterapia intensiva deve ser evitada.

MEDICAMENTOS

- O uso de opiáceos na ICAD deve ser amplamente evitado
- Se a morfina for utilizada, o paciente deve ser monitorado por conta da depressão respiratória, que pode ser revertida pela naloxona.

TRATAMENTO DE GATILHOS DE DESCOMPENSAÇÃO

Síndrome coronariana aguda

- A coexistência de uma síndrome coronariana aguda e ICAD identifica um grupo de muito alto risco no qual a revascularização precoce é recomendada.

Arritmias rápidas e bradicardia grave

- Distúrbios de ritmo instáveis devem ser tratados prontamente por cardioversão ou marca-passo temporário.

Instabilidade mecânica aguda

- Em geral, pacientes necessitam de suporte circulatório por intervenções cirúrgicas ou percutâneas após insuficiência valvar aguda e súbita, ruptura de parede livre ou do septo, ou miocardite fulminante.

OBJETIVOS HEMODINÂMICOS DO TRATAMENTO

- Redução da pré-carga do VE é desejada para desviar o volume de sangue central para a periferia, reduzindo o volume diastólico e a pressão do VE
- Quando a ICAD está associada a volume circulante expandido, a redução substancial da pré-carga pode ser alcançada sem declínio significativo na pressão arterial
- Na situação de hipertensão e normovolemia, a redução agressiva na pré-carga pode levar à hipotensão
- É importante decidir antecipadamente se um paciente que apresenta ICAD provavelmente terá maior risco de desenvolvimento de hipotensão com reduções na pré-carga do VE
- A pós-carga ventricular está aumentada na maioria dos pacientes com IC; os efeitos prejudiciais do excesso de pós-carga são proporcionais ao grau de DSVE
- A redução da pós-carga pela terapia vasodilatadora é direcionada para reduzir a tensão excessiva da parede do VE, com aumento resultante do VS e diminuição da PDF
- Uma redução da pós-carga fornece o maior benefício hemodinâmico para pacientes com a IC mais avançada; um aumento muito maior no VS e diminuição da PDF são atingidos com reduções semelhantes na tensão da parede em pacientes com DSVE grave comparados a pacientes com formas mais discretas de IC (Figura 7.8).

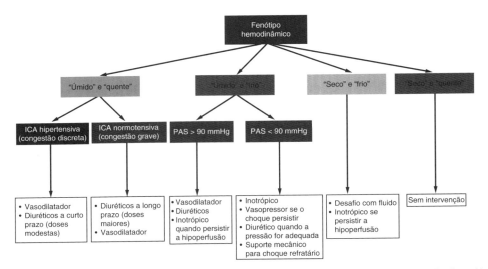

Figura 7.8 Tratamento da insuficiência cardíaca aguda baseado no fenótipo clínico. (Modificada de Ponikowski P, Voors AA, Anker SD, et al. 2016. ESC Guidelines for the diagnosis and treatment of acute and chronic heart failure: The Task Force for the diagnosis and treatment of acute and chronic heart failure of the European Society of Cardiology [ESC]. Desenvolvido com a especial contribuição da Heart Failure Association [HFA] of the ESC. Eur J Heart Fail. 2016;18:891-975.)

INTERVENÇÕES ESPECÍFICAS

Vasodilatadores

- Desfechos hemodinâmicos razoáveis incluem redução na pressão de enchimento do VE para 15 mmHg ou menos, e aumento no DC capaz de garantir fornecimento adequado de oxigênio aos tecidos (em geral um índice cardíaco > 2,5 ℓ/min/m^2), ao mesmo tempo em que mantém uma PA sistêmica de 90 mmHg ou mais.

Nitroglicerina

Ações
- A nitroglicerina causa vasodilatação por estimular a guanilato ciclase dentro do músculo liso vascular de resistência arterial e vasos de capacitância venosa
- Em doses menores, a nitroglicerina atua principalmente nas veias periféricas e reduz as pressões de enchimento do VD e VE
- Em doses maiores, a nitroglicerina causa vasodilatação arterial modesta; consequentemente, pode aumentar o DC.

Uso na insuficiência cardíaca aguda descompensada
- Estudos randomizados sobre ICAD demonstraram que a titulação até a maior dose hemodinamicamente tolerável de nitratos com furosemida em baixa dose é superior ao tratamento solo com diurético em alta dose
- A nitroglicerina é efetiva para aliviar os sintomas do edema pulmonar agudo e frequentemente é o agente vasodilatador de escolha em pacientes com doença arterial coronariana subjacente
- A via intravenosa geralmente é preferida, a taxa de infusão inicial é de 5 μg/min, e pode ser aumentada até 200 μg/min para atingir os efeitos desejados

A dose de nitroglicerina não deve ser aumentada quando a pressão arterial sistólica for menor que 90 mmHg. Partindo de uma perspectiva prática, uma redução de 10 mmHg na pressão arterial média deve ser alcançada.

Nitroprussiato

Ações

- A infusão de nitroprussiato melhora a performance ventricular pela diminuição de todos os componentes importantes da pós-carga VE
- A seleção da dose apropriada atinge uma redução na pós-carga e pré-carga com pouca alteração da PA sistêmica
- Vasodilatadores que estão associados à diminuição nas pressões de enchimento do VE invariavelmente diminuem a carga sobre o lado direito do coração.

Uso na insuficiência cardíaca aguda descompensada

- O nitroprussiato é o vasodilatador de escolha quando é necessária uma redução substancial na pós-carga VE
- Por conta da magnitude da vasodilatação arterial atingida com o nitroprussiato, ele tem maior potencial de causar hipotensão, o que pode levar à maior ativação neuro-hormonal e efeitos hemodinâmicos rebote após remoção abrupta
- O nitroprussiato é mais benéfico para paciente que estejam hipertensivos ou pacientes com elevada pressão de enchimento do VE ($\geq$ 20 mmHg) e pressão arterial sistêmica de 100 mmHg ou mais
- Este cenário clínico é comumente observado em pacientes com: grande IAM, ICAD, insuficiência valvar aguda ou após desvio cardiopulmonar
- O uso de nitroprussiato naqueles com IC avançada e baixo débito (fria e úmida) demonstra ser seguro quando titulado para uma pressão arterial média de 65 a 70 mmHg, beneficiando parâmetros hemodinâmicos e possivelmente também a mortalidade.
- A dose inicial de 5 a 10 μg/min é gradativamente aumentada conforme necessário (até 300 μg/min) para alcançar os efeitos clínicos e hemodinâmicos desejados.

TERAPIA DE REDUÇÃO DA CONGESTÃO

- A congestão persistente permanece no momento da alta hospitalar em mais de um quarto dos pacientes, e reconhecê-la e evitá-la é importante porque a congestão residual neste momento está associada ao aumento da taxa de re-hospitalizações e mortalidade

Diuréticos

Ações

- Os diuréticos de alça bloqueiam o transportador $Na^+/2Cl^-/K^+$, o que resulta em aumento do volume urinário pelo aumento da excreção de água, cloreto de sódio e outros íons
- Isso, por sua vez, leva à diminuição do volume de fluido plasmático e extracelular, água total corporal e sódio, resultando em redução das pressões de enchimento ventricular e da congestão
- Em pacientes com ICAD, a curva dose-resposta do diurético desvia para baixo e para a direita até que doses maiores sejam necessárias para atingir um efeito terapêutico
- A administração intravenosa de diuréticos de alça também exerce um efeito vasodilatador, manifestado por uma diminuição precoce (5 a 30 minutos) na pressão atrial direita e na artéria pulmonar ocluída, bem como nas resistências pulmonares
- Supostamente, a vasodilatação, e não a diurese, é o principal mecanismo precoce pela qual os diuréticos aliviam os sintomas do edema pulmonar

Manual de Cardiologia Intensiva

- Altas doses em bólus (> 1 mg/kg de furosemida) de diuréticos podem levar à vasoconstrição reflexa
- Na ICAD grave, o uso de diuréticos melhora as condições de carga e pode reduzir a ativação neuro-hormonal a curto prazo.

Uso na insuficiência cardíaca aguda descompensada
- Diuréticos de alça intravenosos são iniciados sem atraso e titulados de acordo com a resposta diurética e alívio dos sintomas congestivos
- As doses diuréticas para pacientes com congestão discreta e ICAD recém-descoberta são geralmente muito menores do que as doses para pacientes com sobrecarga avançada de fluido ou pacientes com disfunção renal
- As doses de diuréticos na ICAD estão resumidas na Tabela 7.5.

Resistência diurética
- É definida como o estado clínico no qual a resposta diurética está diminuída ou é perdida antes que o objetivo terapêutico seja atingido, e está associada a um prognóstico ruim
- Os mecanismos subjacentes incluem o "fenômeno de frenagem", efeito "rebote" e hiperaldosteronismo
- O fenômeno de frenagem ocorre quando o uso a longo prazo de diuréticos resulta em redução da resposta natriurética causada, em parte, por adaptações dos néfrons que levam à reabsorção ávida de sódio em locais mais distais
- O efeito rebote envolve a retenção de sódio pós-diurética, tipicamente em situações de frequência inadequada de administração e insuficiente restrição de sódio
- Para superar a resposta inadequada frente aos diuréticos, é importante seguir os seguintes princípios (ver Tabela 7.5).

TABELA 7.5 ■ **Doses de diuréticos.**

Cenário clínico	Diurético	Dose
Sobrecarga moderada de fluido	Furosemida	20 a 40 mg IV q12 h[a]
	Bumetanida	0,5 a 1 mg IV q12 h[a]
Sobrecarga grave de fluido	Furosemida	40 a 80 mg IV q12 h[b,c] ou bólus de 60 mg IV + infusão contínua em 10 a 20 mg/h
	Bumetanida	1 a 2 mg IV q12 h[b] ou bólus de 2 mg IV + infusão contínua em 0,25 a 0,5 mg/h
Sobrecarga grave de fluido e disfunção renal (TFG < 30 mℓ/min)	Furosemida	80 a 200 mg IV q12 h ou bólus + infusão contínua em 20 a 40 mg/h
Resistência diurética	Adicione hidroclorotiazida ou metalazona	25 mg ou 50 mg 5 mg ou 10 mg 30 min antes do diurético de alça

Modificada de Ponikowski P, et al. 2016 ESC guidelines for the diagnosis and treatment of acute and chronic heart failure: the Task Force for the Diagnosis and Treatment of Acute and Chronic Heart Failure of the European Society of Cardiology (ESC) developed with the special contribution of the Heart Failure Association (HFA) of the ESC. *Eur Heart J.* 2016;37(27):2129–2200.
A dose do diurético de alça deve ser igual ou o dobro da dose oral de manutenção para pacientes com IC crônica descompensada.
[a]Dobre a dose se o objetivo não for atingido.
[b]Se o objetivo não for atingido, adicione um tiazídico (ver resistência diurética).
[c]Diminua a dose se a pressão arterial sistólica < 100 mgHg.
TFG, taxa de filtração glomerular; *IC*, insuficiência cardíaca; *IV*, intravenoso.

Capítulo 7 Insuficiência Cardíaca Aguda e Edema Pulmonar

Piora da função renal

- A terapia descongestionante com diuréticos é complicada pela PFR (definida como um aumento da creatinina sérica de $\geq 0,3$ mg/dℓ durante a hospitalização) em um terço das hospitalizações por IC e está associada ao maior período de hospitalização, taxa de readmissão e mortalidade
- Entretanto, dados recentes têm sugerido que a piora transitória da função renal durante a terapia da ICDA pode não causar efeitos negativos sobre os resultados após a alta hospitalar
- Os diagnósticos diferenciais da piora da função renal devem incluir a possibilidade de diminuição inadequada da congestão e síndrome cardiorrenal progressiva
- Esses dois desfechos do espectro de volume são distinguíveis pelo histórico e exame físico.

Antagonistas da vasopressina

- Elevações da vasopressina arginina (AVP) em casos de ICDA promovem retenção hídrica, com sintomas congestivos resultantes e hiponatremia
- Antagonistas da AVP têm sido desenvolvidos para bloquear a ação da AVP no receptor V2 nos túbulos renais para promover diurese hídrica
- Atualmente, dois antagonistas da vasopressina estão disponíveis para uso clínico: conivaptana e tolvaptan
- Pode ser razoável considerar um antagonista da vasopressina para tratar hiponatremia hipervolêmica ou normovolêmica sintomática em pacientes com IC.

Ultrafiltração

- A ultrafiltração (UF) convencional requer acesso venoso central e o volume típico removido por sessão é de 3 a 4 litros, acompanhado por diminuições nas pressões atrial direita e venosa pulmonar
- No estudo Ultrafiltration *versus* Intravenous Diuretics for Patients Hospitalized for Acute Decompensated Congestive Heart Failure (UNLOAD), a perda de peso foi mais sustentada do que com o tratamento com furosemida
- Entretanto, o entusiasmo diminuiu após os resultados do estudo Cardiorenal Rescue Study in Acute Decompensated Heart Failure (CARRESS-HF), que demonstrou que um algoritmo terapêutico farmacológico passo a passo foi superior a uma estratégia de UF para a preservação da função renal com 96 horas, com uma perda de peso semelhante
  - A UF foi associada a maior taxa de eventos adversos
- Diretrizes recentes indicam que em pacientes para os quais as estratégias diuréticas não obtiveram sucesso ou com disfunção renal grave e/ou retenção refratária de fluido, a UF pode ser necessária.

SUPORTE CIRCULATÓRIO

Agentes inotrópicos (ver Capítulo 17)

- São indicados na presença de hipotensão e hipoperfusão de órgãos-alvo com ou sem congestão refratária a diuréticos e vasodilatadores em doses ótimas
- Como o seu uso é potencialmente prejudicial porque eles aumentam a demanda por oxigênio e carga de cálcio, eles devem ser utilizados com cautela
- Dados mais recentes não apoiam o uso intravenoso rotineiro desses agentes como adjuvantes para a terapia-padrão no tratamento de pacientes hospitalizados para ICAD
- A escolha do agente depende da anormalidade hemodinâmica predominante
- Inotrópicos não são indicados em pacientes com função sistólica preservada.

Dopamina

Ações

- Fisiologicamente, a dopamina é o precursor da norepinefrina e a libera a partir dos estoques de terminações nervosas no coração

- A dopamina especificamente aumenta o fluxo sanguíneo renal pela ativação de receptores dopaminérgicos pós-juncionais, observada em doses de 1 a 2 $\mu g/kg/min$, com o pico de ação em uma dose de 7,5 $\mu g/min$
- Como os efeitos inotrópicos da dopamina resultam primariamente de seus efeitos indiretos, seu uso na IC avançada é limitado pela depleção de neurotransmissores presentes no coração insuficiente.

Uso na insuficiência cardíaca aguda descompensada
- A infusão com dopamina deve ser iniciada em doses de 2 a 5 $\mu g/kg/min$ e não deve ser aumentada além de 5 $\mu g/kg/min$ em pacientes com pressão arterial de 100 mmHg ou maior
- Esse agente pode ser deletério em pacientes com ICAD porque pode aumentar a pós-carga VE, pressão arterial pulmonar e resistência pulmonar
- A adição de dopamina em baixa doses à terapia diurética não demonstrou melhorar a congestão ou a função renal
- Em pacientes com hipotensão marcante e hipoperfusão periférica, grandes doses de dopamina podem ser utilizadas para suporte da PA sistêmica
- Dados recentes, entretanto, não demonstraram diferença significativa na taxa de morte entre pacientes com choque que foram tratados com dopamina ou norepinefrina como agentes vasopressores de primeira linha.

Dobutamina

Ações
- A dobutamina é um agonista beta-adrenérgico que estimula receptores β_1-adrenérgicos, β_2-adrenérgicos e α_1-adrenérgicos
- A contratilidade cardíaca é aumentada por conta de seus efeitos β_1 e α_1, mas como os efeitos α_1-adrenérgicos normalmente são contrabalanceados pelas ações β_2, em geral há pouca alteração na PA
- A dobutamina aumenta de forma marcante o DC, mas causa somente alterações modestas nas pressões de enchimento VE e virtualmente nenhum aumento na PA
- A frequência cardíaca, em geral, aumenta quando doses maiores que 10 $\mu g/kg/min$ são utilizadas
- Comparada à dobutamina, a dopamina é um melhor vasoconstritor e a milrinona é um melhor vasodilatador.

Uso na insuficiência cardíaca aguda descompensada
- A dose usual de dobutamina é de 2,5 a 20 $\mu g/kg/min$
- Infusões a curto prazo com frequência são extremamente efetivas no tratamento de ICAD instável, em especial quando as pressões sistólicas são preservadas
- A infusão a longo prazo deve ser evitada por conta do desenvolvimento de tolerância hemodinâmica
- A dobutamina provavelmente aumentará o consumo miocárdico de oxigênio e pode causar arritmias sérias
- Não existem estudos controlados sobre a dobutamina em pacientes com ICAD.

Milrinona

Ações
- A milrinona é um inibidor da fosfodiesterase tipo III que causa incrementos dose-dependentes no DC e decréscimos nas pressões de enchimento VE como resultado da interação de suas ações inotrópicas, lusotrópicas positivas e vasodilatadoras periféricas
- O resultado é um perfil hemodinâmico semelhante àquele da combinação de nitroprussiato e dobutamina

- Entretanto, isquemia miocárdica tem sido provocada por esses agentes, e episódios hipotensivos marcantes foram observados.

Uso na insuficiência cardíaca aguda descompensada
- A milrinona requer uma dose de ataque de 25 a 75 μg/kg durante 10 minutos seguida por uma infusão de manutenção de 0,375 a 0,75 ng/kg/min
- A dose deve ser ajustada em pacientes com diminuição do *clearance* renal
- Os dados relacionados aos efeitos da administração de milrinona sobre o resultado de pacientes com ICAD são insuficientes, mas levantam questões sobre a segurança
- A administração rotineira de milrinona na ICAD deve ser desencorajada devido a seus efeitos adversos sobre a insuficiência cardíaca, arritmias e pressão arterial.

Vasopressores

- A norepinefrina é um vasoconstritor α_1-adrenérgico endógeno e um agonista β_1-adrenérgico que é armazenado no terminal nervoso simpático
- Esse agonista é agora mais comumente utilizado como o vasopressor preferido comparado à dopamina para o suporte de pacientes com ICAD e hipotensão refratária.

SUPORTE MECÂNICO

- A única modalidade mecânica avaliada por um estudo randomizado é o uso de uma bomba com balão intra-aórtico para tratar o choque cardiogênico causado por IAM
- Entretanto, o estudo IABP-Shock-II revelou que essa intervenção não reduziu a mortalidade dentre pacientes com IAM encaminhados para intervenção coronariana percutânea
- Diversos outros dispositivos de assistência VE e VD percutâneos e cirúrgicos estão agora disponíveis em vários hospitais para estabilizar pacientes, seja como ponte para recuperação ou ponte para decisão
- Essas intervenções avançadas são discutidas com detalhes nos Capítulos 24 e 25
- A radiografia torácica pode ser útil para o diagnóstico de IC aguda (Figura 7.6), mas até 20% dos pacientes com ICAD podem ter radiografias torácicas normais.

CAPÍTULO 8

Miocardite Aguda Fulminante

Equívocos comuns

- Miocardite é uma causa rara de cardiomiopatia não isquêmica aguda
- Corticosteroides apresentam benefícios em casos discretos a moderadamente graves de miocardite aguda
- Todos os pacientes com miocardite eosinofílica terão eosinofilia periférica.

Apresentação clínica

- A miocardite é definida como a inflamação do miocárdio devido a infecções, isquemia ou trauma
- Aproximadamente 2,5 milhões de casos de miocardite e cardiomiopatia foram diagnosticados globalmente em 2015
- A maioria dos casos de miocardite aguda apresenta dor no peito ou disfunção sistólica ventricular esquerda discreta
- A miocardite fulminante (MF), uma forma específica de miocardite que necessita de suporte circulatório para manter a perfusão tecidual, corresponde a menos de 10% dos casos.

ETIOLOGIA

- Mais comumente, a MF é causada por uma infecção viral
  - Enterovírus eram anteriormente a causa mais comum, mas recentemente o parvovírus B19 os ultrapassou
  - Em 2020, o vírus SARS-CoV-2 (Covid 19), responsável por uma pandemia que afetou grande parte do mundo, foi citado em diversos relatos de caso como causador de MF
- A miocardite de células gigantes e a eosinofílica necrosante são também formas rapidamente fatais de miocardite
- Inibidores do controle imunológico, utilizados em diversos tipos de câncer, foram recentemente reconhecidos como uma causa de miocardite.

FISIOPATOLOGIA

- Patógenos, como vírus, causam citotoxicidade direta para o miocárdio, enquanto citocinas liberadas durante a resposta imune, como o fator de necrose tumoral α (TNF-α), levam à morte ainda maior de miócitos
- Linfócitos T efetores e macrófagos pró-inflamatórios contribuem para a depressão miocárdica
- Em semanas, os elementos regulatórios imunes aumentam e controlam a resposta aguda
- A hipótese de que uma resposta imunológica robusta pode cessar a infecção viral às custas da depressão miocárdica a curto prazo, seguida de semanas pela recuperação é sustentada por dados clínicos de pacientes com MF que frequentemente podem se recuperar com suporte circulatório mecânico (SCM).

Investigações

EXAMES LABORATORIAIS

■ Deve haver suspeita de miocardite em todos os casos de cardiomiopatia não isquêmica aguda (Tabela 8.1)

TABELA 8.1 ■ **Etiologias da miocardite.**

Miocardite infecciosa	
Bacteriana	*Staphylococcus, Streptococcus, Pneumococcus, Meningococcus, Gonococcus, Salmonella, Corynebacterium diphtheriae, Haemophilus influenzae, Mycobacterium (tuberculosis), Mycoplasma pneumoniae, Brucella*
Espiroqueta	*Borrelia* (doença de Lyme), *Leptospira* (doença de Weil)
Fúngica	*Aspergillus, Actinomyces, Blastomyces, Candida, Coccidioides, Cryptococcus, Histoplasma, Mucormycoses, Nocardia, Sporothrix*
Protozoárica	*Trypanosoma cruzi, Toxoplasma gondii, Entamoeba, Leishmania*
Parasitária	*Trichinella spiralis, Echinococcus granulosus, Taenia solium*
Riquetsial	*Coxiella burnetii* (febre Q), *R. rickettsii* (febre maculosa das Montanhas Rochosas), *R. tsutsugamushi*
Viral	RNA-vírus: vírus de Coxsackie A e B, vírus ECHO, poliovírus, vírus da influenza A e B, vírus sincicial respiratório, vírus da cachumba, vírus do sarampo, vírus da rubéola, vírus da hepatite C, vírus da dengue, vírus da febre amarela, vírus Chikungunya, vírus Junin, vírus da febre de Lassa, vírus da raiva, vírus do HIV–1 DNA-vírus: adenovírus, parvovírus B19, citomegalovírus, herpesvírus humano–6, vírus Epstein-Barr, vírus varicela-zoster, herpes-vírus simples, vírus da varíola, vírus Vaccinia
Miocardite imunomediada	
Alergênios	Toxoide tetânico, vacinas, doença do soro Fármacos: penicilina, cefaclor, colchicina, furosemida, isoniazida, lidocaína, tetraciclina, sulfonamidas, fenitoína, fenilbutazona, metildopa, diuréticos tiazídicos, amitriptilina
Aloantígenos	Rejeição ao transplante cardíaco
Autoantígenos	Linfocítica sem infecção, de células gigantes sem infecção Associada a distúrbios autoimunes ou imunomediados: lúpus eritematoso sistêmico, artrite reumatoide, síndrome de Churg-Strauss, doença de Kawasaki, doença inflamatória intestinal, esclerodermia, polimiosite, miastenia *gravis*, diabetes melito insulinodependente, tireotoxicose, sarcoidose, granulomatose de Wegener, cardiopatia reumática (febre reumática)
Miocardite tóxica	
Fármacos	Anfetaminas, antraciclinas, cocaína, ciclofosfamida, etanol, fluoruracila, lítio, catecolaminas, hemetina, interleucina-2, trastuzumabe, clozapina
Metais pesados	Cobre, ferro, chumbo (raro, mais comumente causam acúmulo no miócito)
Diversos	Ferroada de escorpião, picadas de cobra e aranha; ferroada de abelha e vespa; monóxido de carbono; inalantes; fósforo, arsênico, azida de sódio
Hormônios	Feocromocitoma, vitaminas: beribéri
Agentes físicos	Radiação, choque elétrico

De Caforio AL, Pankuweit S, Arbustini E, et al. Current state of knowledge on aetiology, diagnosis, management, and therapy of myocarditis: a position statement of the European Society of Cardiology Working Group on Myocardial and Pericardial Diseases. *Eur Heart J.* 2013;34:2636-2648.

Os níveis de troponinas cardíacas e creatinoquinase estão elevados em muitos casos de miocardite aguda, e diretrizes da American Heart Association (AHA) e o da European Society of Cardiology (ESC) recomendam que esses biomarcadores sejam mensurados
Peptídeos natriuréticos e ST2 solúvel podem ser úteis para avaliar insuficiência cardíaca (IC) em pacientes com miocardite.

ACHADOS ELETROCARDIOGRÁFICOS

Diretrizes atuais da AHA e o da ESC recomendam a realização de um eletrocardiograma porque elevações côncavas difusas do segmento ST-T, sem imagens em espelho em derivações recíprocas são sugestivas de miocardite
Distúrbios de condução com disfunção sistólica ventricular esquerda devem considerar como hipótese diagnóstica doença de Lyme, sarcoidose cardíaca ou miocardite de células gigantes.

ECOCARDIOGRAMA

O ecocardiograma é útil para excluir outras causas de IC e para definir a função cardíaca
A miocardite pode ocorrer como cardiomiopatia dilatada, hipertrófica ou restritiva
Um ventrículo esquerdo mais espesso com diminuição da função sistólica é mais típico de MF.

INDICAÇÕES PARA BIOPSIA ENDOMIOCÁRDICA

A biopsia endomiocárdica (BEM) deve ser realizada em pacientes com cardiomiopatia recém-descoberta sem diagnóstico etiológico com:
  - IC que necessita de SCM ou inotrópico
  - Mobitz 2 ou bloqueio cardíaco de alto grau
  - Taquicardia ventricular sustentada ou sintomática
  - Incapacidade de responder ao tratamento medicamentoso em 1 a 2 semanas
Se estes estiverem ausentes, uma avaliação diagnóstica mais aprofundada pode ser realizada com exame de ressonância magnética.

RESSONÂNCIA MAGNÉTICA

As diretrizes da AHA recomendam que em pacientes com suspeita de miocardite, a RM pode ser útil
Se os pacientes também atenderem aos critérios para BEM, a RM cardíaca antes da biopsia pode ajudar a pesquisar áreas específicas do miocárdio
Sequências ponderadas em T2 não contrastadas e sequências ponderadas em T1 logo após a administração de gadolínio têm sido utilizadas separadamente e em combinação para diagnosticar a miocardite
Um grupo de consenso internacional para RM cardiovascular em casos de miocardite estabeleceu os critérios de Lake Louise para definir o diagnóstico de miocardite na RM
O ganho retardado do gadolínio pode evoluir para um padrão focal a difuso (Figura 8.1) e desaparecer em 2 a 4 semanas.

TRATAMENTO

A MF deve ser tratada de acordo com as diretrizes atuais para IC sistólica, conforme delineado pela AHA/American College of Cardiology (ACC) e a ESC

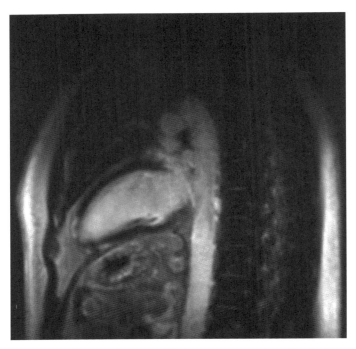

Figura 8.1 Ressonância magnética ponderada em T1 de paciente com miocardite. Ganho pelo gadolínio tardio apical e inferior são consistentes com miocardite (escaneamento 1.5T). (Cortesia de Robert Manka, MD, University Hospital Zurich.)

- Pacientes com MF necessitam de suporte hemodinâmico ou SCM, de forma que uma transferência precoce para um centro de cuidado terciário com experiência em transplante cardíaco e SCM é essencial
- A administração intravenosa de amiodarona demonstrou ser efetiva para o tratamento de arritmias ventriculares
- A digoxina é contraindicada, já que o risco de bloqueio atrioventricular aumenta
- O marca-passo temporário pode ser necessário se ocorrer bloqueio atrioventricular completo
- Alguns pacientes podem necessitar de LifeVest durante a fase aguda se taquiarritmias ventriculares persistirem, mas a terapia com desfibrilador cardioversor implantável deve ser adiada, pois há uma taxa significativa de recuperação VE
- Na miocardite relacionada à doença autoimune sistêmica, o tratamento é baseado no distúrbio subjacente e frequentemente inclui imunossupressão
- Tratamento da miocardite aguda discreta a moderadamente grave por imunossupressão com prednisona e azatioprina ou ciclosporina não é mais efetivo que um placebo
- Dois estudos randomizados na cardiomiopatia inflamatória idiopática crônica demonstraram resultados favoráveis com a prednisona isolada, ou com azatioprina ou ciclosporina
- Fármacos anti-inflamatórios não esteroidais devem ser evitados por conta do risco de aumento da inflamação e mortalidade em modelos experimentais
- Interferon, imunoglobulinas em alta dose e a imunoadsorção não são recomendados atualmente
- A miocardite de células gigantes pode deteriorar rapidamente para um choque cardiogênico e falência múltipla de órgãos, com uma taxa de morte ou transplante cardíaco de 89%, e taxa de recorrência de 20 a 25% no aloenxerto

- A miocardite eosinofílica pode ser uma manifestação de hipersensibilidade para determinados medicamentos, como sumatriptanos, que respondem bem à terapia esteroide em alta dose e tratamento medicamentoso segundo diretrizes
- A falta de evidências, fora aquelas de tratamento medicamentoso segundo diretrizes, foi destacada em uma revisão recente de casos para uma metanálise avaliando miocardite induzida por coronavírus
- A trajetória clínica da miocardite é variável
  - Aproximadamente 50% dos pacientes melhoram em 2 a 4 semanas
  - Vinte e cinco por cento desenvolvem disfunção cardíaca persistente
  - De 12 a 25% potencialmente necessitarão de transplante ou SCM a longo prazo
  - A taxa média de sobrevida após transplante cardíaco é semelhante a outros tipos de cardiomiopatia
- A participação em competições esportivas deve ser evitada por no mínimo 3 meses após o diagnóstico.

CAPÍTULO 9

Cardiomiopatia por Estresse (*Takotsubo*)

Equívocos comuns

- A presença de doença arterial coronariana espectadora invalida o diagnóstico de cardiomiopatia por estresse
- A cardiomiopatia por estresse afeta ambos os sexos de forma igual
- De modo geral, um gatilho precedente leva à cardiomiopatia por estresse.

Apresentação clínica

- A cardiomiopatia por estresse (CMS) é uma síndrome cardíaca aguda geralmente reversível que foi originalmente descrita na população japonesa há mais de 30 anos
  - *Takotsubo* é o nome de uma armadilha para polvos com pescoço estreito e fundo redondo (Figura 9.1)
  - A CMS é também conhecida como síndrome do abaulamento apical (SAA) e síndrome do coração partido
- As características clínicas mimetizam a síndrome coronariana aguda (SCA)
- O paciente típico é uma mulher na pós-menopausa com sintomas de isquemia miocárdica após evento estressante, com biomarcadores cardíacos positivos e/ou eletrocardiograma (ECG) demonstrando isquemia
- A CMS é o diagnóstico final em aproximadamente 1 a 2% de todos os pacientes com suspeita inicial de SCA, e em até 12% em mulheres com infarto agudo do miocárdio com elevação de ST (IAMEST) e em 8% dos pacientes com choque cardiogênico
- Aproximadamente 90% de todos os casos ocorrem em mulheres após a menopausa
- Pacientes conscientes tipicamente possuem sintomas semelhantes àqueles associados ao IAM, com dor no peito semelhante à angina, presente em aproximadamente 50% dos casos; sintomas menos comuns incluem dispneia, síncope ou perda de consciência pela parada cardíaca
- Tipicamente, a fração de ejeção está reduzida em 30 a 40%, o que pode estar acompanhado por disfunção diastólica significativa e elevação da pressão diastólica final do ventrículo esquerdo (PDFVE)
- A insuficiência cardíaca aguda é uma complicação frequente, e o choque cardiogênico pode ocorrer em aproximadamente 10 a 15% dos pacientes
- A fibrilação atrial ocorre em 5% dos casos, enquanto taquiarritmias ventriculares foram relatadas em 3 a 4% dos pacientes e assistolia em 0,5%
- Raras complicações incluem trombo VE, tromboembolismo e ruptura cardíaca
- A hipotensão pode ocorrer devido à redução do volume sistólico e, em alguns casos, obstrução da via de saída ventricular esquerda (OVSVE) dinâmica

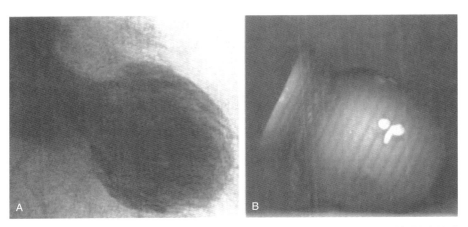

Figura 9.1 A. Ventriculograma. **B.** Uma armadilha para polvos (*takotsubo*). (Cortesia de #FOAMed Medical Education Resources, LITFL.)

- A disfunção ventricular, em geral, desaparece entre dias a semanas, com recuperação completa em 4 a 8 semanas
- O prognóstico da CMS é bom na ausência de comorbidades subjacentes significativas
- A mortalidade hospitalar é de aproximadamente 3 a 5%
- O subgrupo de pacientes nos quais há um gatilho físico – como uma cirurgia importante, neoplasia e fraturas – parece ter um prognóstico pior
- A taxa de recorrência é de aproximadamente 1 a 2% por ano.

Fisiopatologia

- Um gatilho estressante precedente está presente em mais de dois terços dos pacientes, mas a fisiopatologia precisa da CMS ainda não está bem estabelecida
- Observações clínicas sugerem que o sistema nervoso simpático desempenha um importante papel
    - Incluindo uma relação temporal com estresse emocional ou físico, estados hiperadrenérgicos, como feocromocitoma ou hemorragia subaracnóidea que causa uma cardiomiopatia semelhante à CMS, com altos níveis de catecolaminas
- A disfunção microvascular pode ser detectada em pelo menos dois terços dos pacientes e sua gravidade está correlacionada com a elevação da troponina e anormalidades ECG.

Investigações

- Os achados característicos da síndrome foram incorporados em diversos critérios diagnósticos propostos
- A Tabela 9.1 lista os critérios da Mayo Clinic que podem ser aplicados no momento do atendimento
    - Todos os quatro critérios devem estar presentes.

ELETROCARDIOGRAMA

- Entre 30 e 50% dos pacientes possuem elevação do segmento ST no momento do atendimento, mas os achados ECG não distinguem de forma confiável a CMS da SCA

TABELA 9.1 ■ Critérios propostos pela Mayo Clinic para a síndrome do abaulamento apical.

1. Hipocinesia transitória, acinesia ou discinesia dos segmentos médios do ventrículo esquerdo com ou sem envolvimento apical. As anormalidades de movimentação regionais da parede se estendem além de uma distribuição vascular epicárdica única. Um gatilho estressante está frequentemente presente, mas nem sempre.[a]
2. Ausência de doença coronariana obstrutiva ou evidência angiográfica de ruptura aguda de placa.[b]
3. Novas anormalidades eletrocardiográficas (seja elevação do segmento ST e/ou inversão da onda T) ou elevação modesta da troponina cardíaca.
4. Ausência de feocromocitoma, miocardite.

De Prasad A, Lerman A, Rihal CS. Apical ballooning syndrome (takotsubo or stress cardiomyopathy): a mimic of acute myocardial infarction. Am Heart J. 2008;155:408-417.
[a]Existem raras exceções a esses critérios, como em pacientes nos quais a anormalidade da movimentação regional da parede está limitada a um único território coronariano.
[b]É possível que um paciente com aterosclerose coronariana obstrutiva também desenvolva síndrome do abaulamento apical (SAA). Entretanto, isso é muito raro em nossa experiência e na literatura publicada, talvez porque esses casos são mal diagnosticados como uma síndrome coronariana aguda.

- Presença de ondas Q, inversão de onda T ou anormalidades inespecíficas de onda T podem estar presentes, ou o ECG pode estar normal
- Alterações evolucionárias características durante a hospitalização incluem a resolução da elevação do segmento ST e inversão difusa de onda T profunda associada ao prolongamento do intervalo QT (Figura 9.2).

BIOMARCADORES CARDÍACOS

- Os níveis de troponina estão invariavelmente elevados no momento do atendimento inicial e atingem o pico em 24 a 48 horas
- Os níveis de troponina são menores do que em casos de IAMEST, mas semelhantes a casos de IAM sem elevação de segmento ST

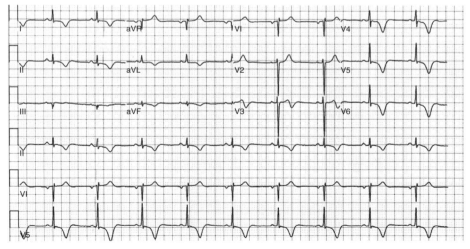

Figura 9.2 Eletrocardiograma em 12 derivações com inversão de onda T nas derivações precordiais e de membros associada ao prolongamento do intervalo QT.

- O nível sanguíneo de peptídeos natriuréticos está elevado na maioria dos pacientes e pode estar correlacionado com a PDFVE.

IMAGEM VENTRICULAR ESQUERDA E ANGIOGRAFIA CORONARIANA

- O ecocardiograma transtorácico demonstra preservação da função ventricular esquerda, mas há hipocinesia ou acinesia dos segmentos médios a apicais, o que leva à aparência de "abaulamento" (Figura 9.3)
    - A anormalidade da movimentação regional da parede (AMRP) se estende além da distribuição de uma única artéria coronariana
    - Em uma proporção significativa de pacientes, a contração apical está preservada e a anormalidade da movimentação da parede está restrita aos segmentos médios (variante que poupa a região apical)
    - A variante menos comum é a *takotsubo* invertida ou reversa com hipocinesia do segmento basal do VE, mas função apical preservada
    - As formas variantes de CMS apresentam características clínicas semelhantes e prognóstico da forma típica
    - O ventrículo direito também desenvolve um padrão semelhante de AMRP em aproximadamente um terço dos casos
- A ressonância magnética cardíaca pode ser uma modalidade de imagem útil para a documentação da extensão da AMRP e diferenciação entre a CMS (ausência de ganho tardio pelo gadolínio) e miocardite e IAM, que possuem ganho tardio pelo gadolínio
- A angiografia coronariana deve ser realizada a fim de excluir uma SCA, mas pacientes com CMS possuem artérias coronarianas normais angiograficamente ou discreta aterosclerose
    - Quando presentes, placas obstrutivas em geral são insuficientes para serem responsáveis pela AMRP disseminada.

Tratamento

- As recomendações para o tratamento da CMS são baseadas em opiniões de especialistas, já que ensaios clínicos ainda não foram conduzidos devido, em parte, à baixa incidência e ao fato de que a terapia de suporte leva à recuperação espontânea na grande maioria dos pacientes

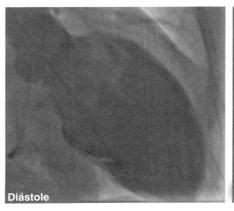 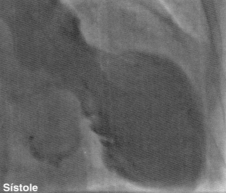

Figura 9.3 Ventriculograma esquerdo na diástole e sístole de um paciente com cardiomiopatia por estresse com contração basal hiperdinâmica e acinesia dos segmentos médio e apical.

Capítulo 9 Cardiomiopatia por Estresse (*Takotsubo*) **111**

- A terapia inicial é frequentemente direcionada para o tratamento da isquemia miocárdica com ácido acetilsalicílico, anticoagulantes, estatinas e betabloqueadores porque, em geral, a SCA é o diagnóstico em progresso
- Ácido acetilsalicílico, anticoagulantes e estatinas podem ser descontinuados assim que o diagnóstico de CMS for confirmado, a menos que seja documentada aterosclerose coronariana coexistente
- Na ausência de contraindicações, um betabloqueador deve ser iniciado, porque as catecolaminas em excesso têm sido implicadas na patogenia
- O início de terapia com inibidores da enzima conversora de angiotensina ou bloqueadores dos receptores de angiotensina para disfunção aguda VE é recomendado
- Insuficiência cardíaca aguda discreta à moderada responde à terapia diurética, mas casos graves com edema pulmonar podem necessitar de intubação e ventilação mecânica
- Se presente, a OVSVE pode ser tratada com fenilefrina, com o objetivo de aumentar a póscarga e o tamanho da cavidade ventricular esquerda
- Inotrópicos geralmente são utilizados com bom efeito no choque cardiogênico, embora existam razões teóricas para evitá-los por conta do papel potencial da toxicidade por catecolaminas precipitar a síndrome
  - O balão intra-aórtico por contrapulsação ou outros dispositivos de suporte mecânico podem ser preferíveis na ausência de OVSVE
  - Embora a ocorrência de *torsade de pointes* seja rara, pacientes devem ser monitorados continuamente pelo ECG até que o QTc seja menor ou igual a 500 ms
  - Se ocorrer *torsade de pointes* pausa-dependente, a terapia com betabloqueadores deve ser suspensa e considerado o marca-passo temporário
- A terapia com desfibrilador-cardioversor implantável não é rotineiramente indicada para casos de taquicardia ventricular ou fibrilação porque a cardiomiopatia é reversível.

CAPÍTULO **10**

Síndrome Cardiorrenal Tipo 1

Equívocos comuns

- A terapia diurética deve ser descontinuada em pacientes com sobrecarga volêmica se desenvolverem reduções discretas a moderadas assintomáticas na pressão arterial ou função renal
- O uso de diuréticos em pacientes com sobrecarga volêmica pode causar lesão renal aguda e deve ser descontinuado se a creatinina subir
- A infusão intravenosa contínua de diuréticos não é considerada mais efetiva do que a aplicação em bólus em casos de insuficiência cardíaca aguda grave descompensada.

Definição e classificação

- Distúrbios combinados do coração e dos rins são denominados síndromes cardiorrenais (SCR); elas são definidas como um distúrbio fisiopatológico complexo do coração e rins pelo qual a disfunção aguda ou crônica em um órgão pode induzir disfunção aguda ou crônica no outro órgão
- As SCRs são classificadas em cinco subtipos com base no órgão disfuncional primário (Tabela 10.1)
- A sequência temporal da disfunção do órgão e o problema predominante podem também ser utilizados para distinguir tipos 1 ou 2 (cardíaco primeiro) dos tipos 3 ou 4 (renal primeiro)
- No ambiente da unidade de terapia intensiva cardiológica (UTIC), a SCR mais comumente observada é do tipo 1
- A SCR tipo 1 é caracterizada por uma deterioração aguda da função cardíaca que leva a uma redução na taxa de filtração glomerular (TFG) e lesão renal aguda (LRA)
- Os precipitantes mais comuns da disfunção cardíaca aguda na UTIC que resultam em LRA são o choque cardiogênico, insuficiência cardíaca aguda descompensada (ICAD), infarto agudo do miocárdio (IAM), insuficiência mitral ou aórtica aguda, tamponamento pericárdico, pericardite constritiva ou arritmias prolongadas com hipotensão associada ou choque cardiogênico
- Existem quatro padrões de SCR tipo 1: (1) lesão cardíaca recorrente levando à lesão renal recorrente; (2) lesão cardíaca recorrente levando à agudização da lesão renal crônica; (3) agudização da descompensação cardíaca crônica levando à lesão renal recorrente; e (4) agudização da descompensação cardíaca crônica levando à agudização da lesão renal crônica.

Prevalência

- A SCR tipo 1 foi observada em 27 a 45% dos pacientes hospitalizados com ICAD e em 9 a 54% dos pacientes com síndromes coronarianas agudas
- Dos pacientes com doença renal crônica preexistente que são atendidos com ICAD, aproximadamente 60% desenvolverão LRA.

Manual de Cardiologia Intensiva

TABELA 10.1 ■ Classificação das síndromes cardiorrenais.

Classe	Tipo	Descrição	Exemplos
1	Síndrome cardiorrenal aguda	Piora aguda da função cardíaca resultando em LRA	ICAD Cirurgia cardíaca Síndromes coronarianas agudas NIC
2	Síndrome cardiorrenal crônica	Anormalidades crônicas da função cardíaca levando à DRC	Hipertensão IC
3	Síndrome renocardíaca aguda	Piora abrupta da função renal levando à disfunção cardíaca aguda	Edema pulmonar agudo na LRA Arritmia devido à acidose ou anormalidades eletrolíticas ou sobrecarga volêmica NIC levando à IC
4	Síndrome renocardíaca crônica	DRC levando à disfunção cardíaca crônica	Hipertrofia do ventrículo esquerdo na DRC
5	Síndrome cardiorrenal secundária	Distúrbios sistêmicos causando disfunção cardíaca e renal	Sepse Lúpus eritematoso sistêmico Diabetes

DRC, doença renal crônica; *IC*, insuficiência cardíaca; *ICAD*, insuficiência cardíaca aguda descompensada; *LRA*, lesão renal aguda; *NIC*, nefropatia induzida por contraste. (Modificada de Cruz DN. Cardiorenal syndrome in critical care: the acute cardiorenal and renocardiac syndromes. *Adv Chronic Kidney Dis*. 2013;20:56-66.)

Prognóstico

- O desenvolvimento de SCR tipo 1 está associado a piores resultados clínicos, mais re-hospitalizações e maiores gastos com cuidados de saúde
- O risco de mortalidade associado à SCR tipo 1 é mais pronunciado precocemente, mas um aumento do risco de morte tem sido observado 10 anos após a primeira hospitalização para IAM em pacientes que desenvolvem LRA.

Fatores de risco

- Fatores de risco não modificáveis incluem histórico de diabetes, internações prévias para ICAD ou IAM e disfunção cardíaca mais grave no momento do atendimento (edema pulmonar, taquiarritmias, pior classe de Killip ou menor fração de ejeção)
- A função renal prejudicada no momento da hospitalização tem sido consistentemente associada ao maior risco de SCR tipo 1
- Fatores de risco modificáveis incluem altas doses de diuréticos (p. ex., dose diária de furosemida > 100 mg/dia ou uso hospitalar de tiazídicos) e/ou terapia vasodilatadora, assim como volumes maiores de agentes de contraste durante exames de imagem, cateterismo cardíaco e intervenção coronariana.

Diagnóstico

- O diagnóstico de SCR tipo 1 é feito retrospectivamente após tratamento para melhorar a performance cardíaca resultar em melhora da função renal.

Fisiopatologia

- A ICAD pode reduzir a TFG por vários mecanismos, incluindo adaptações neuro-hormonais, redução da perfusão renal, aumento da pressão venosa renal e disfunção ventricular direita (Figura 10.1)
- Ademais, a exposição a nefrotoxinas pode precipitar a SCR tipo 1
- A fisiopatologia da SCR tipo 1 pode variar em diferentes momentos durante uma única hospitalização
- No início da internação na UTIC, a LRA pode estar relacionada a um estado de baixo débito cardíaco e/ou aumento marcante na pressão venosa central
- Existem múltiplas causas iatrogênicas de SCR tipo 1 (Figura 10.2).

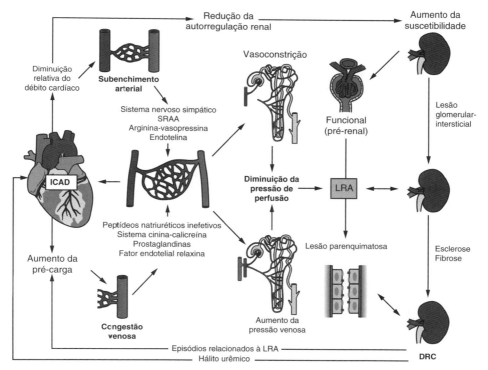

Figura 10.1 Patogenia da SCR tipo 1. A insuficiência cardíaca aguda descompensada (ICAD) por meio do subenchimento arterial e congestão venosa causa uma série de alterações nos fatores neuro-hormonais e hemodinâmicos que culminam na lesão renal aguda (LRA). *DRC*, doença renal crônica; *SCR*, síndrome cardiorrenal; *SRAA*, sistema renina-angiotensina-aldosterona. (Modificada de Ronco C, Cicoira M, McCullough PA. Cardiorenal syndrome type 1. Pathophysiological crosstalk leading to combined heart and kidney dysfunction in the setting of acute decompensated heart failure. J Am Coll Cardiol. 2012;60:1031-1042.) *(Esta figura encontra-se disponível em cores no Encarte.)*

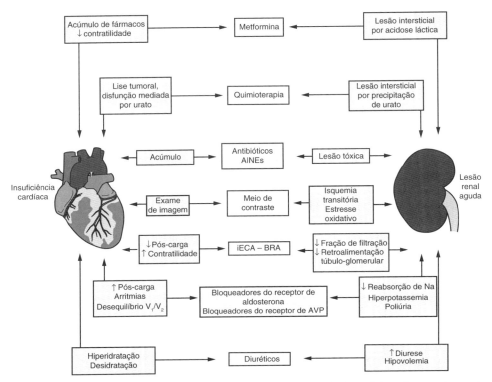

Figura 10.2 Causas iatrogênicas de SCR tipo 1. Múltiplas fontes de lesão iatrogênica, algumas das quais podem ser inevitáveis, podem resultar em distúrbios cardíaco, renal ou cardiorrenal e lesão renal em pacientes com insuficiência cardíaca aguda descompensada (ICAD). *AINEs*, fármacos anti-inflamatórios não esteroidais; *AVP*, arginina vasopressina; *BRA*, bloqueador do receptor de angiotensina; *iECA*, inibidor da enzima conversora de angiotensina. (Modificada de Ronco C, Cicoira M, McCullough PA. Cardiorenal syndrome type 1. Pathophysiological crosstalk leading to combined heart and kidney dysfunction in the setting of acute decompensated heart failure. *J Am Coll Cardiol*. 2012;60:1031-1042.)

Prevenção

- A SCR tipo 1 é resultado da interação entre fatores patogênicos complexos; assim que se torna clinicamente aparente, é difícil abortar e, com frequência, é irreversível
- A prevenção da SCR é fundamental na prática clínica, com o objetivo de identificar e evitar fatores precipitantes, assim como utilizar medidas para manter o melhor funcionamento do coração e dos rins
- Não existem diretrizes de recomendações para o tratamento da SCR tipo 1
- A variedade de interações fisiopatológicas e sua complexidade tornam o tratamento da SCR desafiador
- A melhora do histórico natural da insuficiência cardíaca e a prevenção da descompensação aguda são os pilares da prevenção da SCR tipo 1
- Outro ponto fundamental da prevenção é reconhecer pacientes em risco de SCR

- Pacientes em risco de SCR tipo 1 possuem uma janela estreita para pressão arterial e estado volêmico. Extremos em ambos os parâmetros podem resultar em piora da função renal (Figura 10.3)
- Medidas renoprotetoras podem então ser seletivamente instituídas naqueles pacientes em alto risco para reduzir a chance de SCR aguda (Tabela 10.2).

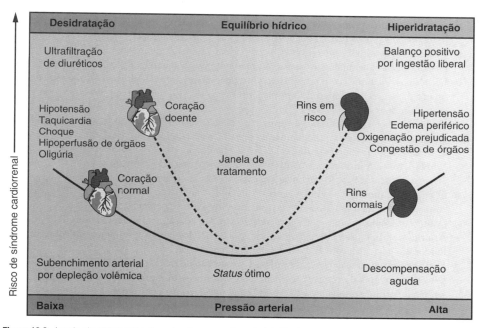

Figura 10.3 Janela de tratamento da volemia e pressão arterial. Pacientes em risco de síndrome cardiorrenal tipo 1 possuem uma janela estreita para tratamento da pressão arterial e volemia; extremos em ambos os parâmetros podem estar associados à piora da função renal. (Modificada de Ronco C, Cicoira M, McCullough PA. Cardiorenal syndrome type 1. Pathophysiological crosstalk leading to combined heart and kidney dysfunction in the setting of acute decompensated heart failure. J Am Coll Cardiol. 2012;60:1031-1042.)

TABELA 10.2 ▪ **Estratégias renoprotetoras na unidade de terapia intensiva cardiológica.**

- Monitoramento regular da ingestão/saída de fluidos, débito urinário, função renal, pressão arterial
- Monitoramento acurado e frequente do *status* volêmico
- Suspender inibidores da ECA/BRAs em pacientes com piora da função renal
- Otimizar o *status* volêmico
- Ajustar as doses de diuréticos com base no *status* volêmico
- Vigilância farmacológica (monitoramento de fármacos, evitar nefrotoxinas, atenção a interações entre fármacos)
- Uso inicial de vasodilatadores (nitratos, hidralazina) na ICAD se a pressão arterial for adequada
- Evitar uso desnecessário de agentes de contraste iodados
- Otimizar o *status* volêmico antes do uso de agentes de contraste iodados
- Minimizar o volume de agentes de contraste iodados

BRAs, bloqueadores do receptor de angiotensina; *ECA*, enzima conversora de angiotensina; *ICAD*, insuficiência cardíaca aguda descompensada. (Modificada de Cruz DN. Cardiorenal syndrome in critical care: the acute cardiorenal and renocardiac syndromes. *Adv Chronic Kidney Dis*. 2013;20:56-66.)

Tratamento

- Nenhuma terapia medicamentosa aumenta diretamente a TFG (manifestada clinicamente por um declínio da creatinina sérica) em pacientes com insuficiência cardíaca
- Em contrapartida, a melhora da função cardíaca pode resultar em incrementos na TFG, indicando que a SCR tipo 1 possui componentes reversíveis substanciais
- A LRA induzida por disfunção cardíaca primária implica perfusão renal inadequada até que se prove o contrário
- A perfusão inadequada pode ser consequência de um estado de baixo débito cardíaco, aumento da pressão venosa central que leva à congestão renal, ou ambos
- Um histórico cuidadoso e o exame físico podem, em geral, diferenciar um paciente com depleção volêmica daquele que esteja em grave sobrecarga volêmica
- Diuréticos, iniciando com um diurético de alça, são a terapia de primeira linha para o tratamento da sobrecarga volêmica em pacientes com ICAD manifestada por edema periférico e/ou pulmonar
- O objetivo da terapia diurética é eliminar a retenção de fluidos mesmo se isso levar a reduções assintomáticas discretas a moderadas da pressão arterial ou função renal
- O melhor regime diurético ainda não foi determinado em estudos randomizados e controlados. A infusão intravenosa contínua de diuréticos tradicionalmente foi considerada mais efetiva do que a aplicação em bólus em casos de ICAD grave
- O papel dos inotrópicos em pacientes com SCR é incerto e o uso rotineiro deles não é recomendado, dada a ausência de eficácia comprovada e sua associação com eventos adversos quando utilizados em pacientes que não estejam em choque cardiogênico ou ICAD
- A ultrafiltração é uma alternativa aos diuréticos de alça para o tratamento da sobrecarga de fluidos em pacientes com ICAD e piora da função renal
- Embora a ultrafiltração possa ser útil para a remoção de fluidos na ICAD em pacientes irresponsivos à terapia diurética, as evidências disponíveis não estabelecem a ultrafiltração como terapia de primeira linha para ICAD ou como uma terapia efetiva para a SCR tipo 1.

CAPÍTULO **11**

Morte Súbita Cardiovascular

Equívocos comuns

- A sobrevida após uma parada cardíaca no hospital é significativamente melhor do que em uma parada cardíaca fora do ambiente hospitalar
- Em casos de estenose aórtica, o risco de morte súbita cardiovascular é eliminado após substituição da valva aórtica
- Em pacientes pós-infarto agudo do miocárdio (IAM) com grave disfunção ventricular esquerda, um cardioversor/desfibrilador implantável (CDI) deve ser implantado antes da alta hospitalar para reduzir a mortalidade precoce.

Apresentação clínica

- A doença cardiovascular corresponde a aproximadamente 1 de cada 2.9 mortes nos EUA, e cerca de 17 milhões de mortes em todo o mundo a cada ano
- Mais de 50% ocorrem subitamente, tornando a morte súbita cardiovascular (MSC) uma das causas de morte mais comuns
- A MSC é definida como a interrupção súbita da atividade cardíaca com colapso hemodinâmico em 1 hora após o início dos sintomas na ausência de uma causa extracardíaca, enquanto a parada cardíaca súbita (PCS) é utilizada para descrever um evento não fatal
- As estimativas de incidência da MSC variam amplamente, de 180 mil a 450 mil por ano
- Devido à raridade de necropsias, a verdadeira incidência e os mecanismos de paradas cardíacas fora do hospital (PCFH) são difíceis de estabelecer
- Em vítimas monitoradas, a fibrilação ventricular (FV) ou taquicardia ventricular (TV) é o ritmo inicial mais comum (75 a 80%)
- Com os avanços na terapia da doença arterial coronariana (DAC) e aumento dos CDIs, a TV/FV agora correspondem a menos de 30% dos ritmos iniciais
- A atividade elétrica sem pulso (AESP) é cada vez mais definida como o ritmo inicial (25% das vezes) devido ao fato de os pacientes serem mais velhos, mais doentes e com mais gatilhos agudos para AESP (*i. e.*, metabólicos, respiratórios), e são menos capazes de sustentar a TV/FV até que os serviços médicos de emergência (SME) cheguem
- O ritmo inicial está correlacionado com a duração do evento, conforme a FV é observada precocemente e evolui para assistolia com o passar do tempo (Figura 11.1)
- Avanços recentes na reanimação cardiopulmonar (RCP) e no cuidado pós-reanimação melhoraram as taxas de sobrevida, de 5,7% em 2005 para 8,3% em 2012
- As taxas de sobrevida são maiores para indivíduos nos quais a FV é o ritmo inicial, sendo que 30% sobrevivem até a alta hospitalar
- Ritmos que não causam choque foram associados a taxas de sobrevida a longo prazo ruins (8% para AESP)

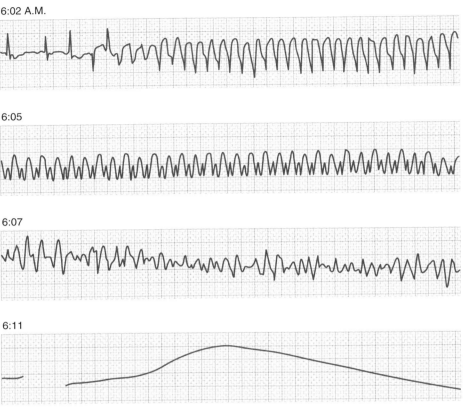

Figura 11.1 O registro fortuito de Holter de um paciente que passou por morte súbita cardiovascular fora do hospital documenta a sequência usual e típica dos eventos. A taquicardia ventricular rápida inicial continua até o segundo painel com alargamento do QRS, provavelmente devido a alterações metabólicas miocárdicas. A degeneração subsequente para a fibrilação ventricular é demonstrada no terceiro painel, seguida por assistolia no quarto painel. O prognóstico depende do ritmo inicial documentado e de quão precocemente a equipe de emergência chega para tratar o indivíduo. (Modificada de National Heart, Lung, and Blood Institute. What Is An Implantable Cardioverter Defibrillator? https://www.nhlbi.nih.gov/health/health-topics/topics/icd.)

- O risco de sofrer uma PCS aumenta com a idade, sendo que somente 1% dos casos ocorre em indivíduos com menos de 35 anos
- A presença de doença cardíaca estrutural (DCE) subjacente resulta em um aumento de 6 a 10 vezes no risco de PCS
- Estudos sugerem que 21 a 45% das vítimas de MSC possuem avaliação *post-mortem* cardíaca normal
- Homens possuem probabilidade de duas a três vezes maior de sofrer PCS do que mulheres
- Mulheres que sofrem PCS mais provavelmente estão em casa, são mais velhas e apresentam AESP
- Mulheres possuem taxas maiores de reanimação com sucesso e sobrevida a partir de ritmos chocáveis
- Afro-americanos possuem taxas maiores de MSC e pior sobrevida em casos de PCS, devido à maior probabilidade de evento sem testemunhas ou AESP como ritmo inicial

- A taxa de sobrevida até a alta hospitalar em vítimas afro-americanas de PCS com TV/FV documentada como ritmo inicial é 27% inferior a pacientes caucasianos
- Possíveis fatores contribuintes incluem tratamento em hospitais com piores desfechos e menor probabilidade de receber RCP executada por quem presenciou a PCR
- Aproximadamente metade de todas as vítimas de MSC terão, em geral, sintomas prévios transitórios 4 semanas antes do evento de PCS
- Dos sintomas presentes, 46% se queixam de dor no peito e 20% relatam dispneia.

Fisiopatologia

- A MSC é o resultado da interação entre um substrato cardíaco anormal e distúrbios funcionais transitórios que desencadeiam a arritmia.

Substrato cardíaco anormal

- Para prever a PCS, é importante reconhecer as etiologias que podem potencialmente levar à interrupção aguda do débito cardíaco
- A Figura 11.2 demonstra dados derivados de vários estudos que demonstram os substratos patológicos predominantes da MSC
- O risco relativo de MSC depende do substrato subjacente e é graficamente demonstrado para várias populações na Figura 11.3.

DOENÇA ARTERIAL CORONARIANA

- A DAC é o substrato subjacente mais comum, correspondendo a 60 a 75% de todos os casos
- A maioria (40 a 75%) dos eventos de PCS atribuídos à DAC ocorrem em indivíduos com evidências de um IAM prévio
- Aproximadamente 15% das vítimas de PCS inicialmente são atendidas durante um IAM com elevação de ST (IAMEST).

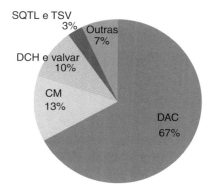

Figura 11.2 Prevalência de cardiopatias subjacentes em pacientes adultos que sofreram morte súbita cardiovascular, com base em dados derivados a partir de diversos estudos. Os substratos predominantes são doença arterial coronariana (DAC), cardiomiopatias (CM), doença cardíaca hipertensiva (DCH) e valvar, e síndromes hereditárias de arritmias. *SQTL*, síndrome do QT longo; *TSV*, taquicardia supraventricular. (Modificada de Deshpande S, Vora A, Axtell K, Akhtar M. Sudden cardiac death. In Brown DL, editor. *Cardiac Intensive Care*. Philadelphia: Saunders, 1998, 391-404.)

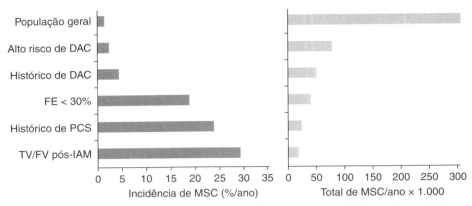

Figura 11.3 Incidência e número de pacientes com morte súbita cardiovascular (MSC) em vários subgrupos de pacientes. À esquerda, o percentual de incidência de MSC por ano em cada subgrupo. À direita, o número total de MSCs por ano (nx1.000). DAC, doença arterial coronariana; FE, fração de ejeção; IAM, infarto agudo do miocárdio; PCS, parada cardíaca súbita; TV/FV, taquicardia ventricular/fibrilação ventricular. (Modificada de Myerburg RJ, Kessler KM, Castellanos A. Sudden cardiac death: structure, function and time-dependence of risk. Circulation. 1992;85[Suppl I]:I-2–I-10.)

Anomalias de artérias coronarianas

- Embora anomalias significativas de artérias coronarianas sejam incomuns (prevalência de 0,21 a 5,79%), elas são a segunda causa mais comum de MSC em adultos jovens
- A anomalia mais comumente associada à MSC ocorre quando uma artéria coronariana anômala se origina a partir do seio de Valsalva oposto e trafega entre a aorta e tronco pulmonar
- Os eventos de MSC tipicamente ocorrem durante ou logo após exercício vigoroso, devido à compressão da artéria coronariana quando os grandes vasos sofrem dilatação.

Vasculite

- Durante a fase aguda da doença de Kawasaki, aneurismas de artérias coronarianas e ectasia ocorrem em 10 a 25% dos pacientes
- Em anos posteriores, o encolhimento do aneurisma, proliferação da camada íntima e calcificação coronariana contribuem para a estenose, o que pode resultar em MSC por arritmia cardíaca e IAM
- A poliarterite nodosa e aortite sifilítica podem afetar a circulação coronariana e a PCS pode ser uma sequela.

Ponte miocárdica

- A ponte miocárdica é uma variante congênita rara (0,5 a 4,5% da população geral) na qual uma artéria coronariana epicárdica trafega através do miocárdio durante uma porção de seu curso, em geral a artéria coronariana descendente anterior esquerda
- Durante períodos de esforço, um grau crítico de compressão sistólica que se estendeu para a diástole no segmento canalizado pode ocorrer, resultando em isquemia miocárdica e ocasionalmente em PCS.

Espasmo da artéria coronariana

- O vasospasmo da artéria coronariana é um estreitamento súbito da artéria coronariana causado pela contração do tecido muscular liso da parede vascular

- O espasmo da artéria coronariana pode, ocasionalmente, desencadear arritmias ventriculares e PCS
- A angina vasospástica também pode ocorrer como resultado do uso de cocaína.

Dissecção da artéria coronariana

- A dissecção espontânea das artérias coronarianas resulta da separação da camada média da parede arterial por hemorragia
- Está associada à síndrome de Marfan, gravidez, dissecção aórtica do tipo I ou ruptura de um seio do aneurisma de Valsalva, todos os quais podem potencialmente causar PCS.

DOENÇA MIOCÁRDICA

Cardiomiopatia hipertrófica (CMH)

- A CMH é a causa mais comum de MSC em adultos jovens e a segunda maior causa de MSC de forma geral, com uma taxa anual de mortalidade que varia de menos de 1% em pacientes assintomáticos até 6% em pacientes com múltiplos fatores de risco
- Ao contrário da maioria das outras cardiopatias, o risco de PCS na CMH diminui com o envelhecimento
- A CMH é hereditária como uma condição autossômica dominante
- Pacientes com CMH possuem hipertrofia ventricular esquerda (VE) assimétrica e difusa sem dilatação compensatória da câmara VE e na ausência de qualquer causa cardíaca ou sistêmica conhecida
- No exame histológico, existe desorganização grosseira dos feixes musculares e arquitetura miofibrilar, alteração das junções estreitas, aumento da espessura da membrana basal e fibrose intersticial
- Possíveis mecanismos para PCS incluem arritmias ventriculares malignas, síncope por obstrução da via de saída VE (VSVE) e isquemia, mais comumente manifestados como TV/FV.

Cardiomiopatia dilatada não isquêmica (CMDNI)

- A CMDNI é definida pela presença de dilatação de VE ou biventricular e função sistólica prejudicada na ausência de quaisquer condições de isquemia ou carga anormal
- Causas primárias incluem cardiomiopatias familiares, infecções, distúrbios autoimunes, condições metabólicas ou toxinas
- Mutações genéticas são identificadas em até 40% dos pacientes, sendo que os genes que codificam a titina (TTN), cadeia pesada de miosina (MYH7), troponina T cardíaca (TNNT2) e lamina A/C (LMNA) são os mais comuns
- Uma forma distinta é definida pela não compactação do miocárdio ventricular, causada pela interrupção da embriogênese normal do endocárdio e miocárdio
  - As manifestações incluem insuficiência cardíaca, eventos embólicos e arritmias
  - A MSC correspondeu a 50% das mortes nas séries relatadas
- Após o diagnóstico de CMDNI, há uma sobrevida de 70% com 1 ano e sobrevida de 50% com 2 anos, sendo que a maioria das mortes ocorre de forma súbita
- A CMDNI é responsável por 10% de todos os casos de MSC em adultos e pode ser a apresentação inicial.

CARDIOMIOPATIA ARRITMOGÊNICA VENTRICULAR DIREITA (CAVD)

- A CAVD é uma cardiomiopatia hereditária com substituição dos miócitos do ventrículo direito (VD) por tecido adiposo e fibroso

- A principal característica no eletrocardiograma (ECG) é a presença de ondas épsilon (ε) (Figura 11.4)
- Com frequência, a ECG com sinal médio está anormal de forma marcante, com potenciais tardios comumente observados
- Achados diagnósticos em exames de imagem incluem acinesia regional de VD, discinesia ou dilatação de aneurismas
- A gordura intramiocárdica, adelgaçamento da parede VD e atraso no ganho no exame de ressonância magnética do coração são achados complementares, mas não são diagnósticos
- A prevalência estimada da CAVD é de 1 em 2000 a 5000, e é herdada de uma forma autossômica dominante, embora, devido à penetrância incompleta, a doença ocorra em somente 30 a 50% dos descendentes
- Mais de 60% das mutações ocorrem em genes que codificam proteínas desmossomais, que ancoram filamentos intermediários à membrana citoplasmática em células adjacentes na junção estreita
- Embora os pacientes sejam geralmente assintomáticos, síncopes sem causa definida ou MSC podem ser a manifestação clínica inicial em até 50% dos casos.

Cardiopatias valvares

- Em 1 a 5% das vítimas de MSC, a causa da morte é atribuída à doença cardíaca valvar (DCV)
- A DCV reumática, em casos raros, pode resultar em MSC devido a arritmias, trombose na valva esférica no átrio esquerdo, embolia das artérias coronarianas ou insuficiência circulatória aguda com baixo débito
- Na estenose aórtica (EA), hipertensão e baixo débito cardíaco com hipertrofia ventricular esquerda (HVE) provocam hipertensão coronariana e contribuem para a TV

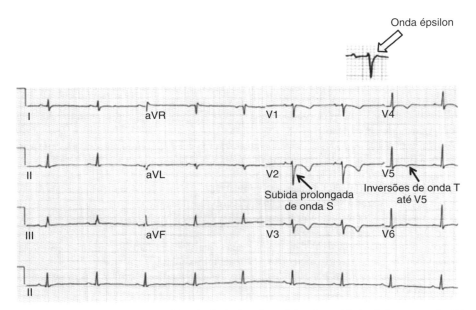

Figura 11.4 Morfologia eletrocardiográfica da displasia arritmogênica do ventrículo direito com ondas T invertidas, ondas ε, onda S entalhada, e alargamento do QRS (> 110 ms) nas derivações precordiais direitas (V1–V3). (De Nasir K, Bomma C, Tandri H et al. Electrocardiographic features of arrhythmogenic right ventricular dysplasia/cardiomyopathy according to disease severity: a need to broaden diagnostic criteria. Circulation. 2004;110:1527-1534.)

Capítulo 11 Morte Súbita Cardiovascular

- Antes da substituição da valva aórtica, pacientes assintomáticos com EA grave possuem uma taxa anual de MSC de 13%
- A MSC é um dos modos mais comuns de morte em pacientes com EA **mesmo após substituição da valva aórtica**, atribuída a arritmias e tromboembolismo
- Embora o prolapso mitral seja tipicamente benigno, determinadas características – como a espessura dos folhetos, redundância, fibrose dos músculos papilares e parede inferobasal, e dilatação VE – estão associadas ao aumento das taquiarritmias ventriculares
- Embora a TV seja associada a essas características, isso pode não contribuir para o risco de MSC.

Distúrbios inflamatórios e infiltrativos

- A miocardite é definida como a inflamação do miocárdico de origem infecciosa
  - Pacientes são tipicamente assintomáticos, e a MSC pode ser o único sinal presente em até 12% dos pacientes adultos com miocardite
  - Inicialmente, a lesão miocárdica direta causa edema, necrose e disfunção contrátil
  - A cicatrização após a miocardite aguda ter sido resolvida pode contribuir para a PCS
- Condições inflamatórios não infecciosas, como doenças do colágeno vascular, esclerose sistêmica e granulomatosas também podem causar PCS
  - A sarcoidose cardíaca é definida pelo desenvolvimento de granulomas sarcoides no músculo cardíaco que podem afetar o sistema de condução, causando bloqueio cardíaco completo; criar cicatrizes granulomatosas, o que contribui para o desenvolvimento de arritmias ventriculares de macrorreentrância; ou prejudicar a contratilidade miocárdica, resultando em insuficiência cardíaca
    - Comparados a outros pacientes com CMDNI, pacientes com sarcoidose cardíaca parecem receber terapias de CDI apropriadas com mais frequência
- Doenças infiltrativas, como a hemocromatose e amiloidose, também podem aumentar o risco de PCS
  - A cardiomiopatia por amiloidose resulta do depósito de proteína amiloide no interstício miocárdico, contribuindo para o espessamento miocárdico difuso com disfunção ventricular sistólica e/ou diastólica
    - A MSC pode resultar da falência da bomba, taquiarritmias ventriculares ou trombos. O prognóstico para pacientes com amiloidose cardíaca e insuficiência cardíaca sintomática é extremamente reservado, com sobrevida mediana de 4 a 6 meses
    - Finalmente, terapias apropriadas de CDI para arritmias ventriculares são comuns (27% em uma série).

Cardiopatias congênitas

- A MSC é uma causa importante de mortalidade em adultos com cardiopatia congênita (CC), afetando 7 a 19% da população
- Arritmias são a causa mais comum de MSC na população com CC. Fatores que foram associados à MSC na CC incluem taquicardia supraventricular, disfunção moderada à grave do ventrículo sistêmico, e aumento da duração de QRS
- A estenose aórtica congênita pode predispor à PCS
  - O risco de PCS está correlacionado à gravidade da estenose
- Tanto a síndrome de Eisenmenger cianótica como a não cianótica podem predispor à PCS
- Pacientes que foram submetidos a procedimentos cirúrgicos para corrigir a transposição de grandes artérias podem ter maior risco de PCS resultante de bradicardia e taquicardias
  - O estiramento ventricular direito de longa duração, arquitetura eletrofisiológica anormal secundária ao estresse geral e físico e sequelas de procedimentos cirúrgicos corretivos contribuem para o maior risco de MSC em pacientes que tiveram a correção da transposição de suas grandes artérias

- A incidência da MSC tardia é de aproximadamente 50%, mas tem sido reduzida pela cirurgia de troca arterial
- Até 5% dos pacientes com tetralogia de Fallot reparada por cirurgia podem sofrer arritmias potencialmente fatais como uma complicação tardia
  - O mecanismo para TV monomórfica sustentada em pacientes com CC em geral envolve a macrorreentrância com localização do istmo crítico dentro da via de saída ventricular direita (VSVD) cicatrizada ou de incisão de ventriculotomia.

Síndrome de Wolff-Parkinson-White (WPW)

- Embora a prevalência da síndrome de WPW seja de 0,1 a 0,3% da população geral, a incidência de morte súbita em indivíduos assintomáticos chega a 1 por 100 pacientes por ano
- Em pacientes sintomáticos, o risco estimado de MSC ao longo da vida é de aproximadamente 3 a 4%
- A PSC ocorre como resultado de fibrilação atrial com resposta ventricular muito rápida sobre uma via acessória com períodos refratários curtos, o que leva à FV
- Pacientes com intervalos R-R pré-excitados menores ou iguais a 250 ms durante fibrilação atrial induzida possuem maior risco de MSC
- Pacientes com vias acessórias múltiplas, histórico familiar de síndrome de WPW com MSC e aqueles com cardiopatias concomitantes possuem maior risco de PCS.

Anormalidades do sistema de condução cardíaco

- Pacientes com bloqueio atrioventricular congênito ou bloqueio intraventricular não progressivo possuem menor risco de PCS, que em geral é notada em indivíduos jovens, saudáveis e sem histórico prévio de arritmias
- Tanto a doença nodal atrioventricular adquirida como a do feixe de His-Purkinje podem causar incomumente PCS, devido à DAC e fibrose primária.

DISTÚRBIOS ARRÍTMICOS HEREDITÁRIOS

- Em indivíduos com menos de 35 anos que sofreram MSC, a necropsia não consegue demonstrar uma causa em 27 a 29% dos casos, embora essa porcentagem diminua quando a avaliação histológica detalhada é realizada
- Aproximadamente 50% desses pacientes terão uma síndrome arrítmica hereditária, como a síndrome do QT longo, síndrome do QT curto, síndrome de Brugada ou TV polimórfica catecolaminérgica
- A Tabela 11.1 descreve a mutação conhecida, *locus* cromossômico, modo de herdabilidade e efeito sobre o canal iônico.

Síndrome do QT longo

- A síndrome do QT longo (SQTL) é um canalopatia hereditária, com prevalência de 1 a 2 por 10 mil; ela resulta em repolarização miocárdica retardada e prolongamento do intervalo QT
- Pacientes com SQTL são predispostos a *torsade de pointes*, que pode evoluir para FV
- Clinicamente, pacientes com SQTL podem apresentar síncopes, parada cardíaca abortada ou MSC, sendo esta o sintoma inicial e único em 10 a 15%
- Os jovens são primariamente afetados, sendo que 50% sofrem seu primeiro evento cardíaco antes dos 12 anos
- Aproximadamente 60% dos pacientes terão mutação patogênica identificada em testes genéticos, mas pode haver penetrância incompleta e/ou expressividade variável, e 90% das mutações são encontradas em três genes: *KCNQ1*, *KCNH2*, e *SCN5A*, causando QTL1, QTL2 e QTL3, respectivamente, caracterizadas por sua aparência ECG (Figura 11.5) e gatilhos específicos (Figura 11.6). As mutações patogênicas remanescentes são mais raras (ver Tabela 11.1)

TABELA 11.1 ■ Características das canalopatias.

Tipo	Mutação genética	Modo de hereditariedade	Locus	Efeitos sobre a corrente iônica	Frequência	Gatilho da arritmia	Síndrome
QT longo							
QTL1	KCNQ1	AD/AR	11 p15.5	↓ IKs	30%	Exercício ou emoção	Jervell e Lange-Nielsen tipo I (AR)
QTL2	KCNH2	AD	7q35-q36	↓ IKr	46%	Auditivo, emoção ou repouso/sono	
QTL3	SCN5A	AD	3 P21	↑ INa	42%	Repouso/sono	
QTL4	ANK2	AD	4q25-q27	↓ Coordenação de Ncx, Na/K ATPase	Rara	Exercício	BS grave e episódios de FA
QTL5	KCNE1	AD/AR	21q22.1-q22.2	↓ IKs	2 a 3%		Jervell e Lange-Nielsen tipo II
QTL6	KCNE2	AD	21q22.1	↓ IKr	Muito rara		
QTL7	KCNJ2	AD	17q23.1 a 24.2	↓ IK1	Rara		Andersen-Tawil-Timothy
QTL8	CACNA1C	AD	12 p13.3	↑ ICa-L	Rara		
QTL9	CAV3	AD	3 p25	↑ INa	Rara		
QTL10	SCN4B	AD	11q23	↑ INa	Rara		
QTL11	AKAP9	AD	7q21-q22	↓ IKs	Muito rara		
QTL12	SNTA1	AD	20q11.2	↑ INa	Muito rara		
QTL13	KCNJ5	AD	11q24	↓ IK1	Muito rara		
QT curto							
QTC1	KCNH2	AD	7q35-q36	↑ IKr			
QTC2	KCNQ1	AD	11 p15.5	↑ IKs			
QTC3	KCNJ2	AD	17q23.1 a 24.2	↑ IK1			
Brugada							
SBr1	SCN5A	AD	3 p21	↓ INa	25 a 30%		
SBr2	GPD1 ℓ	AD	3 p24	↓ INa			
SBr3	CACNA1C	AD	12 p13.3	↓ ICa-L			

(Continua)

TABELA 11.1 ▓ Características das canalopatias. (*Continuação*)

Tipo	Mutação genética	Modo de hereditariedade	*Locus*	Efeitos sobre a corrente iônica	Frequência	Gatilho da arritmia	Síndrome
SBr4	CACNB2b	AD	10 p22.33	↓ ICa-L			
SBr5	SCN1B	AD	19q13.1	↓ INa			
SBr6	KCNE3	AD	11q13-q14	↑ IKs/Ito			
SBr7	SCN3B	AD	11q23.3	↓ INa			
SBr8	KCNJ8	AD	12 p11.23	↑ Ik-ATP			
SBr9	HCN4	AD	15q24.1	–			
SBr10	RANGRF	AD	17 p13.1	↓ INa			
SBr11	KCNE5	AD	Xq23	–			
SBr12	KCND3	AD	1p13.2	↑ Ito			
SBr13	CACNA2D1	AD	7q21.11	↓ ICa			
SBr14	SLMAP	AD	3 p14.3	–			
SBr15	TRPM4	AD	19q13.33	–			
SBr16	SCN2B	AD	11 p23.3	↓ INa			
SBr17	SCN10A	AD	3 p22.2	–			
TVPC							
TVPC1	RYR2	AD	1q42.1-q43	↑ liberação de Ca²⁺ do RS	60%	Exercício ou emoção	
TVPC2	CASQ2	AR	1p13.3-p11	↑ liberação de Ca²⁺ do RS	Cerca de 3%		
TVPC3	KCNJ2	AD	17q23.1 a 24.2	↓ IK1	Rara		
TVPC4	TRDN	AR	6q22q23	↓ liberação de Ca²⁺ do RS	Rara		
TVPC5	CALM1	AD	14q31q32	↓ liberação de Ca²⁺ do RS	Rara		

Características incluem mutação genética, modo de hereditariedade, locação cromossômica, o efeito sobre a corrente iônica, a frequência da mutação em pacientes, gatilhos para a arritmia e o nome da síndrome, se houver.

AD, autossômico-dominante; *AR*, autossômico recessivo; *BS*, bradicardia sinusal; *FA*, fibrilação atrial; *Ncx*, trocador sódio-cálcio; *QTC*, QT curto; *QTL*, QT longo; *SBr*, síndrome de Brugada; *TVPC*, taquicardia ventricular polimórfica catecolaminérgica; ↑, ganho de função; ↓, perda de função.

- O exercício deve ser restrito nesses pacientes para prevenir eventos cardíacos
- O desenvolvimento de atividade desencadeada precoce induzida pós-despolarização fundamenta o substrato e atua como um gatilho para o desenvolvimento de arritmias ventriculares com risco de morte
- O prolongamento de QT adquirido é mais comumente observado do que QT longa congênita (ver Figura 11.5), e até um terço dos pacientes com síndrome do QT longo adquirida carreiam uma mutação para um gene que causa síndrome de QT longo congênita
- Alguns dos gatilhos incluem isquemia, hipopotassemia, hipomagnesemia, hipotermia, bulimia/anorexia de fundo nervoso, agentes antiarrítmicos, antibióticos, medicamentos psicotrópicos e metadona.

Síndrome do QT curto

- A síndrome do QT curto (SQTC) é uma condição rara hereditária como uma síndrome autossômica-dominante caracterizada por um QTc de 330 ms ou menos na ausência de taquicardia ou bradicardia e ondas T simétricas espiculadas e altas no ECG (ver Figura 11.5)
- Pacientes possuem maior risco de fibrilação atrial, FV e MSC.

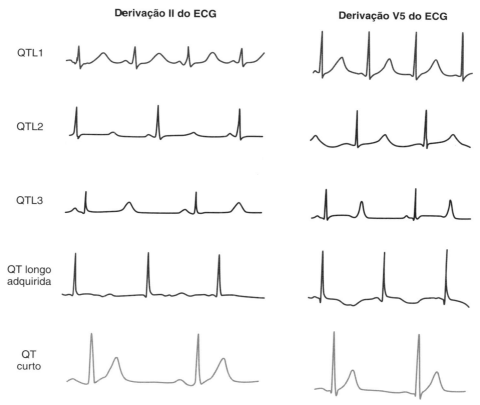

Figura 11.5 Eletrocardiogramas (ECGs) demonstrando a morfologia típica de QT das três síndromes de QT longo mais comuns, assim como um ECG característico da síndrome do QT longo adquirida e um ECG característico de síndrome de QT curto. *QTL*, síndrome do QT longo. (Modificada de Mortada ME, Akhtar M. Sudden cardiac death. In Jeremias A, Brown DL, editors. Cardiac Intensive Care. Philadelphia: Saunders, 1998; e Giustetto C, Di Monte F, Wolpert C et al. Short QT syndrome: clinical findings and diagnostic-therapeutic implications. Eur Heart J. 2006;27:2440-2447.)

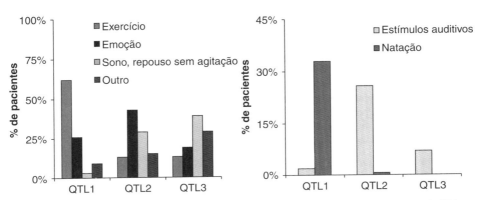

Figura 11.6 Gatilhos genéticos específicos para arritmias com risco de morte nas três síndromes de QT longo (QTL) mais comuns. À esquerda, exercício, emoção, sono, ou outros gatilhos. À direita, natação versus estímulos auditivos como gatilhos para eventos cardíacos em pacientes com as síndromes QTL mais comuns. (Modificada de Schwartz PJ, Priori SG, Spazzolini C et al. Genotype-phenotype correlation in the long-QT syndrome: gene-specific triggers for life-threatening arrhythmias. Circulation. 2001;103:89-95.)

Síndrome de Brugada

- A síndrome de Brugada (SBr) é uma condição rara na qual pacientes sintomáticos têm síncope ou PCS devido à TV ou FV
- A característica ECG da síndrome de Brugada tipo 1 envolve um segmento ST curvo com uma elevação do ponto J de pelo menos 2 mm nas derivações precordiais direitas (V_1 a V_3), tipicamente acompanhada por ondas T negativas
- As arritmias ocorrem tipicamente em momentos de repouso, durante o sono, ou após grandes refeições, possivelmente devido ao alto tônus vagal
- A febre é um fator de risco adicional para induzir um padrão de Brugada que leva a evento arrítmicos, e doenças febris devem ser agressivamente tratadas com antipiréticos
- A idade média dos pacientes com SBr e eventos arrítmicos é de 41 anos, com predominância em homens (70 a 95%)
- Um padrão tipo 1 espontâneo é suficiente para o diagnóstico de SBr
- O padrão ECG do tipo 1 é dinâmico; até 50% dos pacientes com síndrome de Brugada podem ter normalização transitória do ECG ou elevação de ST em sela, ou seja, um padrão ECG do tipo 2 (Figura 11.7)
- Uma mutação causal é identificada em até 35% dos pacientes com SBr, sendo que a mutação mais comum envolve o gene SCN5A.

Taquicardia ventricular polimórfica catecolaminérgica

- A taquicardia ventricular polimórfica catecolaminérgica (TVPC) é um distúrbio hereditário raro (prevalência de 1 em 10 mil) caracterizada por TV bidirecional ou polimórfica induzida por estresse físico ou emocional
- Indivíduos afetados em geral desenvolvem eventos arrítmicos (síncope, PCS abortada ou MSC) durante estimulação simpática na primeira ou segunda década de vida
- Duas mutações respondem pela maioria dos casos; uma mutação no receptor de rianodina 2 cardíaco (*RYR2*), que resulta em ganho de função na liberação de rianodina e é identificada em aproximadamente 65% dos casos; e uma mutação com perda de função na calsequestrina 2 (*CASQ2*).

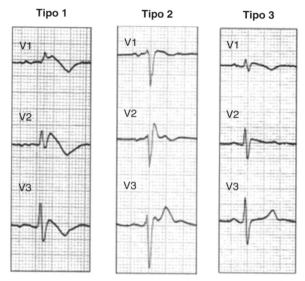

Figura 11.7 Tipos de morfologia eletrocardiográfica (ECG) para a síndrome de Brugada. Um surgimento espontâneo do tipo I (*esquerda*) com elevação de segmento ST do tipo curva nas derivações precordiais acompanhado por ondas T invertidas é diagnóstico para síndrome de Brugada. Se forem observadas elevações de ST semelhantes à sela como notadas na aparência ECG do tipo 2 (*meio*) ou aparência ECG do tipo 3 (*direita*) em um paciente com suspeita clínica de síndrome de Brugada um teste terapêutico com bloqueador dos canais de sódio pode ser realizado para observar a possível conversão para o padrão ECG do tipo 1. (De Napolitano C, Priori SG. Brugada syndrome. Orphanet J Rare Dis. 2006;1:35.)

MODULADORES FUNCIONAIS

- Uma arritmia fatal é resultado da interação entre a anormalidade estrutural e um modulador funcional que converte anormalidades estáveis em condução elétrica para um estado instável
- Moduladores funcionais, como isquemia ou QT longo, podem até mesmo iniciar uma arritmia fatal sem DCE, particularmente em situações de estímulo intenso.

Isquemia transitória

- A isquemia contribui para a heterogeneidade no miocárdio por abrir preferencialmente os canais de K^+ sensíveis ao ATP nas células epicárdicas, ao contrário das células endocárdicas
- A refratariedade resultante aumenta a susceptibilidade do miocárdio a arritmias.

Deterioração hemodinâmica

- Em situações de deterioração hemodinâmica, a parada cardíaca carreia uma alta taxa de mortalidade a curto prazo
- A hipoxemia também pode resultar em isquemia e alteração de substratos metabólicos, contribuindo para a MSC
- Ademais, um evento hipoxêmico frequentemente precede uma parada bradicárdica e/ou assistólica.

Distúrbios metabólicos

- Hipopotassemia e hiperpotassemia foram implicadas na MSC

Manual de Cardiologia Intensiva

- Tanto a hipopotassemia como a hipomagnesemia são importantes na gênese da TV polimórfica
- De forma semelhante, a acidose demonstrou ser um fator contribuinte para a MSC.

Alteração do balanço autonômico sistêmico

- Anormalidades estruturais, particularmente aquelas que resultam em cardiomiopatia e insuficiência cardíaca sistólica, afetam o ambiente neuro-hormonal, gerando distúrbios autonômicos que são manifestados como perda de variabilidade da frequência cardíaca, um marcador para o risco de PCS.

Toxicidade por fármacos

- Tanto fármacos cardíacos (antiarrítmicos) como não cardíacos, particularmente aqueles que resultam em prolongamento de QT, são documentados como causa de PCS
- Recentes relatos demonstraram um maior risco de PCS pelo uso concomitante de cocaína e álcool.

Investigações

Eletrocardiograma

- As anormalidades de repolarização após parada cardíaca são comuns, transitórias e inespecíficas, causadas por cardioversão, anormalidades eletrolíticas ou hipotermia
- Assim, é recomendado que o ECG seja repetido conforme o paciente é estabilizado após retorno da circulação espontânea (RDCE).

Exames laboratoriais

- A avaliação laboratorial imediata almeja determinar a presença de agentes desencadeantes (anormalidades eletrolíticas, isquemia, acidose, distúrbios metabólicos) e buscar substâncias tóxicas.

Cateterização cardíaca

- Uma cateterização cardíaca completa – incluindo angiografia coronariana, hemodinâmica dos lados direito e esquerdo do coração, e ventriculografia esquerda – é realizada em geral na fase inicial da avaliação de casos de PCS
- Pacientes com IAMEST após RDCE após PCA devem também ser submetidos à revascularização, conforme apropriado
- Na ausência de síndrome coronariana aguda, a angiografia coronariana é ainda frequentemente realizada para excluir DAC
- Os resultados a longo prazo parecem melhorar em indivíduos que passam por revascularização urgente eficaz de lesões coronarianas, mesmo se o ECG inicial não demonstrar elevação de ST
- Se houver suspeita de miocardite ou de cardiomiopatia, uma biopsia endomiocárdica ventricular direita realizada pode fornecer informações diagnósticas adicionais.

Ecodopplercardiograma

- A avaliação da função do VE é crítica porque é o preditor independente mais forte para recorrência e sobrevida a longo prazo após PCFH
- Como a disfunção global do VE por atordoamento miocárdico pode ser observada após parada cardíaca, é recomendado que a avaliação da fração de ejeção do ventrículo esquerdo (FEVE) seja realizada pelo menos 48 horas após o RDCE
- Etiologias potenciais que podem ser identificadas incluem DAC, CMH, CAVD, EA, CMDNI e amiloidose cardíaca.

Ressonância magnética cardíaca

- Quando a avaliação padrão não consegue elucidar o diagnóstico, a imagem por ressonância magnética cardíaca (RMC) pode ser útil na avaliação de possível DCE
- Na CMH, o ganho retardado é um fator de risco para MSC e a espessura da parede pode ser quantificada com maior acurácia, dadas as limitações do ecocardiograma
- As características diagnósticas da miocardite incluem edema miocárdico em imagens ponderadas em T2, hiperemia/extravasamento capilar em sequências ponderadas em T1, e necrose/fibrose em sequências com ganho retardado
- Em pacientes com CAVD, a imagem por RMC pode permitir avaliação mais acurada da disfunção VD, e avaliação da gordura intramiocárdica e fibrose miocárdica.

Eletrocardiograma de alta resolução

- O eletrocardiograma de alta resolução (ECGAR) é um excelente preditor negativo para PCS em pacientes com DAC (valor preditivo negativo, 89 a 99%), mas é bem menos definido em pacientes com cardiopatia não isquêmica, exceto em casos de CAVD e CMH
  - Na CAVD, a presença de potenciais tardios em um ECGAR é um critério menor da força-tarefa para o diagnóstico.

Eletrocardiograma de estresse

- A provocação de isquemia pelo exercício é útil porque a TV/FV provocada durante essas situações prevê uma maior taxa de recorrência da PCS
- Em pacientes em DCE, o eletrocardiograma de estresse pode ser utilizado para o diagnóstico de SQTL ou TVPC. Na SQTL, evidências de prolongamento de QT pela estimulação simpática e aumento da frequência cardíaca são sugestivos de SQTL1
- Em pacientes com TVPC, o achado patognomônico de TV bidirecional pode ser observado raramente durante o eletrocardiograma de estresse, mas a TV polimórfica provocada pode ser sugestivo de TVPC
- Finalmente, ele também pode ser útil em pacientes com síndrome de WPW, pois a resolução da onda delta com aumento da frequência cardíaca está correlacionada à menor probabilidade de fibrilação atrial pré-excitada.

Estresse farmacológico

- Em pacientes com ECG em repouso, ecocardiograma, angiografia coronariana e RMC normais, um estresse farmacológico pode ser utilizado para elicitar alterações ECG sugestivas de distúrbios hereditários arrítmicos
- A infusão de epinefrina (0,025 a 0,3 µg/kg/min) é utilizada para induzir TV polimórfica sugestiva de TVPC
- O estresse farmacológico com a epinefrina em baixa dose pode ser utilizado também para avaliar a possibilidade de SQTL (especificamente, a SQTL1), devido ao aumento paradoxal do intervalo QT pelo aumento da frequência cardíaca e estimulação simpática; o valor preditivo negativo da epinefrina em baixa dose para SQTL1 é de 96%
- A infusão com a procainamida (10 mg/kg IV durante 10 minutos) pode também ser utilizada para induzir SBr.

Estudo eletrofisiológico

- O estudo eletrofisiológico (EEF) em geral não é realizado em pacientes com uma etiologia estabelecida para sua MSC
- Em pacientes com condições específicas de alto risco (p. ex., cardiomiopatia isquêmica, CMDNI, SBr, CMH e CAVD) que não sejam candidatos para implantação de CDI, o EEF pode ser útil

- A probabilidade de indução de arritmia ventricular sustentada depende da cardiopatia subjacente
- Os protocolos agressivos de estimulação podem induzir TV polimórfica ou FV em alguns indivíduos sem cardiopatia e, embora a FV possa ocasionalmente ser induzida, ela pode ser irrelevante
- Entretanto, evidências indicam que a FV induzível, em particular quando induzida repetidamente por protocolos não agressivos, sugere o diagnóstico de FV idiopática e eventos recorrentes.

Testes genéticos

- A performance dos testes genéticos em sobreviventes ou *post-mortem* (uma "necropsia molecular") resulta na identificação de uma síndrome arrítmica hereditária em até 35% dos casos de MSC.

Tratamento

- Sobreviventes de PCS são, em geral, tratados em uma unidade de terapia intensiva cardiovascular (UTIC) com monitoramento contínuo do ritmo
- Uma proporção significativa desses pacientes sucumbe ao choque cardiogênico, insuficiência cardíaca, complicações respiratórias e sepse, respondendo por uma mortalidade hospitalar de até 60%
- A ameaça mais imediata após reanimação é o colapso cardiovascular recorrente, porque a função miocárdica na fase inicial após o RDCE está, em geral, deprimida e vários pacientes necessitam de intervenções transitórias para estabilização hemodinâmica, a fim de prevenir lesões secundárias à hipotensão.

TERAPIA FARMACOLÓGICA

- Todos os estudos pós-IAM e ensaios sobre disfunção sistólica demonstram benefício de sobrevida significativo associado ao uso de um betabloqueador
- Além disso, os inibidores da enzima conversora de angiotensina, bloqueadores dos receptores de angiotensina e inibidores da HMG-CoA redutase são essenciais em pacientes após IAM para reduzir o risco de futura síndrome coronariana aguda e mortalidade
- De forma geral, os betabloqueadores são a terapia de primeira linha no tratamento de arritmias ventriculares para prevenção de MSC
- A amiodarona possui amplo espectro de atividade antiarrítmica que pode inibir ou interromper arritmias ventriculares, tornando-a útil como terapia adjuvante para um CDI
  - Embora não tenha sido demonstrado nenhum benefício relacionado à sobrevida comparado ao placebo pelo uso da amiodarona em pacientes com FEVE reduzida, ela pode ser utilizada sem aumento da mortalidade em pacientes com insuficiência cardíaca
- Medicamentos antiarrítmicos, como o sotalol, dofetilida, mexiletina, ranolazina ou quinidina (em terapia solo ou em combinação), podem também ser úteis como adjuvantes para redução da frequência de arritmias ventriculares
- Em sobreviventes de PCS com estrutura cardíaca normal, a terapia farmacológica pode ser útil para redução do risco de TV/FV e recorrência da PCS
  - Betabloqueadores, bloqueadores dos canais de cálcio, sotalol e flecainida têm sido utilizados em taquicardias da VSVD
  - O betabloqueador sotalol é o fármaco de escolha na CAVD para tratamento de extrassístoles ventriculares frequentes ou TV não sustentada

- Entretanto, recentes registros de dados sugerem que a amiodarona pode ser superior para prevenção de arritmias ventriculares em pacientes com CAVD
- Em pacientes com SQTL (e alguns portadores de uma mutação causadora de SQTL com intervalo QT normal), os betabloqueadores são o fármaco de escolha para prevenir arritmias
- Em pacientes com SQTL3, os bloqueadores dos canais de sódio podem ser considerados como terapia complementar para encurtar o intervalo QT para menos que 500 ms
  - Ao contrário, bloqueadores dos canais de sódio aumentam o risco de arritmias e PCS em casos de SBr
  - A quinidina é altamente efetiva em reduzir a frequência de FV em casos de SBr, especialmente na TV sustentada
    - A quinidina e a disopiramida são efetivas em reduzir a frequência de TV/FV em pacientes com SQTL tipo 1
  - Tanto a disopiramida como betabloqueadores podem ser utilizados em pacientes com CMH
  - Na TVPC, betabloqueadores são recomendados em todos os pacientes, mas não bloqueadores dos canais de cálcio
- A correção de causas secundárias de PCS pode ser atingida por uma abordagem farmacológica ou pela suplementação com oxigênio (p. ex., hipoxia)
- A toxicidade por fármacos pode ser tratada pela interrupção do medicamento
- Desequilíbrios eletrolíticos podem ser abordados por suplementação eletrolítica ou diálise em casos extremos.

REVASCULARIZAÇÃO MIOCÁRDICA E CIRURGIA PARA ARRITMIAS

- É presumido que a prevenção ou redução da isquemia miocárdica pode diminuir consequentemente a incidência de PCS em pacientes com DAC e isquemia miocárdica
- Além disso, a revascularização miocárdica demonstrou reduzir a incidência de PCS em pacientes reanimados com sucesso a partir de um episódio prévio relacionado a um IAM
- Ademais, a revascularização precoce para sobreviventes de PCS em situações de IAMEST e/ou sobreviventes de PCS sem evidências de isquemia no ECG, mas suspeita de isquemia aguda, demonstrou melhorar a sobrevida e os resultados neurológicos
- É improvável que a revascularização por si só elimine a TV monomórfica clínica ou induzível, especialmente em pacientes com substrato anatômico fixo (cicatriz miocárdica/aneurisma ventricular)
- Assim, um CDI será indicado, com eventual necessidade de excisão guiada por EEF ou ablação.

ABLAÇÃO POR CATETER

- A ablação por cateter é potencialmente curativa para casos de TV e utilizada como terapia adjuvante para CDI. Em uma minoria dos pacientes, a etiologia subjacente da PCS pode ter origem supraventricular (p. ex., síndrome de WPW), e para casos de WPW, a ablação por radiofrequência (RF) é segura e obtém altas taxas de sucesso
- Pacientes com TV por reentrância de ramo, idiopática ou fascicular também podem ter PCS
- A utilidade da realização de um EEF detalhado em um sobrevivente de PCS é destacada pelo fato de que a maioria das TVs idiopáticas pode ser curada por ablação
- Os resultados para ablação em pacientes com DCE permanecem reservados, com uma taxa de sucesso menor que 50% e risco excessivo de acidente vascular cerebral e morte
- Entretanto, a ablação por cateter possui um importante papel no controle da TV e redução dos choques do CDI

- A ablação por cateter de TVs relacionadas a cicatrizes envolve a identificação de istmos de circuito de reentrância potenciais e locais de saída
- A ablação do substrato tem sido utilizada em situações de TV não mapeada para criar uma homogeneização da cicatriz por ablação por RF de todos os locais com eletrogramas anormais, e demonstrou aumentar os períodos livres de TV em pacientes com DCE
- A maioria desses locais pode ser abordada endocardicamente ou, se isso falhar, pode ser utilizada uma abordagem epicárdica.

CARDIOVERSOR DESFIBRILADOR IMPLANTÁVEL

- A premissa básica por trás do CDI é que a maioria das MSCs resultam de taquiarritmias ventriculares malignas
- Ademais, sobreviventes de PCS arrítmica possuem maior risco de TV/FV recorrente com taxas de arritmia recorrente próximas de 43% após 5 anos
- Atualmente, a implantação de CDI utiliza guia(s) transvenoso(s) inserido(s) em direção ao ventrículo direito para atuação como marca-passo e desfibrilador, com um vetor de desfibrilação entre a espiral intracavitária do lado direito do coração e o desfibrilador implantado localizado na região peitoral (Figura 11.8)
- A mortalidade periprocedimento é menor que 1%
- Estudos a longo prazo demonstraram a eficácia de CDIs durante um acompanhamento médio de 8 anos e as complicações que incluíam uma taxa aproximada de 6% de infecções e 17% de falha do guia durante 12 anos

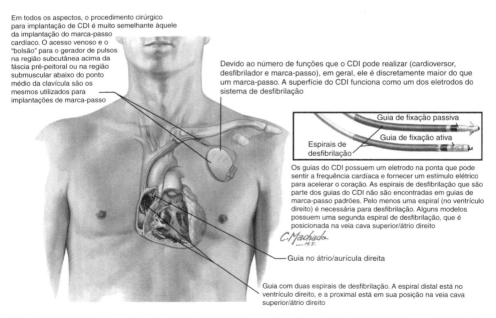

Figura 11.8 Desfibrilador cardíaco implantável (derivações em duas câmaras). (De Gehi AK, Mounsey JP. Chapter 44: Cardiac Pacemakers and Defibrillators. In: Stouffer GA, Runge MS, Patterson C, Rossi JS, eds. *Netter's Cardiology*, 3rd edn. Elsevier; 2019:302-308. Ilustração do Netter utilizada com permissão de Elsevier Inc. Todos os direitos reservados. www.netterimages.com.) (*Esta figura encontra-se reproduzida em cores no Encarte*.)

- As opções terapêuticas para o tratamento de taquiarritmias ventriculares incluem marca-passo antitaquicardia, cardioversão sincronizada de baixa energia e cardioversão/desfibrilação de alta energia
- Um algoritmo de detecção permite a diferenciação de taquicardia sinusal ou arritmias supraventriculares de taquiarritmias ventriculares para evitar o fornecimento desnecessário de terapia
- Entretanto, choques inapropriados ainda podem ocorrer em até 20% das terapias fornecidas
- A maioria dos CDIs já são capazes de monitoramento remoto do paciente (MRP), assim como MRP sem fio
- Evidências sugerem que o MRP está associado a um risco significativamente inferior de mortalidade e re-hospitalização
- Além do sistema transvenoso convencional do CDI, um sistema de CDI inteiramente subcutâneo (CDIS) está disponível para pacientes que não necessitam de estímulo para bradicardia, conforme demonstrado na Figura 11.9
  - As vantagens incluem diminuição do risco de complicações relacionadas ao guia, reintervenção mais fácil, ausência de disseminação sistêmica no caso de infecção do dispositivo e prevenção da necessidade de acesso intravascular
  - Dados disponíveis sugerem que o CDIS é seguro e efetivo para prevenção de morte súbita (com uma taxa de choque inapropriado de cerca de 11% em três anos)

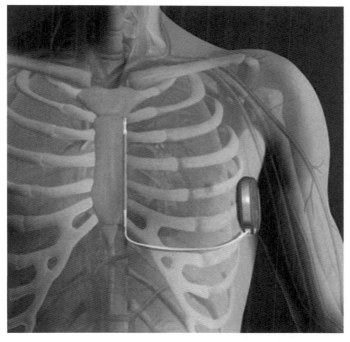

Figura 11.9 Representação esquemática de um cardioversor desfibrilador implantável subcutâneo (CDIS) atual e o sistema de guias. Os eletrodos no sistema de guia são tunelizados desde o bolsão na linha média axilar até uma incisão no processo xifoide, e então tunelizados até uma incisão superior ao longo da borda esternal esquerda. Esse guia e conectado a um gerador de pulsos sobrejacente ao músculo serrátil nas redondezas do quinto ao sexto espaços intercostais ao longo da linha média axilar. (De Hauser RG. The subcutaneous implantable cardioverter-defibrillator – should patients want one? J Am Coll Cardiol. 2013;61[1]:20-22.) *(Esta figura encontra-se reproduzida em cores no Encarte.)*

- O CDI cessa TV/FV de forma efetiva, independentemente de seu mecanismo (Figura 11.10)
- Com relação a isso, ele fornece proteção inigualável contra MSC arrítmica, porque não tenta modular as anormalidades estruturais ou funcionais, como fazem os fármacos antiarrítmicos.

Indicações para CDI

- Estudos clínicos consistentemente apoiam a implantação de um CDI em todos os pacientes que sobrevivem a uma PCS que não ocorreu devido a causas transitórias ou reversíveis
- Uma meta-análise desses estudos demonstrou que a terapia com CDI foi associada a uma redução relativa do risco de 50% na mortalidade arrítmica e redução relativa do risco de 28% para mortalidade geral
- Ademais, estudos recentes e diretrizes atualizadas consideram um CDI essencial na prevenção primária de MSC em pacientes de alto risco
- Todos os pacientes com disfunção VE isquêmica ou não isquêmica (FE < 35%) e insuficiência cardíaca apesar de terapia medicamentosa otimizada são considerados de alto risco para MSC
- A função VE deve ser reavaliada após 90 dias de terapia medicamentosa otimizada e revascularização (se realizada); se a FE permanecer em 35% ou menos, o risco de MSC ainda existe e a implantação de um CDI é recomendada
- Em pacientes tratados de forma medicamentosa com IAM e disfunção VE, um CDI deve ser adiado por pelo menos 40 dias após o IAM, porque os estudos não demonstraram diferenças nos resultados entre pacientes com ou sem CDI durante esse período
- Uma exceção para o período de espera de 90 ou 40 dias seria o desenvolvimento de TV não sustentada pelo paciente e TV sustentada induzível no EEF
- Alguns pacientes com disfunção VE são candidatos para transplante cardíaco; o CDI também pode ser utilizado como uma "ponte para o transplante cardíaco" para prevenção de MSC em indivíduos selecionados
- As indicações para um CDI em pacientes com CMH incluem histórico de reanimação prévia por TV/FV, presença de septo intraventricular muito espesso (> 3 cm), incapacidade de elevar a pressão arterial em testes de esforço, TV não sustentada ou TV sustentada induzível em um EEF, e forte histórico familiar de MSC

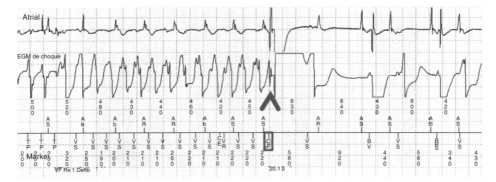

Figura 11.10 Eletrogramas (EGM) intracardíacos em duas câmaras demonstrando TV polimórfica com dissociação AV tratada com choque. O EGM atrial, o EGM de alta voltagem ("choque") e o canal marcador de duas câmaras são demonstrados. A seta denota o choque, designado por CF (carga fornecida) no canal marcador. Após o choque, o ritmo atrial é sinusal com complexos atriais prematuros; o ritmo ventricular é biventricular (BV) acelerado por complexos ventricular prematuros (CVPs) na zona de frequência sinusal (VS). (De Peter Libby, Braunwald's Heart Disease: A Textbook of Cardiovascular Medicine. 12 ed. Philadelphia: Elsevier, 2022.)

- A implantação de CDI é recomendada para pacientes com cardiopatia congênita que sobrevivem a uma PCS abortada, possuem TV sustentada sintomática, têm FE menor que 35% no ventrículo sistêmico, apresentam síncope com disfunção ventricular avançada ou TV/FV sustentada induzível no EEF, possuem tetralogia de Fallot com diversos fatores de risco, ou têm disfunção avançada única ou sistêmica de VD e múltiplos fatores de risco
- Pacientes com um coração estruturalmente normal também podem ter alto risco de PSC se tiverem um distúrbio arrítmico hereditário, embora esses casos sejam raros
- Um CDI é recomendado nos seguintes subgrupos de alto risco:
  - CAVD: pacientes que possuem histórico de PCS abortada ou TV sustentada que não seja hemodinamicamente tolerada, ou com função deprimida do VE ou TV sustentada induzível no EEF
  - SQTL: sobreviventes de PCS, síncope e/ou TV enquanto recebem uma dose adequada de betabloqueadores
  - Brugada: sobreviventes de PCS abortada ou que possuem TV espontânea sustentada documentada, ou ECG espontâneo tipo 1 e histórico de síncope
  - SQTC: sobreviventes de PCS abortada ou TV espontânea sustentada
  - TVPC: sobreviventes de PSC, síncope recorrente ou TV polimórfica/bidirecional apesar de terapia otimizada
- Existem poucas condições para as quais a implantação de CDI é contraindicada. Elas incluem as seguintes:
  - TV/FV resultado de arritmias que respondem à ablação (p. ex., síndrome de WPW, TV de VSVD)
  - TV/FV devido a distúrbio reversível transitório (p. ex. IAM, cardiomiopatia por estresse, desequilíbrio eletrolítico, fármacos)
  - Doenças terminais com expectativa de vida menor que 6 meses (p. ex., câncer metastático)
  - TV não induzível no EEF nos casos em que o EEF complexo é indicado
  - Doenças psiquiátricas que podem ser agravadas por implantação de dispositivo ou podem impedir o acompanhamento
  - TV ou FV incessante.

DESFIBRILADOR EXTERNO AUTOMÁTICO

- Um desfibrilador externo ligado a um colete demonstrou identificar e interromper com sucesso uma TV/FV
- Ele foi aprovado pela US Food and Drug Administration para pacientes com TV/FV transitória e de alto risco, como aqueles que aguardam transplante cardíaco, como uma ponte até implantação do CDI; ou em pacientes que sejam candidatos para CDI, mas que estão com infecções ou que possuem alto risco para isso
- Registros de dados demonstraram que a taxa de TV/FV sustentada dentro de 3 meses foi de 3% em pacientes com cardiomiopatia isquêmica e doença congênita/hereditária, e de 1% entre pacientes com cardiomiopatia não isquêmica; a taxa de terapia inapropriada foi de 0,5%.

CAPÍTULO 12

Taquicardia Ventricular

Equívocos comuns

- Uma taquicardia com complexo largo e hemodinamicamente estável mais provavelmente consiste em uma taquicardia supraventricular
- Não é prejudicial aplicar em um paciente com uma taquicardia de complexo largo estável adenosina ou um bloqueador dos canais de cálcio para avaliar a resposta do ritmo
- A disfunção ventricular esquerda é sempre a causa, e não a consequência, da taquicardia ventricular incessante.

A taquicardia ventricular (TV) corresponde a 5 a 10% das admissões na unidade de terapia intensiva cardiológica (UTIC). Muitas dessas admissões ocorrem por TV ou TV incessante.

Definição

- A TV sustentada em geral é definida por três ou mais episódios de batimentos ventriculares sequenciais, fibrilação ventricular (FV) ou choques apropriados de cardioversor desfibrilador implantável (CDI) em um período de 24 horas
- Essa definição não envolve pacientes com CDI que tiveram múltiplos episódios de TV mais lentos do que a frequência programada de detecção do dispositivo ou TV interrompida por marca-passo antitaquicardia
- Causas de TV (Tabela 12.1)
- A TV incessante é definida como uma TV hemodinamicamente estável que tem duração maior que 1 hora.

Gatilhos

- Gatilhos corrigíveis devem ser considerados em todos os pacientes atendidos com TV ou TV incessante (Tabela 12.2).

Apresentação clínica

- A apresentação clínica de pacientes com TV é variável e depende da frequência ventricular, presença e grau de cardiopatia subjacente, função ventricular esquerda (VE) e a presença ou ausência de CDI ou dispositivo de assistência ventricular esquerda (DAVE)
- Pacientes sem um CDI podem ser atendidos sem qualquer sintoma, palpitação, pré-síncope ou síncope se a arritmia ventricular for bem tolerada do ponto de vista hemodinâmico
- Quando a arritmia não for hemodinamicamente tolerada, pacientes sem um CDI podem desenvolver parada cardíaca

142 Manual de Cardiologia Intensiva

TABELA 12.1 ▓ Causas de taquicardia ventricular/taquicardia ventricular incessante.

Cardiopatia estrutural
Cardiopatia isquêmica
Infarto agudo ou infarto prévio do miocárdio/síndrome coronariana aguda
Infarto miocárdico prévio
Cardiopatia não isquêmica
Cardiomiopatia dilatada
Cardiomiopatia hipertrófica
Displasia/cardiomiopatia arritmogênica ventricular direita
Cardiopatia valvar
Cardiopatia congênita corrigida
Miocardite
Sarcoidose cardíaca
Doença de Chagas
Tumor cardíaco metastático
Corações estruturalmente normais (substrato elétrico anormal)
Causas primárias
Idiopática
Síndrome de Brugada
Síndrome da repolarização precoce
Síndrome do QT longo
Síndrome do QT curto
Taquicardia ventricular polimórfica catecolaminérgica
Causas secundárias
Anormalidades eletrolíticas
Relacionadas a fármacos/substâncias psicoativas
Endocrinológicas
Perioperatórias
Iatrogênicas (marca-passo de onda T)

De Maruyama M. Management of electrical storm: the mechanism matters. *J Arrhythmia*. 2014;30:242-249.

TABELA 12.2 ▓ Gatilhos reversíveis de taquicardia ventricular/taquicardia ventricular incessante.

Isquemia miocárdica aguda
Anormalidades eletrolíticas (hipopotassemia e hipomagnesemia)
Insuficiência cardíaca descompensada
Hipertireoidismo
Infecções, febre
Prolongamento de QT
Intoxicação por drogas
Desequilíbrio eletrolítico

- Pacientes com um CDI, em geral, são atendidos com terapias múltiplas aplicadas pelo CDI, incluindo marca-passo antitaquicardia ou choques
- Pacientes com *TV incessante* podem apresentar dor precordial, dispneia de início recente ou piorando, palpitações, pré-síncope ou síncope, dependendo da frequência da TV e da sua condição hemodinâmica
- Pacientes com TV hemodinamicamente estável podem buscar atendimento dias após seu início com queixa de sintomas recentes de insuficiência cardíaca oriundos do desenvolvimento de cardiomiopatia mediada por taquicardia (taquicardiomiopatia)

- O eletrocardiograma (ECG) de 12 derivações pode sugerir o substrato predisponente, incluindo evidências de infarto agudo ou infarto prévio do miocárdio, isquemia miocárdica, anormalidades de condução e intervalos QT prolongados ou encurtados
- A avaliação do intervalo QT é especialmente importante para pacientes com TV polimórfica, já que a abordagem de pacientes com prolongamento de intervalo QT é diferente de pacientes com intervalo QT normal
- Em casos nos quais o monitoramento inicial por ECG ou telemetria demonstra uma taquicardia regular de complexo largo, a TV deve ser distinguida da pré-excitação ventricular, aberrância relacionada à frequência, ou bloqueio de ramo preexistente em situações de taquicardia supraventricular (TSV)
- A tolerância hemodinâmica da arritmia não é útil para realizar a distinção
- A administração de tratamentos para TSV, como adenosina ou bloqueadores dos canais de cálcio, pode precipitar a parada cardíaca em pacientes com TV que estavam outrora tolerando hemodinamicamente bem a arritmia
- O único achado com valor preditivo 100% positivo para o diagnóstico de TV é a demonstração de dissociação atrioventricular manifestada por batimentos de fusão ou captura
- Na ausência de batimentos de fusão ou captura, diversos algoritmos estão disponíveis para ajudar a diferenciar TV de TSV, mas como nenhum algoritmo é perfeito, uma taquicardia com complexos largos em pacientes com cardiopatia estrutural subjacente deve ser assumida como TV até que seja provado o contrário (Figura 12.1)
- Pacientes com TV sustentada/TV incessante podem ainda ser divididos entre aqueles com e sem cardiopatia estrutural para facilitar o diagnóstico e tratamento (Figura 12.2). Na avaliação de CDIs de pacientes com TV, 86 a 97% apresentam TV monomórfica, 1 a 21% possuem FV primária, 3 a 14% têm TV/FV combinadas, e 2 a 8% apresentam TV polimórfica

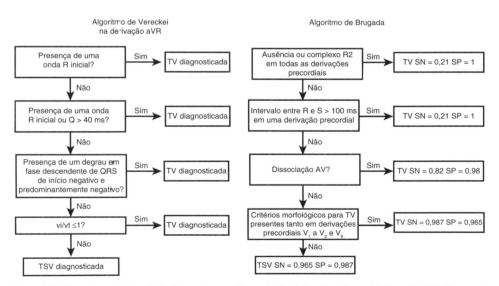

Figura 12.1 Algoritmos de Vereckei e Brugada para diferenciação de taquicardia ventricular e taquicardia supraventricular. SN, sensibilidade; SP, especificidade; TSV, taquicardia supraventricular com aberrância; TV, taquicardia ventricular; vi/vt, relação de velocidade de ativação ventricular inicial (vi) e terminal (vt); (De Baxi RP, Hart KW, Vereckei A, et al. Vereckei criteria as a diagnostic tool amongst emergency medicine residents to distinguish between ventricular tachycardia and supraventricular tachycardia with aberrancy. J Cardiol. 2012;59:307-312.)

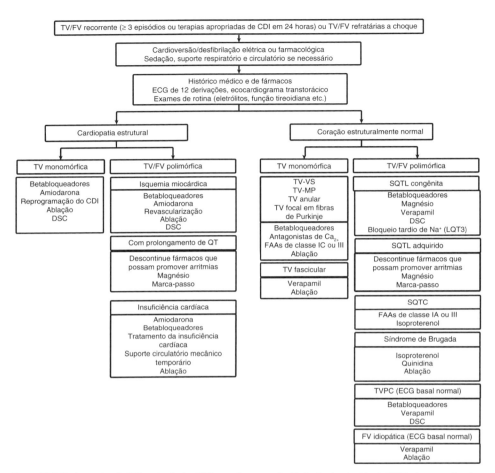

Figura 12.2 Tratamento da TV sustentada. *CDI*, cardioversor desfibrilador implantável; *DSC*, denervação simpática cardíaca; *FAAs*, fármacos antiarrítmicos; *FV*, fibrilação ventricular; *SQTC*, síndrome do QT curto; *SQTL*, síndrome do QT longo; *TV*, taquicardia ventricular; *TV-MP*, taquicardia ventricular do músculo papilar; *TVPC*, taquicardia ventricular polimórfica catecolaminérgica; *TV-VS*, taquicardia ventricular da via de saída. (Modificada de Maruyama M. Management of electrical storm: the mechanism matters. J Arrhythmia. 2014;30:242-249.)

- A TV monomórfica está em geral associada à cardiopatia estrutural e é causada pela reentrada do impulso elétrico ao redor de barreira anatômica fixa, mais comumente tecido cicatricial após um infarto prévio do miocárdio, fibrose em cardiomiopatias não isquêmicas, cardiomiopatia/displasia arritmogênica ventricular direita, sarcoidose, amiloidose, doença de Chagas ou incisão cirúrgica prévia (Figura 12.3)
- Quando ocorre TV monomórfica em corações estruturalmente normais, denomina-se como TV idiopática. As características de TV idiopática dependem da origem da TV
- A TV que surge da via de saída é a forma mais comum de TV idiopática; caracteristicamente, será representada como um bloqueio de ramo esquerdo e do eixo inferior (Figura 12.4)
- TV fascicular (ou idiopática) é a segunda causa mais comum de TV monomórfica na ausência de cardiopatia estrutural

Capítulo 12 Taquicardia Ventricular

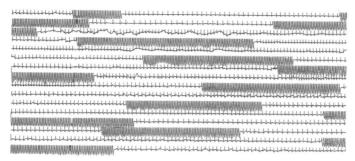

Figura 12.3 Taquicardia ventricular monomórfica. São demonstradas tiras eletrocardiográficas contínuas em um paciente com episódios recorrentes de síncope. (De Maruyama M. Management of electrical storm: the mechanism matters. J Arrhythmia. 2014;30:242-249.)

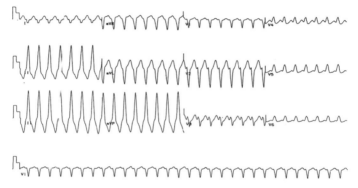

Figura 12.4 Um eletrocardiograma (ECG) de 12 derivações da taquicardia ventricular da via de saída ventricular direita (VSVD), demonstrando um padrão de bloqueio de ramo esquerdo nas derivações precordiais com transição de uma onda r pequena para uma onda R grande em V_3 a V_4, consistente com origem localizada no lado direito. Também consistente com a localização da via de saída é o eixo ECG inferior. (De Prystowsky EN, Padanilam BJ, Joshi S, Fogel RI. Ventricular arrhythmias in the absence of structural heart disease. J Am Coll Cardiol. 2012;59:1733-1744.)

- O mecanismo supostamente envolve uma macrorreentrada, compreendendo a rede de fibras de Purkinje, que conecta ao fascículo esquerdo
- A TV fascicular é classificada de acordo com a morfologia ECG (padrão de ramo direito e eixo QRS superior ou inferior) e fascículo correspondente acoplado ao circuito de reentrada:
  - TV fascicular posterior esquerda
  - TV fascicular anterior esquerda
  - TV septal superior esquerda
- As TVs fasciculares possuem ECGs característicos que demonstram um QRS relativamente estreito resultado de rápida disseminação da despolarização utilizando o sistema de condução especializado
- A TV fascicular posterior esquerda é a TV fascicular mais comum (Figura 12.5)
- Outras causas menos comuns de TV monomórfica em corações estruturalmente normais incluem TV focal em fibras de Purkinje sem reentrada, TV de origem em músculo papilar e TV anular mitral/tricúspide

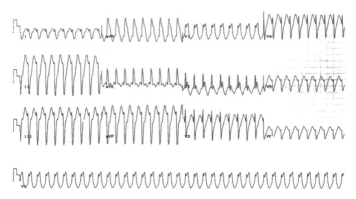

Figura 12.5 Um eletrocardiograma de 12 derivações de taquicardia ventricular fascicular posterior esquerda demonstrando padrão de bloqueio de ramo direito com um eixo superior. Esse tipo de taquicardia possui localização de origem próxima do fascículo esquerdo posterior. (De Prystowsky EN, Padanilam BJ, Joshi S, Fogel RI. Ventricular arrhythmias in the absence of structural heart disease. J Am Coll Cardiol. 2012;59:1733-1744.)

- É importante perceber que estes pacientes podem ter função VE deprimida quando buscam atenção médica devido ao impacto prejudicial da TV incessante sobre a função VE, e não uma indicação de cardiopatia estrutural
- A disfunção VE nessas situações tende a ser global, em vez de segmentar, e em geral melhora após interrupção da TV
- A FV é fatal se não for tratada imediatamente
- Após a desfibrilação, a FV pode recidivar repetidamente com taxas de mortalidade de 85 a 97%
- Como a isquemia é o mecanismo primário de FV sustentada, os pacientes devem ser emergencialmente triados para angiografia coronariana e revascularização
- Pacientes com coração estruturalmente normal podem desenvolver FV sustentada desencadeada por contrações ventriculares prematuras (CVPs) monomórficas intimamente acopladas
- A síndrome de Brugada, uma síndrome arrítmica hereditária causada por mutações no gene dos canais de sódio cardíacos, pode ocorrer como uma FV sustentada recorrente ou FV/TV e um padrão ECG característico de bloqueio de ramo direito e elevação de segmento ST nas derivações V_1 a V_3 (Figura 12.6). As TVs polimórfica e monomórfica refletem diferentes mecanismos arritmogênicos
- A TV polimórfica pode ocorrer com intervalo QT normal ou prolongado e é mais frequentemente observada em pacientes com síndromes coronarianas agudas (Figura 12.7)
- A TV pode ser a manifestação inicial de isquemia miocárdica aguda
- Em casos de infarto agudo do miocárdio, a TV polimórfica pode ser causada por isquemia, potenciais de membrana alterados, atividade desencadeada, necrose ou formação de cicatrizes
- A isquemia pode causar dispersão de períodos refratários elétricos entre o endocárdio e epicárdio, o que é necessário para múltiplas ondas de reentrância
- Pacientes sem isquemia aguda, como aqueles com miocardite aguda ou cardiomiopatia hipertrófica, podem também desenvolver TV polimórfica
- A TV polimórfica é rara em corações estruturalmente normais, mas pode ocorrer em pacientes com anormalidades genéticas primárias, devido a causas secundárias ou sem causas discerníveis, denominada como FV idiopática
- Estratégias terapêuticas diferem amplamente dentre pacientes com TV polimórfica
- O ECG basal é de crítica importância para confirmação do diagnóstico

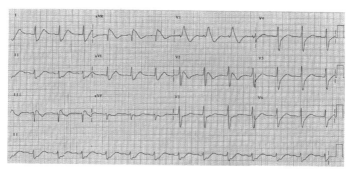

Figura 12.6 Um eletrocardiograma de 12 derivações de síndrome de Brugada demonstrando elevação em cúpula do segmento ST nas derivações precordiais precoces e padrão de bloqueio de ramo direito. (De Prystowsky EN, Padanilam BJ, Joshi S, Fogel RI. Ventricular arrhythmias in the absence of structural heart disease. J Am Coll Cardiol. 2012;59:1733-1744.)

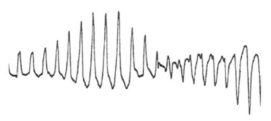

Figura 12.7 *Torsade de pointes* induzida por fármacos após tratamento com quinidina. (De Schwartz PF, Woosley RL. Predicting the unpredictable. Drug-induced QT prolongation and torsade de pointes. J Am Coll Cardiol. 2016;67:1639-1650.)

- Se o intervalo QT estiver prolongado de forma marcante, a TV polimórfica mais provavelmente é uma *torsade de pointes* devido à síndrome do QT longo (SQTL) congênita ou adquirida
- A SQTL congênita é um distúrbio de canais iônicos caracterizada por intervalos QT anormalmente prolongados (intervalo QT corrigido > 440 ms em homens e > 460 ms em mulheres) com ou sem anormalidades morfológicas das ondas T (Figura 12.8)
- Pelo menos 15 diferentes genes envolvidos na SQTL hereditária foram descritos. Os três primeiros – LQT1, LQT2 e LQT3 – correspondem a 60 a 75% dos casos de SQTL genotipados
- Aproximadamente 25% dos pacientes afetados não possuem genes identificáveis
- A SQTL adquirida é causada por fármacos que prolongam QT
- Uma lista de fármacos que causam risco de prolongamento de QT e/ou *torsade de pointes* pode ser encontrada no site CredibleMeds (https://www.crediblemeds.org/)
- Anormalidades eletrolíticas ou fármacos que induzem hipopotassemia, hipocalcemia ou hipomagnesemia também podem levar a *torsade de pointes* em pacientes com ou sem suscetibilidade genética
- A síndrome de Brugada – caracterizada por um padrão ECG distinto, ausência de cardiopatia estrutural, e um alto risco de TV/FV polimórfica e morte súbita – pode ocorrer como uma TV
  - Hipopotassemia, alto tônus vagal e febre são fatores predisponentes para a TV

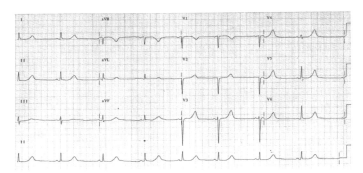

Figura 12.8 Um eletrocardiograma de 12 derivações de síndrome de QT longo demonstrando um intervalo QT de 580 ms e intervalo QT corrigido de 513 ms. Testes genéticos revelaram síndrome causada pelo gene LQT1. (De Prystowsky EN, Padanilam BJ, Joshi S, Fogel RI. Ventricular arrhythmias in the absence of structural heart disease. J Am Coll Cardiol. 2012;59:1733-1744.)

- Três diferentes tipos de alterações ECG têm sido associados à síndrome de Brugada com base na morfologia em V_1 e V_2
- O ECG tipo 1 é caracterizado por uma elevação de 2 mm ou mais do ponto J, elevação em cúpula do segmento ST-T, e onda T invertida nas derivações V_1 e V_2 (ver Figura 12.6)
- O ECG tipo 2 é caracterizado por uma elevação de 2 mm ou mais do ponto J, elevação de 1 mm ou mais do segmento ST, segmento ST côncavo para cima, e onda T positiva ou bifásica
- O ECG tipo 3 é o mesmo do tipo 2, exceto que a elevação do segmento ST é menor que 1 mm
- Dentre esses três tipos de ECGs, somente o tipo 1 é diagnóstico de síndrome de Brugada
- Em pacientes com ECG normal e um coração estruturalmente normal que são atendidos com TV/FV polimórfica, os diagnósticos possíveis incluem TV polimórfica catecolaminérgica (TVPC) e FV idiopática
  - A TVPC é uma anormalidade hereditária de manuseio intracelular do cálcio e é comumente observada em pacientes jovens com síncope induzida por estresse ou esforço
  - A principal característica da TVPC é a alternância de complexos QRS de ramos esquerdo e direito
  - FV idiopática ocorre como síncope ou morte súbita cardiovascular abortada em pessoas jovens com corações normais e sem síndrome genética identificável
  - Os eventos não costumam ser relacionados com estresse ou atividade, mas podem ocorrer em agrupamentos caracterizados por extrassístole ventricular frequente e episódios curtos de FV ou TV polimórfica
  - Os eventos de FV espontânea ou TV polimórfica são desencadeados por contrações ventriculares prematuras (CVPs), em geral com intervalo curto de acoplamento, frequentemente denominados como *torsades* de acoplamento curto
  - Os CVPs que desencadeiam os eventos podem surgir a partir das fibras de Purkinje ou do miocárdio; os primeiros geralmente possuem intervalos mais curtos de acoplamento
  - O isoproterenol pode ser efetivo em suprimir FV sustentada em situações agudas.

Tratamento de taquicardia ventricular sustentada/taquicardia incessante

- Pacientes com TV sustentada ou TV incessante devem ser rapidamente avaliados por conta de instabilidade hemodinâmica

Capítulo 12 Taquicardia Ventricular **149**

- Pacientes sem pulso ou aqueles com evidências clínicas de comprometimento hemodinâmico manifestadas por hipotensão, dor no peito, dispneia ou alteração do estado mental devem ser imediatamente tratados de acordo com os protocolos avançados de suporte de vida cardíacos com cardioversão elétrica.

Terapia farmacológica

- Em pacientes hemodinamicamente estáveis com TV sustentada ou TV incessante, a terapia farmacológica urgente é indicada tanto para interromper a arritmia ventricular como para cessar o efeito prejudicial da intensa estimulação adrenérgica associada sobre o coração
  - A amiodarona intravenosa é o agente mais comumente utilizado para tratar pacientes com TV sustentada ou TV incessante em pacientes com cardiopatia estrutural (ver Figura 12.2)
  - A dose usual é de 150 mg por bólus intravenoso (IV) seguido por infusão IV de 1 mg/min durante 6 horas, seguida por 0,5 mg/min por mais 18 horas
  - A amiodarona possui efeitos inotrópicos negativos mínimos e é, portanto, segura em pacientes com depressão da fração de ejeção ventricular esquerda
  - Além disso, apesar do potencial para causar prolongamento de QT, a incidência de *torsade de pointes* é baixa. Cerca de 60% dos pacientes terão sua TV interrompida pela amiodarona intravenosa
  - Por conta da estimulação adrenérgica associada à TV sustentada, TV incessante ou choques do CDI, betabloqueadores devem ser administrados em conjunto com a amiodarona
  - Embora o metoprolol seja o agente mais comumente utilizado, o propranolol pode suprimir a TV que é refratária ao metoprolol
  - Em pacientes com insuficiência cardíaca, o propranolol diminui o efluxo simpático mais do que o metoprolol
  - A natureza lipofílica do propranolol capacita a penetração no sistema nervoso central, permitindo bloqueio dos receptores centrais e pré-juncionais, além dos betarreceptores periféricos
  - A dose de propranolol intravenosa é de 1 a 3 mg a cada 5 minutos até um total de 5 mg
  - A dose de metoprolol IV é de 2,5 a 5 mg durante 5 minutos, o que pode ser repetido até uma dose máxima de 15 mg durante 15 minutos
  - A amiodarona e betabloqueadores orais devem ser iniciados assim que o paciente estiver estável
  - Fora do cenário de isquemia, a lidocaína possui propriedades antiarrítmicas relativamente fracas
  - As taxas de conversão da TV são de 8 a 30%; um estudo randomizado demonstrou que a sobrevida é significativamente maior com a amiodarona do que com a lidocaína para o tratamento domiciliar de TV ou FV resistentes a choque
  - Assim, a amiodarona substituiu a lidocaína como terapia de primeira linha para casos de TV e FV refratários
  - Se a lidocaína for utilizada, ela é administrada como um bólus IV de 1 a 1,5 mg/kg seguido por um bólus inicial de 0,5 a 0,75 mg/kg que pode ser repetido a cada 5 a 10 minutos conforme necessário, até uma dose total de 3 mg/kg. Uma infusão contínua IV de 1 a 4 mg/min é utilizada para manter níveis terapêuticos
- Em pacientes sem cardiopatia estrutural, o tratamento deve ser individualizado para a causa subjacente específica
  - A TV da via de saída pode ser suprimida por betabloqueadores

- Alternativamente, bloqueadores dos canais de cálcio não di-hidropiridinas, como o verapamil ou diltiazem, podem ser efetivos em suprimir a TV da via de saída
- A característica distintiva da TV fascicular é sua sensibilidade ao verapamil intravenoso, que é a terapia preferida
- O tratamento inicial da TV polimórfica em pacientes com SQTL é a descontinuação das medicações que prolongam QT e/ou a rápida correção de anormalidades eletrolíticas
  - Betabloqueadores são a terapia farmacológica primária para síndromes de QT longo tipos 1 e 2 congênitas
  - O verapamil intravenoso efetivamente suprime a TV polimórfica em pacientes refratários aos betabloqueadores
  - A administração IV de magnésio pode facilitar o término da TV polimórfica associada à SQTL
  - Se o genótipo da síndrome do QT longo for sabidamente do tipo 3, fármacos com efeitos bloqueadores tardios sobre a corrente de sódio – como a mexiletina, ranolazina e propranolol – são úteis
  - Em pacientes com SQTL adquirida, betabloqueadores podem promover TV pela indução de bradicardia
  - O marca-passo temporário é o tratamento de escolha em pacientes com TV polimórfica dependente de bradicardia na SQTL
  - O isoproterenol pode ser utilizado enquanto se aguarda a inserção do marca-passo
  - Em pacientes com a síndrome do QT curto, fármacos antiarrítmicos de classe I e III – como a quinidina, disopiramida e amiodarona – são efetivos em prolongar o intervalo QT
  - O isoproterenol suprime a TV na síndrome de Brugada
  - A quinidina pode também prevenir TV/FV na síndrome de Brugada
- O trauma que pacientes com TV sustentada ou TV incessante passam em decorrência das múltiplas cardioversões elétricas pode ter consequências físicas e emocionais a curto e longo prazo
  - Assim, todos os pacientes com TV devem ser sedados
  - Agentes de curta ação – como o propofol, benzodiazepínicos e alguns anestésicos gerais – demonstraram converter ou suprimir a TV
- Foi relatado que o bloqueio do gânglio estrelado esquerdo e a anestesia epidural torácica suprimem a TV refratária a diversas terapias antiarrítmicas
- A anestesia geral também pode ser útil.

Terapias não farmacológicas

- Para pacientes com TV e TV incessante nos quais a isquemia miocárdica aguda supostamente é um fator incitante, a angiografia coronariana e revascularização percutânea devem ser urgentemente realizados, porque a restauração da perfusão coronariana pode encerrar as arritmias
- Um balão intra-aórtico ou outro dispositivo de suporte mecânico VE percutâneo temporário também pode ser implantado no laboratório de cateterização
- Esses dispositivos podem suprimir arritmias ventriculares pelo aumento da pressão de perfusão coronariana ou diminuição da carga sobre um VE insuficiente
- Foi relatado que o balão por contrapulsação encerra a TV mesmo na ausência de isquemia, presumivelmente pela redução da pós-carga, tamanho do VE e tensão na parede
- Em casos extremos de arritmias refratárias, a oxigenação por membrana extracorpórea pode ser considerada, mas deve ser implementada no início da evolução porque danos irreversíveis a órgãos-alvo já ocorreram

Capítulo 12 Taquicardia Ventricular **151**

- Finalmente, arritmias ventriculares refratárias recorrentes podem ser uma indicação para implante de um DAVE ou colocação do paciente na fila de transplante cardíaco
- A ablação por cateter é uma terapia efetiva para vários pacientes com TV sustentada ou TV incessante refratária ou intolerante à terapia medicamentosa
  - Em uma série, a ablação por radiofrequência (RF) suprimiu completamente a TV refratária a fármacos em 95 de 95 pacientes, muitos dos quais estavam hipotensos e necessitaram de suporte hemodinâmico. A supressão a longo prazo da TV foi alcançada em 92% dos pacientes, e 66% estavam livres da TV em 22 meses
  - A ablação por RF é também indicada em casos de TV polimórfica recorrente quando gatilhos específicos, como CVPs monomórficos, podem ser identificados e alvejados
  - Essa abordagem obteve sucesso em suprimir a TV em pacientes com cardiomiopatias isquêmicas e não isquêmicas
  - A terapia antiarrítmicas deve ser mantida em pacientes na UTIC que foram submetidos à ablação por RF
  - A suspensão dos medicamentos antiarrítmicos pode ser considerada depois.

CAPÍTULO **13**

Diagnóstico e Tratamento da Taquicardia Supraventricular Instável

---

Equívocos comuns

- A taquicardia sinusal requer tratamento para reduzir a frequência cardíaca
- A estabilidade hemodinâmica é útil para diferenciação entre taquicardia ventricular e taquicardia supraventricular (TSV)
- A adenosina é o primeiro tratamento de escolha para casos de TSV hemodinamicamente estáveis.

Apresentação clínica

- Taquicardias supraventriculares ocorrem em até 10 a 20% dos pacientes em estado crítico e estão associadas ao aumento da morbidade e mortalidade
- Um diagnóstico exato imediato não é necessário, e o tratamento inicial deve focar em garantir a estabilidade hemodinâmica.

Investigações

- Um diagnóstico diferencial, e não um preciso, pode ser gerado inicialmente pela avaliação da largura do complexo QRS, frequência, regularidade e início, idealmente em um eletrocardiograma (ECG) de 12 derivações (Tabela 13.1).

Fisiopatologia

- A taquicardia sinusal é uma taquicardia regular de início gradativo que alcança uma frequência máxima de 220 bpm menos a idade do paciente (Figura 13.1)
  - A taquicardia sinusal não é patológica e é abordada pelo tratamento da condição subjacente
- A fibrilação atrial (FA) é a taquiarritmias mais comum em pacientes em estado crítico (Figura 13.2), devido à despolarização simultânea de diversas minúsculas ondas dentro dos átrios, com condução variável para o ventrículo
  - A FA aguda é caracterizada por um aumento rápido da frequência atrial e uma resposta ventricular irregular
  - Sem disfunção sistólica ou diastólica ventricular esquerda grave, a FA raramente causa instabilidade hemodinâmica
  - O ECG revela ausência de ondas P discerníveis e um ritmo ventricular irregular
- O *flutter* atrial (Figura 13.3) é a segunda TSV patológica mais comum e, em sua forma típica, envolve um circuito de reentrada ao redor da valva tricúspide

TABELA 13.1 ▪ **Diagnósticos diferenciais de taquicardias supraventriculares organizadas por regularidade.**

TSV	Condições subjacentes	Regularidade	Frequência (batimentos/minuto)
Fibrilação atrial (FA)	Cardiopatia, pneumopatia, embolia pulmonar, hipertireoidismo, pós-cirúrgico	Irregular	100 a 200
Taquicardia atrial multifocal (TAM)	Pneumopatia, teofilina	Irregular	100 a 150
Contrações atriais prematuras (CAP) frequentes	Estimulantes à base de cafeína	Irregular	100 a 150
Taquicardia sinusal (TS)	Sepse, hipovolemia, anemia, embolia pulmonar, dor, medo, pavor, esforço, isquemia miocárdica, hipertireoidismo, insuficiência cardíaca	Regular	Até 220 – Idade
Flutter atrial (*flutterA*)	Cardiopatia	Regular (ocasionalmente irregular se houver condução AV variável)	150
Taquicardia por reentrada nodal atrioventricular (TRNAV)	Nenhum	Regular	150 a 250
Taquicardia por reentrada atrioventricular (TRAV)	Raramente, anomalia de Epstein	Regular	150 a 250
Taquicardia atrial (TA)	Cardiopatia, pneumopatia	Regular	150 a 250

ECG, eletrocardiograma; *WPW*, síndrome de Wolff-Parkinson-White.

Início	Relação P:QRS	Resposta à adenosina	ECG
Gradativo agudo (se em FA crônica)	Nenhuma	Retardo transitório da frequência ventricular	
Gradativo	Morfologia alterada da onda P antes do QRS	Nenhuma	
Gradativo	P antes do QRS	Nenhuma	
Gradativo	P antes do QRS	Retardo transitório	
Agudo	Ondas *flutter*	Retardo transitório da frequência ventricular	
Agudo	Sem atividade atrial aparente ou R' no fim do QRS	Encerra	
Agudo	TRAV ortodrômica: onda P retrógrada TRAV antidrômica: onda P em geral não é observada FA com WPW: ausência das ondas P	Encerra	TRAV ortodrômica / TRAV antidrômica / FibA com WPW
Agudo	Onda P antes do QRS	Encerra 60 a 80%	

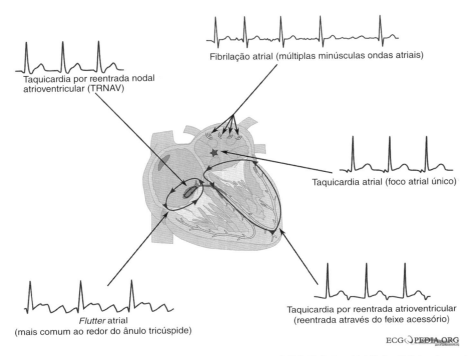

Figura 13.1 Mecanismos básicos de taquicardia supraventricular (TSV). O *flutter* atrial (*flutterA*) típico é um circuito de reentrada ao redor da valva tricúspide no átrio direito. A taquicardia por reentrada nodal atrioventricular (TRNAV) é a reentrada dentro do nodo atrioventricular (NAV) e do tecido perinodal. A TRNAV ortodrômica é um circuito de reentrada que atravessa o NAV e sobe por uma via acessória, levando a um complexo QRS estreito. Na taquicardia por reentrada atrioventricular (TRAV) antidrômica, a condução segue inicialmente pela via acessória até o NAV, levando a um complexo QRS largo. A taquicardia atrial (TA) é um foco ectópico de atividade atrial em uma frequência mais rápida do que o do nodo sinusal. A fibrilação atrial (FibA) envolve diversas ondas minúsculas simultâneas no átrio com condução variável através do NAV. A taquicardia atrial multifocal (TAM) envolve pelo menos três focos atriais ectópicos distintos. (ECGPEDIA.ORG, https://en.ecgpedia.org/index.php?title=File:SVT_overview.svg. Clinical practice: evaluation and initial treatment of supraventricular tachycardia. N Engl J Med. 2012;367[15]:1438–1448.)

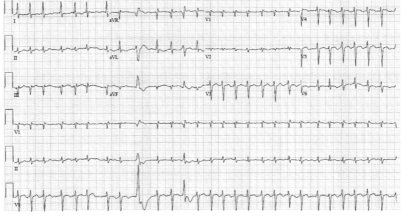

Figura 13.2 Fibrilação atrial com rápida resposta ventricular.

Capítulo 13 Diagnóstico e Tratamento da Taquicardia Supraventricular Instável

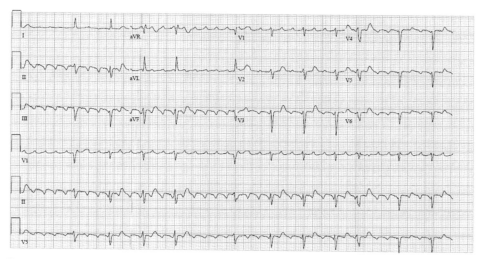

Figura 13.3 *Flutter* atrial típico com condução variável. Ondas *flutter* típicas desviadas negativamente são observadas nas derivações inferiores com ondas *flutter* positivas em V_1. O *flutter* atrial 2:1 pode algumas vezes ser difícil de distinguir da taquicardia por reentrada nodal atrioventricular; adenosina pode ser utilizada para aumentar o grau de bloqueio atrioventricular e desmascarar as ondas *flutter*.

- A frequência do *flutter* em geral está ao redor de 300 bpm, sendo que a frequência ventricular é determinada pelo grau de bloqueio do nodo atrioventricular (NAV)
- O *flutter* atrial agudo ocorre como um rápido aumento da frequência ventricular a cerca de 150 bpm, consistente com um bloqueio NAV 2:1
- A frequência ventricular pode ser irregular com bloqueio NAV variável. Ondas *flutter* típicas com aparência de dentes de serrote podem ser observadas no ECG
- A taquicardia por reentrada nodal atrioventricular (TRNAV; Figura 13.4) é um circuito de reentrada dentro do NAV caracterizado por uma taquicardia regular de início rápido com frequência entre 150 e 250 bpm
  - Existem duas vias dentro do NAV com diferentes propriedades de condução, o que permite que uma contração atrial prematura (CAP) ou contração ventricular prematura (CVP) seja conduzida por uma via enquanto a outra é refratária
  - A condução pode então ser propagada de forma retrógrada até a via previamente refratária, iniciando um circuito contínuo dentro do NAV
  - A condução dos átrios (retrógrada) e ventrículos (anterógrada) ocorrem simultaneamente, com a onda P escondida no QRS ou observada logo após (pseudo-onda S)
- A taquicardia por reentrada atrioventricular (TRAV) é um circuito de reentrada que envolve o NAV e uma via atrioventricular distante do NAV
  - É também precipitada por uma CAP ou CVP e é caracterizada por um início rápido com frequência ventricular entre 150 e 250 bpm
  - Se a condução ocorre inicialmente para baixo no NAV e então de forma retrógrada para cima em uma via acessória, o complexo QRS é estreito (TRAV ortodrômico)
  - Se a condução ocorre inicialmente pela via acessória, há despolarização ventricular lenta com condução retrógrada através do NAV, levando a um complexo QRS largo (TRAV antidrômica)
  - Um ECG prévio pode identificar pré-excitação por uma via acessória caracterizada por um intervalo PR curto com onda delta
- FA com condução por uma via acessória (Figura 13.5) pode levar à fibrilação ventricular

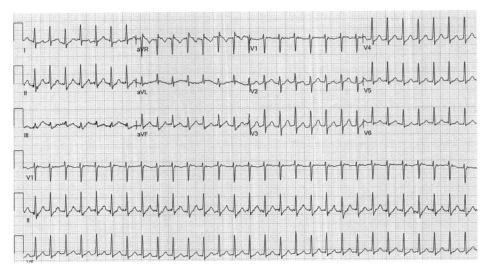

Figura 13.4 Taquicardia por reentrada nodal atrioventricular típica. A taquicardia regular com complexo estreito com padrão de pseudo-onda S observada em derivações inferiores e onda P retrógrada observada logo após o QRS na derivação V_1.

- A taquicardia atrial (Figura 13.6) envolve um marca-passo atrial ectópico, caracterizado por uma taquicardia regular de início agudo com frequência ventricular geralmente menor que 220 bpm
  - Há frequentemente um aumento lento da frequência durante os primeiros 5 a 10 segundos, e geralmente ocorre em descargas curtas e frequentes
  - O ECG é caracterizado por uma frequência ventricular regular e morfologia de onda P variavelmente distinta da onda P no ritmo sinusal, dependendo da distância entre o foco ectópico do nodo sinoatrial
- A taquicardia atrial multifocal (TAM) envolve a presença de múltiplos marca-passos ectópicos atriais com uma frequência mais rápida do que o nodo sinusal
  - O ECG revela um ritmo ventricular irregular com pelo menos três morfologias distintas de onda P e intervalos PR variáveis

Tratamento

- A terapia para TSV é consistente com as diretrizes de 2015 da American Heart Association (AHA) Advanced Cardiac Life Support (ACLS) e diretrizes também de 2015 da American College of Cardiology (ACC)/AHA/Heart Rhythm Society (HRS)
- Se a TSV estiver causando instabilidade hemodinâmica, ela deve imediatamente ser tratada com cardioversão por corrente direta (CVCD) sincronizada
  - Sedação adequada deve ser fornecida durante o procedimento
  - As pás devem ser posicionadas no tórax com o coração entre elas
- Para pacientes com TSV sintomática, mas que estão hemodinamicamente estáveis, manobras vagais devem ser realizadas para bloquear temporariamente a condução NAV, o que pode encerrar 20 a 40% das arritmias por reentrada dependentes do NAV (TRNAV, TRAV)

Capítulo 13 Diagnóstico e Tratamento da Taquicardia Supraventricular Instável

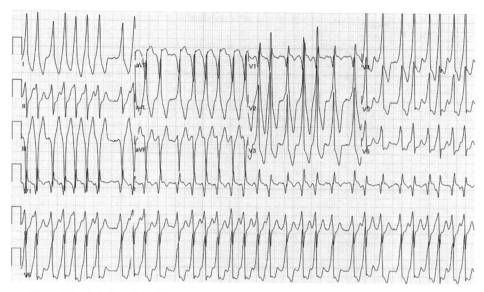

Figura 13.5 Fibrilação atrial pré-excitada caracterizada por taquicardia de complexo largo e bizarro.

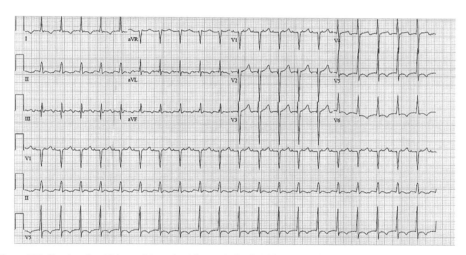

Figura 13.6 Taquicardia atrial com bloqueio atrioventricular 2:1. Note as ondas P na derivação III que não parecem ondas P sinusais. O padrão atrioventricular 2:1 é mais claramente observado na derivação V_1.

- Para casos de FA, taquicardia atrial, *flutter* atrial ou TAM, manobras vagais podem bloquear temporariamente a condução do NAV para desmascarar a atividade atrial (p. ex., ondas *flutter*)
- Para pacientes que não respondam às manobras vagais, a adenosina, que bloqueia transitoriamente o NAV, deve ser administrada rapidamente através de um cateter intravenoso de diâmetro grande, seguida por lavagem com salina
    - A adenosina é útil terapêutica e diagnosticamente porque pode encerrar a TSV por reentrada dependente do NAV ou desmascarar a atividade atrial com aumento do bloqueio NAV

- Na presença de doença reacional significativa de vias respiratórias, poderá causar broncospasmo
- A adenosina pode também precipitar FA em até 10 a 15% dos pacientes
- Betabloqueadores e bloqueadores dos canais de cálcio não di-hidropiridina (diltiazem, verapamil) também podem ser utilizados para bloquear o NAV e suprimir taquicardias por reentrada
- Um fármaco antiarrítmico (FAA) pode ser administrado para cardioversão de pacientes com TSV, facilitar a CVCD ou manter o ritmo sinusal
  - O FAA mais comumente utilizado nessa situação é a amiodarona
- Ao contrário da maioria das outras TSVs, a FA pré-excitada frequentemente causa instabilidade hemodinâmica
  - A CVCD imediata ou administração de procainamida ou ibutilida é uma opção terapêutica inicial razoável.

CAPÍTULO **14**

Apresentações Agudas de Doenças Cardíacas Valvares

Equívocos comuns

- Pressão de pulso ampla é a principal característica da insuficiência aórtica aguda
- Agentes inotrópicos são úteis em casos de insuficiência aórtica aguda
- O alargamento de mediastino é patognomônico em casos de dissecção aórtica aguda
- Em casos de estenose aórtica, um sopro mais leve indica que a estenose é menos grave.

Insuficiência aórtica

APRESENTAÇÃO CLÍNICA

- A insuficiência aórtica (IA) ocorre como resultado da dilatação da raiz aórtica ou transtorno dos folhetos valvares
- As etiologias mais comuns são a endocardite infecciosa (EI) e dissecção de aorta (DA)
  - A EI é mais provável em uma valva previamente doente e a IA ocorre através do dano endotelial, vegetação trombótica não bacteriana, aderência de microrganismos, proliferação da infecção e destruição valvar
  - A DA aguda, do tipo A, é complicada pela IA em 50% dos casos
    - A DA pode levar à IA por extensão direta da dissecção até a base dos folhetos da valva aórtica (VAo), dilatação dos seios com folhetos, coaptação incompleta, envolvimento de uma comissura valvar e/ou prolapso do retalho de dissecção através da VAo
  - Outras etiologias estão listadas na Tabela 14.1
- As características clínicas da IA são profundamente diferentes em situações agudas, incluindo uma pressão diastólica final ventricular esquerda (PDFVE) elevada de forma marcante, mas ausência de ampla pressão de pulso
- A IA aguda no ventrículo esquerdo (VE) despreparado pode levar ao rápido início da insuficiência cardíaca (IC) aguda ou choque cardiogênico
- Pacientes tipicamente apresentam dispneia, fraqueza ou hipotensão, e são frequentemente diagnosticados erroneamente com sepse, pneumonia ou cardiopatia não relacionada a valvas
  - Eles estão frequentemente taquicárdicos
  - O choque do VE pode estar normal tanto com relação à localização quanto à duração
  - A primeira bulha cardíaca com frequência é de intensidade baixa ou inaudível
  - Ocasionalmente, o fechamento da valva mitral (VM) pode ser auscultado durante a diástole e acompanhado por insuficiência mitral (IM)

162 Manual de Cardiologia Intensiva

- O sopro de Austin-Flint, que supostamente representa o fluxo turbulento a partir do átrio esquerdo (AE) até o VE por conta do fechamento parcial da VM a partir do jato da RA, está ausente ou é breve
- Um som de fechamento pulmonar acentuado sugere elevação da pressão arterial pulmonar
- Uma terceira bulha cardíaca (B_3) é frequentemente auscultada
- O sopro agudo de IA é caracteristicamente curto, precoce e de intensidade média
- Edema e ganho de peso não são frequentemente observados porque há tempo inadequado para retenção de sal e água
- Os membros podem estar frios e manchados devido ao baixo débito cardíaco (DC) e elevada resistência vascular sistêmica (RVS)
- As características clínicas observadas em casos agudos e crônicos de IA estão listadas na Tabela 14.2.

TABELA 14.1 ■ **Etiologias da insuficiência aórtica aguda.**

1. Endocardite infecciosa	
2. Dissecção aórtica – condições predisponentes e associadas	Hipertensão
	Síndrome de Marfan
	Valva aórtica bicúspide
	Coarctação da aorta
	Síndrome de Ehlers-Danlos
	Síndrome de Turner
3. Trauma torácico	
4. Ruptura de uma valva mixomatosa	
5. Distúrbios sistêmicos do tecido conjuntivo	Espondilite anquilosante
	Lúpus eritematoso sistêmico
6. Doenças granulomatosas	Sífilis terciária
	Arterite de células gigantes
	Arterite de Takayasu

TABELA 14.2 ■ **Características clínicas de insuficiência aórtica grave.**

Característica	Aguda	Crônica
Insuficiência cardíaca	Rápida e súbita	Insidiosa
Ritmo	Taquicardia sinusal	Frequência regular
Choque de ponta máximo	Não é hiperdinâmico e não está deslocado	Hiperdinâmico e deslocado inferolateralmente
Pressão de pulso	Normal	Amplificada
Bulhas cardíacas		
B_1	Intensidade baixa ou ausente	Intensidade baixa
B_2	A2 de intensidade baixa, P2 acentuada	P2 normal
B_3	Presente	Ausente
B_4	Ausente	Em geral ausente
Sopro de insuficiência aórtica	De intensidade baixa, precoce	Holodiastólico
Débito cardíaco	Diminuído	Normal
PDFVE	Aumentada	Normal
Tamanho do VE	Normal	Aumentado

PDFVE, pressão diastólica final ventricular esquerda; *VE*, ventrículo esquerdo.

FISIOPATOLOGIA

- Em casos agudos e graves de RA, incrementos no volume diastólico final VE devido ao fluxo regurgitante resultam em elevação abrupta na PDFVE (Figura 14.1)
- Consequentemente, um rápido aumento no gradiente ventrículo-atrial (VA) pode causar fechamento prematuro da VM, evitando o edema pulmonar
- Entretanto, um incremento adicional no gradiente VA reabre a VM na diástole tardia, levando à IM diastólica
- A IM sistólica pode também ser manifestada desde o gradiente VA persistente como resultado do alto nível da PDFVE até o período de contração isovolumétrica durante a sístole inicial
- Essa IM é, em geral, efetiva em abaixar a PDFVE e o AE essencialmente serve como um reservatório
- Entretanto, a pressão AE pode aumentar ainda mais, levando ao edema pulmonar
- A isquemia coronariana pode complicar os casos agudos de IA porque uma redução no fluxo coronariano leva à diminuição da perfusão coronariana, enquanto uma PDFVE elevada e taquicardia aumentam a demanda miocárdica por oxigênio
- O fluxo coronariano diastólico pode estar reduzido por uma redução na pressão arterial diastólica, elevação da PDFVE e pelo efeito de Venturi
- O desequilíbrio entre suprimento e demanda é piorado se houver doença arterial coronariana (DAC) ou quando a DA prejudicar o fluxo coronariano
- Para complicar ainda mais a situação, a ativação simpática reflexa, em resposta à redução do DC e pressão arterial sistêmica, causa taquicardia e aumento na RVS
- Isso piora o fluxo regurgitante e impede a ejeção de sangue a partir do VE para a aorta, de forma que uma elevação na pressão sistólica aórtica é inibida
- Em geral, a pressão diastólica aórtica não cai significativamente em situações agudas por duas razões:
  - O rápido aumento na PDFVE reduz o gradiente motriz entre a aorta e VE
  - O escoamento periférico é limitado por um aumento na RVS

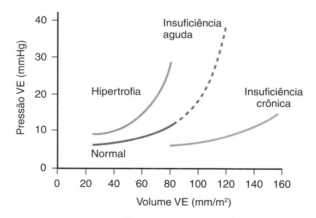

Figura 14.1 Relações pressão-volume diastólicas no ventrículo esquerdo. A *insuficiência aórtica* envolve a sobrecarga volêmica súbita do ventrículo esquerdo sem o benefício do remodelamento ventricular adaptativo. Ela resulta no funcionamento do ventrículo esquerdo na porção íngreme da curva normal (*linha tracejada*). A *insuficiência crônica* é a sobrecarga volêmica na presença de um ventrículo remodelado. Ela desvia a curva para a esquerda e permite a normalização da pressão de enchimento ventricular esquerdo (VE) em volumes VE significativamente elevados. A *hipertrofia* (p. ex., estenose aórtica) desvia a curva para a direita e resulta em um ventrículo não complacente que é altamente dependente da função de bomba amplificadora atrial para o enchimento VE. (De Hall RJ Julian DG. *Diseases of the Cardiac Valves*. New York: Churchill Livingstone, 1989; 291.)

INVESTIGAÇÕES

- Os exames diagnósticos iniciais incluem um eletrocardiograma (ECG), radiografia torácica, hemoculturas (se houver suspeita de EI ou se o paciente tiver prótese valvar) e ecocardiograma transtorácico (ETT)
- Um ECG é necessário em todos os pacientes com edema pulmonar, principalmente para descartar a possibilidade de infarto agudo do miocárdio (IAM)
  - O ECG em casos agudos de IA pode estar normal com desvio de eixo para a esquerda. Com a sobrecarga volêmica VE inicial, pode haver ondas Q nas derivações I, aVL e V_3 a V_6
- A radiografia torácica geralmente revela uma silhueta cardíaca normal com evidências de edema pulmonar (Figura 14.2)
  - Uma raiz aórtica alargada sugere a presença de dissecção
- Um ETT fornece informações cruciais com relação à presença, gravidade e etiologia da lesão
  - Em casos de IA grave, além da visualização do jato regurgitante, mensurações quantitativas, como a amplitude do jato ou vena contracta, podem ser obtidas (Figura 14.3)
  - Uma amplitude de jato maior que 65% da via de saída do VE e vena contracta maior que 0,6 cm são consistentes com IA grave
  - O Doppler contínuo é utilizado para calcular o tempo médio de pressão, sendo que em casos agudos de IA grave o rápido equilíbrio da pressão diastólica aórtica e VE resulta em tempo médio de pressão menor que 300 ms
  - Outros achados condizentes incluem fechamento prematuro da VM e fluxo reverso na aorta descendente (Figura 14.4)

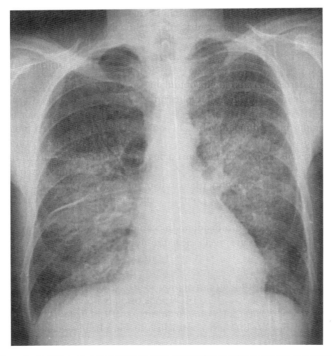

Figura 14.2 Radiografia torácica de um paciente com insuficiência aórtica aguda secundária à endocardite pneumocócica. Note os achados clássicos de edema pulmonar agudo com silhueta cardíaca normal.

Capítulo 14 Apresentações Agudas de Doenças Cardíacas Valvares 165

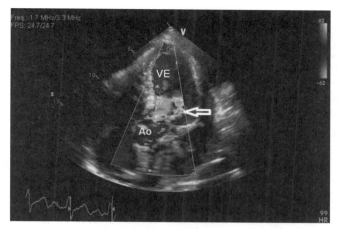

Figura 14.3 Ecocardiograma transtorácico em cinco câmaras revela a presença de insuficiência aórtica grave no Doppler colorido. *Ao*, aorta; *VE*, ventrículo esquerdo. *(Esta figura encontra-se disponível em cores no Encarte.)*

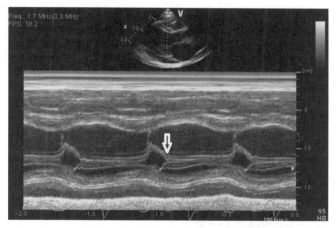

Figura 14.4 Ecocardiograma transtorácico em modo M demonstra o fechamento pré-sistólico da valva mitral *(seta)* pelo aumento da pressão ventricular esquerda comparada à pressão atrial esquerda.

- Se as janelas do ETT forem limitadas, o ecocardiograma transesofágico (ETE) pode ser necessário, o qual possui maior sensibilidade para avaliação de etiologia subjacente de RA, como em casos de EI (vegetações ou abscesso na raiz aórtica; Figura 14.5) ou DA (retalho da dissecção)
- A DA deve ser considerada como diagnóstico diferencial de qualquer IA aguda, confirmada por tomografia computadorizada (TC), ETE ou ressonância magnética
    - O ETT pode ser uma ferramenta muito útil e rápida para a identificação de disfunção da VAo, anormalidades na aorta ascendente proximal e segmento curto da aorta descendente
        - A sensibilidade para o diagnóstico de DA com ETT é maior para a DA do tipo A, de 78 a 100%, mas para o tipo B é de somente 31 a 55%.
        - Assim, o ETT deve ser utilizado para avaliar complicações, e não para o diagnóstico, da síndrome aórtica aguda (SAA)

- O ETE é altamente acurado para detecção da SAA devido à sua capacidade de visualizar as aortas ascendente e descendente
- Um retalho verdadeiro de dissecção apresenta mobilidade randômica, intensidade constante no ecocardiograma e marginação de fluxo na imagem por fluxo colorido
- O ETE pode alcançar uma sensibilidade de 99% e especificidade de 89%
- Entretanto, devido à sua necessidade de um operador experiente e sedação adequada, a TC é a modalidade preferida para avaliação da DA no setor de emergência (Figura 14.6)
    - Um estudo contrastado é altamente acurado, com sensibilidade e especificidade de cerca de 95 a 98%, e é capaz de fornecer o local e extensão da dissecção.

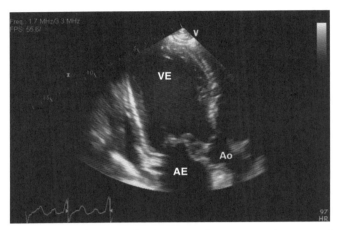

Figura 14.5 Ecocardiograma transtorácico em três câmaras revela a presença de uma vegetação em valva mitral e valva aórtica. *Ao*, aorta; *AE*, átrio esquerdo; *VE*, ventrículo esquerdo.

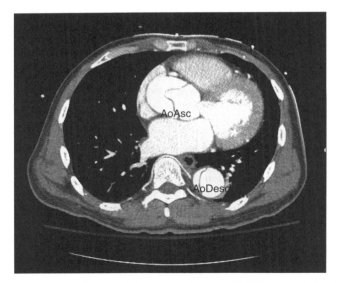

Figura 14.6 Angiografia por tomografia computadorizada revela uma dissecção aórtica do tipo A com presença de um retalho íntimo na aorta ascendente (*AoAsc*) e aorta descendente (*AoDesc*). *AE*, átrio esquerdo; *VE*, ventrículo esquerdo.

TRATAMENTO

- Os princípios do tratamento incluem a redução da pressão venosa pulmonar, maximização do DC e início da terapia para qualquer distúrbio subjacente
- O monitoramento hemodinâmico invasivo pela implantação de cateter de Swan-Ganz na artéria pulmonar é extremamente útil pelo fato que permite que o médico avalie a resposta à terapia e meça o tempo da doença
- A terapia medicamentosa para a IC causada por IA aguda inclui diuréticos de alça e vasodilatadores intravenosos, e a resposta hemodinâmica a isso determina a urgência da intervenção cirúrgica
- Em pacientes com IA aguda, a terapia vasodilatadora intravenosa pode reduzir de forma significativa as pressões arteriais pulmonares e aumentar o DC
  - O nitroprussiato é o vasodilatador de escolha
    - O fármaco é iniciado na dose de 0,25 µg/kg/min IV e ajustado por incrementos de 0,25 a 0,5 µg/kg/min com o objetivo de atingir a melhor hemodinâmica
    - A velocidade de aumento da dose é ditada pelo grau de comprometimento hemodinâmico
  - Diuréticos intravenosos devem ser iniciados para induzir um débito urinário intenso sustentado
- Agentes inotrópicos não possuem um papel significativo em casos de IA aguda porque a maioria dos casos ocorre em situações de função VE normal ou acentuada
- Entretanto, se existir disfunção miocárdica preexistente, agentes, como a dobutamina, em uma dose de 5 a 15 µg/kg/min podem auxiliar na manutenção do DC
- Balão intra-aórtico (BIA) é contraindicado porque sua insuflação durante a diástole aumentaria o fluxo regurgitante
- A terapia medicamentosa adicional inclui antibióticos apropriados em casos de suspeita de EI
- No caso de DA, betabloqueadores intravenosos supostamente são úteis para redução da velocidade da ejeção VE, minimizando a tensão na parede aórtica
- Entretanto, quando a DA é complicada pela IA aguda, betabloqueadores devem ser utilizados com precaução, pois a taquicardia compensatória seria mascarada, reduzindo ainda mais o DC
- Se persistir a instabilidade hemodinâmica, o reparo cirúrgico ou substituição emergencial da valva representa a única opção curativa
- Indicações para cirurgia na presença de EI são delineadas na Tabela 14.3. Mesmo na presença de EI ativa, a cirurgia valvar não deve ser adiada
- A análise International Registry of Acute Aortic Dissection (1995-2013) demonstrou um declínio da mortalidade geral para casos de DA do tipo A de 31 para 22%, principalmente devido à redução da mortalidade cirúrgica de 25 para 18%.

Estenose aórtica

APRESENTAÇÃO CLÍNICA

- A estenose aórtica (EA) é um distúrbio progressivo caracterizado por estreitamento do orifício da VAo, que resulta em dispneia, angina ou síncope
- A etiologia varia desde um processo degenerativo relacionado à idade, cardiopatia reumática crônica, ou anormalidades congênitas na estrutura da valva
- O exame físico do paciente com EA revela um pulso de pequeno volume lentamente crescente
- O impulse apical do coração pode estar deslocado para baixo e para a esquerda com choque pré-sistólico marcante ou onda "a"
- O intenso sopro sistólico de ejeção em casos de EA é melhor auscultado na base e é transmitido até as carótidas

168 Manual de Cardiologia Intensiva

TABELA 14.3 ▨ **Indicações para cirurgia na endocardite infecciosa de valva nativa ou protética.**

Cirurgia precoce (durante hospitalização inicial antes do término de todo o protocolo antibiótico)
Disfunção valvar causando sintomas de insuficiência cardíaca (classe I)
Endocardite infecciosa do lado esquerdo causada por organismo altamente resistente (*Staphylococcus aureus*, fungos) (classe I)
Bloqueio cardíaco, abscesso ou lesão penetrante destrutiva (classe I)
Infecção persistente (bacteriemia persistente ou episódios de febre que duram mais de 5 a 7 dias apesar de terapia apropriada; classe I)
Embolia recorrente e vegetações persistentes apesar de terapia antibiótica apropriada (classe IIa)
Vegetação móvel grande (> 10 mm) em valva nativa (classe IIb)
Indicação para cirurgia, mas com complicação de acidente vascular cerebral sem evidências de hemorragia intracraniana ou dano neurológico extenso (classe IIb)
Cirurgia
Endocardite recidivante de valva protética (recorrência de bacteriemia após término do protocolo antibiótico com subsequentes hemoculturas negativas) (classe I)
Complicação de acidente vascular cerebral importante ou hemorragia intracraniana e hemodinamicamente estável, retarde a cirurgia por pelo menos 4 semanas (classe IIb)

De Nishimura RA, Otto CM, Bonow RO, et al. 2017 AHA/ACC Focused Update of the 2014 AHA/ACC Guideline for the Management of Patients With Valvular Heart Disease. *J Am Coll Cardiol*. 2017;70:252-289.

- De forma geral, sopros com picos tardios de maior duração significam que a estenose é mais grave
- Com a diminuição do DC, há uma queda do gradiente e da intensidade do sopro.

Fisiopatologia

- A EA valvar progressiva leva ao aumento da pressão sistólica VE, e assim o VE hipertrofia para normalizar a tensão na parede
- Mas ela também resulta em desvio da curva pressão-volume do VE para cima e para a esquerda; por conta disso, qualquer diminuição na pré-carga prejudicará o volume sistólico (VS)
- Portanto, a redução aguda do volume resultará em significativo distúrbio do DC
- A relação pressão-volume VE alterada também torna a pré-carga VE criticamente dependente da contração atrial
- Qualquer distúrbio na contribuição do enchimento diastólico pela sístole atrial pode levar à descompensação aguda, o aumento da frequência cardíaca pode prejudicar o enchimento VE simplesmente pelo encurtamento da diástole, e uma diminuição marcante da frequência cardíaca diminuirá o DC, já que este se torna dependente da frequência cardíaca
- Qualquer condição que prejudique ainda mais o relaxamento VE (p. ex., isquemia coronariana aguda) também terá impacto significativo sobre o enchimento diastólico
- A isquemia relativa também pode ocorrer em situações de artérias coronarianas normais ou DAC não obstrutiva quando as demandas miocárdicas por oxigênio excederam a reserva coronariana.

TRATAMENTO

- A fibrilação atrial deve ser tratada pela cardioversão sincronizada urgente
- As anormalidades de condução atrioventriculares (AV) devem ser tratadas com marca-passo temporário, seguido por um marca-passo permanente de câmara dupla se o distúrbio persistir
- Assim que o paciente estiver estabilizado, a substituição urgente da valva deve ser realizada
- Se houver a questão de DAC, a cateterização cardíaca deve ser realizada

- A troca da valva aórtica para casos de EA pode ser cirúrgica ou por transcateter da valva aórtica (STVA)
- Com base nas diretrizes atualizadas de 2020 do American Heart Association/American College of Cardiology (AHA/ACC) para casos de estenose aórtica grave e sintomática (estágio D):
  - A SVA cirúrgica é uma recomendação de classe IA para pacientes com menos de 65 anos
  - A STVA é uma recomendação de classe Ia para pacientes com 65 a 80 anos
  - Para pacientes em alto risco cirúrgico, a STVA é uma recomendação de classe IA
- As abordagens de suporte circulatório mecânico surgiram como uma terapia de resgate em casos críticos de EA com ou sem choque cardiogênico, ou como ponte para a STVA.

Insuficiência aórtica pós-substituição transcateter da valva aórtica

- A STVA é um procedimento bem estabelecido realizado em pacientes com risco cirúrgico intermediário ou alto, ou EA grave inoperável
- Como as valvas são implantadas sem suturas e utilizam o sobredimensionamento para ancorar a estrutura, a aposição incompleta pode levar à insuficiência aórtica perivalvar (RAP) ou vazamento
  - Diversos estudos demonstraram que até 85% dos pacientes que passaram por STVA apresentaram RAP depois do procedimento, sendo que 12% eram de grau moderado ou grave
  - Após a SVA cirúrgica, a incidência de IA moderada ou grave é de 4%
  - Uma RAP moderada tem impacto significativo sobre o prognóstico após STVA, com um risco de mortalidade em 1 ano duas a quatro vezes maior quando comparado a pacientes sem RAP
  - Com base no Registro Francês, os dados de 1 ano demonstraram que a valva com balão expansível de Edwards (Edwards Lifesciences) está associada à RAP moderada à grave em 12,2% comparada a 19,8% da CoreValve autoexpansível (Medtronic)
  - A RAP ocorre por:
    - Implantação subótima da prótese, que leva à vedação incompleta do ânulo
    - Aposição incompleta da prótese devido à calcificação do ânulo, folhetos nativos ou via de saída do VE
    - Subdimensionamento da VAo de substituição
- O dimensionamento da valva é um dos preditores mais fortes da RAP
- O dimensionamento apropriado pela utilização de TC multidetectores é o padrão-ouro e tem sido associado a taxas reduzidas de ocorrência de RAP significativa
  - O exame de imagem durante o procedimento é importante para estabelecer o diagnóstico e a gravidade da RAP, e pode ser utilizado para ajudar a direcionar o tratamento da RAP quando ela ocorrer
  - Técnicas corretivas incluem a utilização de balão pós-dilatação para casos de subexpansão, implantação *valve-in-valve* para uma valva mal posicionada ou insuficiência central, e técnica do laço para valvas implantadas muito profundamente
  - Em casos de valvas posicionadas apropriadamente com boa expansão, a implantação de dispositivo transcateter pode ser tentada em casos de RAP
- O colapso circulatório agudo é uma complicação rara que pode ocorrer durante ou após a STVA
  - As causas incluem:
    - Isquemia coronariana
    - RA grave
    - Tamponamento cardíaco

- Embolia valvar
- Insuficiência VE
- Para distúrbios hemodinâmicos discretos relacionados à RAP, a terapia medicamentosa pode ser suficiente
- Entretanto, para choque cardiogênico refratário devido à insuficiência valvar grave, o suporte mecânico pode ser necessário, com o TandemHeart ou Impella (Capítulo 24).

Insuficiência aórtica pós-implantação de dispositivo de assistência ventricular esquerda

- O uso de suporte circulatório mecânico é cada vez mais frequente como ponte para o transplante, para decisão ou como terapia de destinação
- Durante a implantação dos dispositivos de assistência VE (DAVEs), uma VAo incompetente é suturada, reparada ou substituída para impedir que uma porção do débito do DAVE imediatamente retorne à bomba
- O desenvolvimento de uma nova doença da VAo, entretanto, pode ocorrer em pacientes com DAVE
- Com base em estudo observacional, o desenvolvimento de recidiva de IA é comum e pode ocorrer precocemente após implantação de DAVE
- Existe a hipótese de que as dinâmicas do fluxo sanguíneo aórtico e fechamento prolongado da VAo contribuam para a RA, o que contribui para alterações na força de cisalhamento e pressões luminais diastólicas sofridas pela aorta, levando à atrofia da parede aórtica, dilatação e insuficiência da parede, o que, por sua vez, leva à má coaptação valvar e RA
- Como a VAo permanece fechada durante a diástole devido ao suporte do DAVE, ela está sujeita a uma pressão sistólica alta com a qual não está acostumada causada pelo fluxo retrógrado a partir do canal da via de saída aórtica e, como este é menor em diâmetro do que a aorta, uma velocidade maior é necessária para fornecer o mesmo volume
- O trauma valvar pela alta velocidade e pelo fluxo sanguíneo com pressão, bem como a abertura intermitente da VAo que leva à degeneração valvar progressiva, permite que ocorra recidiva da RA
- Isso parece estar associado a internações por IC e arritmias
- A terapia medicamentosa que almeja pós-carga e pré-carga com vasodilatadores e diuréticos para reduzir a sobrecarga volêmica é o pilar do tratamento
- O suporte inotrópico pode ser utilizado quando houver IC refratária ou choque cardiogênico
- Já houve relatos de caso relacionados ao uso de STVA para tratamento de pacientes com colapso hemodinâmico iminente por IA progressiva.

Insuficiência mitral aguda

APRESENTAÇÃO CLÍNICA

- Um amplo espectro de doenças clínicas pode ser observado, variando de ruptura completa do músculo papilar com colapso cardiovascular até dispneia discreta após ruptura de cordoalhas
  - Um fenótipo específico, como a síndrome de Marfan ou Ehlers-Danlos, pode sugerir ruptura de cordoalhas
  - Alternativamente, manifestações periféricas de achados vasculares (embolia, lesões de Janeway) ou imunológicos (nódulos de Osler, manchas de Roth) consistentes com EI podem estar presentes
  - A presença de dor no peito semelhante à angina leva à suspeita de IAM com doença do músculo papilar como etiologia subjacente

Capítulo 14 Apresentações Agudas de Doenças Cardíacas Valvares **171**

- A maioria dos pacientes com IM aguda demonstra taquicardia, um mecanismo compensatório para manter o DC com VS em declínio
- O pulso venoso jugular pode estar elevado, sendo que 50% dos pacientes possuem onda "a" proeminente
- A avaliação precordial frequentemente revela um choque apical hiperdinâmico e não deslocado com expansão pré-sistólica proeminente, o que sugere sobrecarga de VE com aumento da sístole atrial
- Um choque parasternal esquerdo é comum, já que o enchimento pela combinação de fluxo venoso pulmonar e regurgitante em direção ao AE posterior eleva todo o órgão na direção anterior e é uma indicação de IM grave, ocorrendo frequentemente em casos de elevação de pressão sistólica ventricular direita (VD)
- Um frêmito apical sistólico pode ser sentido em até 75% dos pacientes com cordoalhas tendíneas rompidas, mas é menos comum em casos de disfunção ou ruptura de músculo papilar
- A ausculta cardíaca revela uma B_1 normal porque na maioria dos casos de IM aguda os folhetos da VM estão normais, ao contrário da IM crônica, na qual B_1 é mais baixa secundariamente aos folhetos anormais da VM
- O fechamento acentuado da valva pulmonar sugere hipertensão pulmonar (HP) e, por conta do rápido esvaziamento do VE, o componente aórtico pode fechar precocemente, dando origem a uma divisão prolongada de B_2
- Embora a presença de B_4 seja comum, uma B_3 em galope é quase universal em casos de IM grave devido à sobrecarga volêmica VE
- O sopro da IM aguda difere da IM crônica de acordo com a fisiopatologia subjacente
- Na disfunção do músculo papilar, um sopro crescente-decrescente pode ser auscultado durante a fase média para final da sístole, enquanto a ruptura do músculo papilar resulta em sopro holossistólico
- A ruptura aguda da cordoalha resulta em sopro de ejeção que começa no ápice e irradia para a base do coração
- A interrupção precoce do sopro na IM aguda resulta da rápida equalização das pressões do AE e VE, e sugere maior grau de insuficiência
- Valvas amplamente incompetentes através das quais o fluxo pode ser menos turbulento ou baixo fluxo devido à disfunção VE podem dar origem a sopros de baixo grau
- Um resumo das diferenças de apresentação clínica entre a IM aguda e crônica está listado na Tabela 14.4.

FISIOPATOLOGIA

- A apresentação da insuficiência mitral aguda resulta em sobrecarga volêmica VE grave e súbita
- Os componentes funcionais da valva mitral incluem o AE, ânulo mitral, folhetos da VM, cordoalhas tendíneas, músculos papilares e o VE, e as anormalidades de qualquer um pode causar RM
- Portanto, não é surpresa que existam diversas etiologias de IM aguda, listadas na Tabela 14.5
- A EI pode causar IM aguda por mecanismos que incluem perfuração do folheto, formação de abscesso ou ruptura de cordoalhas tendíneas
- A DAC é outra causa comum de IM aguda causada por:
  - Ruptura do músculo papilar após IAM
  - Disfunção isquêmica do músculo papilar
  - Fibrose do músculo papilar
  - Dissinergia do segmento VE que fixa o músculo papilar funcional
  - Aumento difuso do VE que causa dilatação anular mitral
- Outras etiologias incluem degeneração mixomatosa associada ao prolapso de VM ou doença de Marfan, ruptura espontânea, trauma ou doença reumática

172 Manual de Cardiologia Intensiva

TABELA 14.4 ■ Características clínicas de insuficiência mitral grave.

Característica	Aguda	Crônica
Insuficiência cardíaca	Rápida e súbita	Insidiosa
Ritmo	Taquicardia sinusal	Fibrilação atrial
Choque de ponta máximo	Hiperdinâmico e não está deslocado	Hiperdinâmico e deslocado inferolateralmente
Choque ventricular direito	Presente	Ausente
Frêmito precordial	Em geral presente	Ausente
Pressão venosa jugular	Onda "a" proeminente	Traçado normal
Bulhas cardíacas		
B_1	Normal	Intensidade baixa
B_2	P2 acentuada com divisão ampla	P2 normal com divisão ampla
B_3	Presente	Presente
B_4	Presente	Ausente
Sopro de insuficiência mitral	Alto, diminui a intensidade no fim da sístole	Holossistólico intenso
Irradiação do sopro de insuficiência mitral	Em direção à base	Em direção à axila
Sopro de fluxo diastólico mitral	Presente	Ausente
Débito cardíaco	Diminuído	Normal
Fração de ejeção	Normal à reduzida	Normal à aumentada
PDFVE	Aumentada	Normal
Tamanho do VE	Normal	Aumentado

PDFVE, pressão diastólica final ventricular esquerda; *VE*, ventrículo esquerdo. (De Depace NL, Nestico PF, Morganroth J. Acute severe mitral regurgitation: pathophysiology, clinical recognition and management. *Am J Med*. 1985;78:293.)

TABELA 14.5 ■ Etiologias da insuficiência mitral aguda.

1. Infarto agudo do miocárdio
2. Ruptura de cordoalhas ou do músculo papilar
3. Doença mixomatosa
4. Endocardite infecciosa
5. Cardiopatia reumática
6. Cardiomiopatia aguda
7. Disfunção da valva protética
8. Trauma
9. Iatrogênico

- Com o uso crescente da valvotomia percutânea por balão para casos de estenose mitral (EM) reumática, a IM iatrogênica que necessita de substituição valvar é mais frequente quando comparada à valvotomia cirúrgica fechada
- Finalmente, a degeneração de uma valva bioprotética, o fechamento prejudicado de uma VM mecânica por *pannus*, ou insuficiência perivalvar por falhas na sutura podem levar à IM aguda da prótese

- A gravidade da IM depende do volume de fluxo regurgitante, complacência do AE e função do VE, que é uma função do tamanho do orifício da valva incompetente e do gradiente de pressão do VE para o AE
- Em um AE relativamente não complacente, o aumento abrupto na pressão é transmitido para a circulação pulmonar com edema pulmonar resultante
- Na presença de RM, existem duas vias de saída para ejeção VE:
  - A circulação sistêmica de alta impedância
  - O AE de baixa impedância
- Neste cenário, o VS é altamente dependente da RVS
- Conforme a RVS aumenta, uma maior proporção do VS é direcionada para o AE e a fração regurgitante aumenta
- Uma redução no DC aumenta a RVS conforme os sistemas neuro-hormonais que causam vasoconstrição são ativados
- A consequência indesejada de uma elevação da RVS é a piora da RM
- Conforme o fluxo regurgitante aumenta ainda mais, o DC diminui e a congestão pulmonar piora
- Isso leva a um ciclo vicioso com consequências deletérias sobre a hemodinâmica.

INVESTIGAÇÕES

- Os exames diagnósticos não invasivos iniciais incluem radiografia torácica, que tipicamente revela uma silhueta cardíaca normal com congestão venosa pulmonar ou edema
  - Entretanto, com doença valvar ou miocárdica preexistente, pode haver evidências radiográficas de aumento cardíaco
  - Ocasionalmente, um padrão incomum de edema pulmonar no lobo superior direito pode ser confundido com pneumonia (Figura 14.7), conforme o jato da IM é direcionado em direção à veia pulmonar superior direita
- O ECG frequentemente revela taquicardia sinusal; entretanto, a fibrilação atrial com rápida resposta ventricular também é comum
  - Uma grande deflexão terminal negativa da onda P na derivação V_1 e onda P alargada na derivação II sugerem sobrecarga volêmica do AE

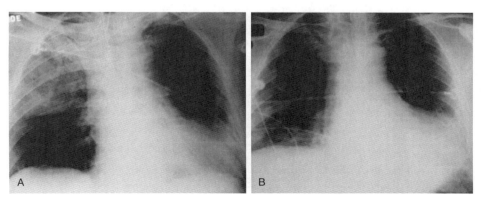

Figura 14.7 Aparência radiográfica incomum da insuficiência mitral aguda mimetizando pneumonia lobar. **A.** Infiltrado alveolar proeminente no lobo superior direito. **B.** Rápida resolução ocorreu em 48 horas após terapia diurética. (Cortesia de Steve Primack, MD, Department of Radiology, Oregon Health Sciences University, Portland.)

- Anormalidades inespecíficas do segmento ST e da onda T são comuns; entretanto, se ocorrer IM aguda como resultado da isquemia ou infarto, a análise cuidadosa do ECG se torna essencial
- O ecocardiograma é a modalidade de imagem mais comumente utilizada em pacientes com IM aguda
  - A imagem transtorácica pode ser realizada rapidamente e de forma segura para determinar de forma acurada a etiologia e a gravidade
    - Além disso, a função geral do VE e anormalidades da movimentação da parede podem ser avaliadas
    - Finalmente, distúrbios estruturais cardíacos que mimetizam IM podem ser descartados
  - Dependendo da etiologia, uma série de anormalidades ecocardiográficas pode ser observada
    - Pode haver um folheto com flail óbvio, ruptura de cordoalhas ou vegetação (Figura 14.8)
    - A ruptura do músculo papilar com frequência é visualizada diretamente como uma massa ligada ao folheto envolvido com descontinuidade da base do músculo

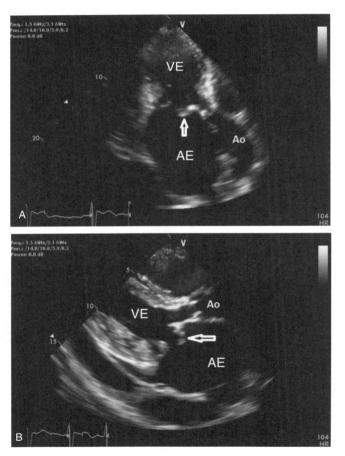

Figura 14.8 A. Ecocardiograma transtorácico apical em três câmaras revela um folheto da valva mitral flail desprendido (seta). **B.** Ecocardiograma transtorácico parasternal em eixo longo do folheto valvar mitral flail. AE, átrio esquerdo; Ao, aorta; VE, ventrículo esquerdo.

- O ETE é uma modalidade alternativa útil para avaliação de IM aguda, com resolução superior e vantagem significativa em termos de visualização do aparato da VM, especialmente quando houver uma VM protética
  - A imagem com Doppler fornece avaliação qualitativa e quantitativa da gravidade da insuficiência mitral (Figura 14.9)
  - Uma largura de jato colorido pelo Doppler na vena contracta maior que 6 mm no ETE multiplano detecta IM grave com sensibilidade e especificidade de 95 e 98%, respectivamente
  - Se for detectado fluxo retrógrado sistólico em direção às veias pulmonares, a IM é, no mínimo, moderada (Figura 14.10)

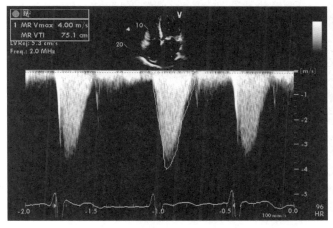

Figura 14.9 Imagem por Doppler de um ecocardiograma transtorácico revela uma aparência de triângulo reto em vez da parábola simétrica normal devido à pressão ventricular esquerda (VE) transmitida para o átrio esquerdo (AE) por uma insuficiência mitral escancarada e, consequentemente, o gradiente estreito entre as pressões do AE e VE.

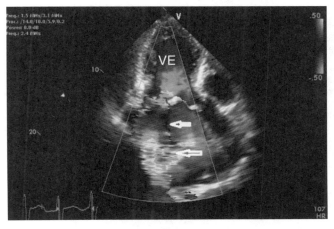

Figura 14.10 Ecocardiograma transtorácico apical em três câmaras revela um folheto valvar mitral flail e Doppler demonstrando fluxo retrógrado sistólico em direção às veias pulmonares. VE, ventrículo esquerdo. (Esta figura encontra-se disponível em cores no Encarte.)

- Finalmente, o ecocardiograma distingue a IM aguda da ruptura do septo ventricular, que pode ter uma apresentação semelhante (Figura 14.11, Tabela 14.6)
- Se estudos diagnósticos sugerirem que a isquemia ou o infarto é a etiologia subjacente da IM aguda, a cateterização cardíaca urgente deve ser considerada.

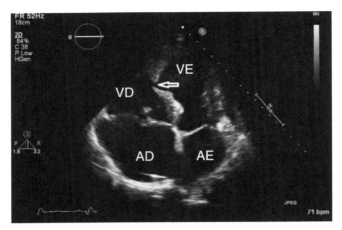

Figura 14.11 Ecocardiograma transtorácico em quatro câmaras revela um defeito do septo ventricular (seta). AE, átrio esquerdo; AD, átrio direito; VD, ventrículo direito; VE, ventrículo esquerdo.

TABELA 14.6 ■ **Diferenciação entre ruptura de músculo papilar e ruptura do septo ventricular.**

Característica	Ruptura do músculo papilar	Ruptura do septo ventricular
Idade (média, anos)	65	63
Dias após infarto agudo do miocárdio	3 a 5	3 a 5
Infarto agudo do miocárdio prévio	25%	66%
Sopro	Sistólico variável	Holossistólico na borda esternal inferior
Frêmito palpável	Raro	Sim
Onda "v" no traçado da pressão capilar da artéria pulmonar ocluída	++	++
Intensificação do oxigênio do átrio direito para a artéria pulmonar	±[a]	++
Achados ecocardiográficos	Folheto flail ou prolapsado	Visualiza o defeito
Doppler	Jato regurgitante no AE	Detecta o desvio
Taxa de mortalidade		
Médica	90%	90%
Cirúrgica	40 a 90%	50%

[a] A intensificação do oxigênio pode ocasionalmente ser observada em casos de ruptura de músculo papilar como resultado do "v" regurgitante oriundo do átrio esquerdo, que contamina a amostra venosa mista vinda da artéria pulmonar.
+, ocasionalmente presente; ++, invariavelmente presente; ±, raramente presente.
De Antman EM. ST-elevation myocardial infarction: management. In: Zipes DP, Libby P, Bonow RO, et al., eds. Braunwald's Heart Disease: A Textbook of Cardiovascular Medicine. 7th ed. Philadelphia: Elsevier; 2005:1204.

TRATAMENTO

- Os princípios do tratamento focam em reduzir a PDFVE, diminuindo a impedância aórtica e iniciando uma terapia voltada especificamente para a etiologia
- A gravidade clínica da insuficiência e o tempo da doença, evidenciados por mensurações hemodinâmicas seriadas por cateter na artéria pulmonar (ver Capítulo 23), determinam a urgência da cirurgia valvar
- No caso de ruptura do músculo papilar, que é a causa de morte em 1 a 5% dos IAMs fatais, a intervenção cirúrgica urgente é mandatória se o paciente não puder ser estabilizado rapidamente pela terapia medicamentosa
- A terapia vasodilatadora é o componente principal do tratamento medicamentoso e o agente preferido é o nitroprussiato intravenoso (para dosagem, ver a seção sobre tratamento para RA)
  - Seu rápido início e término de ação permitem a titulação da dose cuidadosa até a resposta
  - O nitroprussiato melhora o VS pela diminuição da impedância aórtica e diminuição do volume do VE, o que reduz a área do orifício da VM incompetente, minimizando assim o fluxo regurgitante
- Um grau adicional de redução da pós-carga pode ser fornecido pela implantação de um BIA
  - A melhora no fluxo coronariano diastólico que ocorre em resposta à BIA também pode ter efeitos salutares sobre a função VE, especialmente na presença de isquemia miocárdica
- Se houver hipotensão significativa, a dopamina (iniciando na dose de 2,5 a 5 µg/kg/min até uma dose máxima de 10 a 20 µg/kg/min) pode ser útil para estabilização do paciente e manutenção da pressão arterial sistêmica
  - Entretanto, em doses maiores que 5 µg/kg/min, a vasoconstrição periférica induzida por receptores alfa-adrenérgicos pode de fato piorar o grau de insuficiência pelo aumento da pós-carga
- Se a contratilidade VE estiver prejudicada e o DC for reduzido de forma significativa, a adição de dobutamina (iniciando com uma dose de 2 a 5 µg/kg/min até o máximo de 10 a 15 µg/kg/min) ou milrinona (iniciando com 0,25 µg/kg/min até o máximo de 1 µg/kg/min com ou sem uma dose de ataque) pode ser benéfica
- Finalmente, diuréticos (como detalhado na seção do tratamento para RA) são úteis para reduzir a congestão pulmonar
- A EI complicada por ruptura de cordoalhas ou perfuração de folhetos deve ser tratada com antibióticos apropriados, além da terapia medicamentosa
- A decisão de proceder com a cirurgia valvar emergencial é baseada na resposta hemodinâmica ao tratamento medicamentoso. A indicações para cirurgia estão listadas na Tabela 14.3.

INSUFICIÊNCIA MITRAL ISQUÊMICA

- IM isquêmica significativa ocorre em 3% dos pacientes com IAM, 8% dos quais em choque cardiogênico, possui um prognóstico pior do que outras etiologias de RM, e mortalidade em 1 ano para pacientes com IM isquêmica grave após um IAM é de 52% comparados aos 11% sem RM
- A ruptura do músculo papilar em casos de IAM é a apresentação mais dramática de IM isquêmica e é uma emergência cirúrgica
- Embora isso ocorra em somente 1 a 3% dos pacientes com IAM, ela corresponde a até 5% das mortes relacionadas a infartos, com uma taxa de mortalidade de até 70% nas primeiras 24 horas sem intervenção cirúrgica

178   Manual de Cardiologia Intensiva

- A IM aguda ocorre mais frequentemente em casos de IAMs inferior ou posterior, e costuma levar ao choque cardiogênico, mas os resultados a longo prazo se a correção cirúrgica for realizada são semelhantes aos de pacientes sem ruptura de músculo papilar
- A IM isquêmica também pode ser secundária à disfunção do músculo papilar sem ruptura
- O mecanismo envolve o deslocamento do músculo papilar isquêmico apical e posterior, bem como anormalidades de movimentação da parede, que resultam em repuxamento dos folhetos da VM e formato de cúpula durante a sístole com fechamento valvar incompleto
- A disfunção intermitente do músculo papilar classicamente ocorre como episódios recorrentes de dispneia associados a edema pulmonar
- Um algoritmo proposto para o tratamento de pacientes com IM isquêmica aguda inclui a cirurgia emergencial para casos de IM isquêmica aguda com ruptura do músculo papilar, cirurgia ou terapia medicamentosa para casos moderados a graves de RM, e terapia medicamentosa para casos discretos a moderados de RM.

Disfunção aguda da prótese valvar

APRESENTAÇÃO CLÍNICA

- A apresentação clínica envolve em geral a IC rapidamente progressiva com evidências de insuficiência ou estenose da prótese valvar
- A disfunção aguda da prótese valvar relacionada à trombose ou endocardite pode se manifestar como tromboembolismo (cerebral ou periférico)
- Próteses valvares normalmente funcionais estão associadas a vários estalidos de abertura e fechamento e sopros de fluxo sistólico e, ocasionalmente, diastólicos
- Um sopro novo ou que foi alterado pode, portanto, sinalizar uma alteração fisiopatológica na função e, além disso, a ausência ou atenuação dos estalidos normais característicos da valva também sugere anormalidades.

FISIOPATOLOGIA

- Complicações agudas da prótese valvar podem ser classificadas como estruturais ou não estruturais levando à obstrução ou insuficiência (Tabela 14.7)
- Valvas mecânicas têm um risco de falha extremamente baixo e em geral duram pelo menos 20 a 30 anos, mas valvas bioprotéticas têm falhado dentro de 10 a 15 anos
- A disfunção estrutural devido à deterioração tecidual progressiva pela calcificação das cúspides é a principal causa de falha da bioprótese valvar, o que resulta em estenose, coaptação anormal ou lacerações
- A deterioração progressiva do colágeno é outra causa comum para disfunção da prótese valvar. As próteses valvares mecânicas são mais trombogênicas do que as biopróteses, sendo que as valvas bola-gaiola possuem a maior trombogenicidade e as valvas em disco mecânicas de duplo folheto, a menor
- A formação de tecido de crescimento excessivo, trombo ou vazamentos perivalvares contribuem para a disfunção valvar não estrutural em valvas bioprotéticas e mecânicas (Figura 14.12).

INVESTIGAÇÕES

- Como parte da avaliação inicial, a identificação da classe, tipo e modelo da valva, bem como sua data de implantação, é importante
- A radiografia torácica pode ser inestimável para avaliação da presença de IC e pode fornecer evidências para o tipo de prótese valvar

TABELA 14.7 ■ Complicações agudas das próteses valvares.

Disfunção valvar estrutural
Bioprótese
Degeneração valvar: em geral associada com calcificação do folheto e laceração
Prótese mecânica
Variação entre bola e disco: mudança no tamanho da bola ou disco e função devido à infiltração por lipídios
Fratura do suporte (particularmente com as valvas Bjork-Shiley mais antigas)
Disfunção valvar não estrutural
Vazamento perivalvar
Trombose ou formação de *pannus*
Embolização
Hemólise
Endocardite da prótese valvar
  Precoce (≤ 60 dias após a cirurgia): ocorre antes da endotelização da valva, em geral causada por *Staphylococcus epidermis* ou *S. aureus*; ocasionalmente organismos gram-negativos ou fungos podem ser implicados
  Tardia (≥ 60 dias após a cirurgia): ocorre após endotelização da valva; causada por organismos típicos de endocardite (*viridans streptococci*, enterococos, e assim por diante)

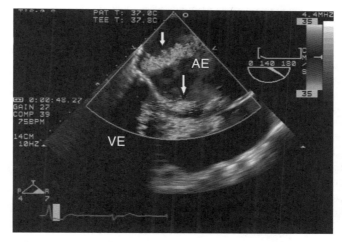

Figura 14.12 Ecocardiograma transesofágico revela um jato perivalvar de insuficiência mitral (seta). AE, átrio esquerdo; VE, ventrículo esquerdo. *(Esta figura encontra-se disponível em cores no Encarte.)*

- O ECG pode revelar sinais de sobrecarga VE, mas esses achados são inespecíficos
- Anemia em associação com elevado nível sérico de desidrogenase láctica maior que 600 UI, sugerindo hemólise, praticamente nunca é observada em uma prótese de funcionamento normal e deve levantar a suspeita de vazamento perivalvar e hemólise
- O ecocardiograma é uma ferramenta essencial na avaliação de disfunção da prótese valvar
  - Ele serve para o propósito duplo de identificar a etiologia da anormalidade valvar e avaliar a função do VE
  - O ecocardiograma com Doppler para avaliar o fluxo colorido e onda pulsada e a imagem com Doppler por onda contínua devem ser realizados para avaliar melhor a prótese

- O mapeamento do fluxo por Doppler colorido possui diversas aplicações importantes na doença da prótese valvar:
  - Direcionamento do cursor do Doppler em onda contínua paralelo ao jato do fluxo estenótico, permitindo estimativa mais acurada das velocidades e dos gradientes transprotéticos
  - Avaliação semiquantitativa da insuficiência da prótese valvar, que demonstrou estar bem correlacionada com as mensurações derivadas de angiografia
  - Diferenciação de vazamentos valvares e perivalvares
- Os valores esperados para diferentes tipos valvares podem ser observados nas diretrizes de válvula protética de 2009 da American Society of Echocardiography (ASE)
- As velocidades transvalvares mensuradas pelo ecocardiograma com Doppler se correlacionam bem com as medidas invasivas em pacientes com doença da valva nativa e após substituição valvar
- Quando o orifício valvar for menor ou mais estenosado, a aceleração e velocidade aumentam para manter o mesmo VS
- A utilização das velocidades mensuradas pelo Doppler proximal e distal à valva permite que o gradiente ou a diferença de pressão possam ser calculados
- Embora as diferenças de pressão transvalvares sejam proporcionais ao grau de estenose, variáveis, como frequência cardíaca, contratilidade, DC, e tamanho e tipo de prótese, podem alterar o gradiente mensurado
- Quando a imagem transtorácica for limitada secundariamente aos artefatos reverbatórios causados por componentes metálicos de uma valva mecânica ou janelas ecocardiográficas difíceis tecnicamente, o ETE é uma ferramenta adjuvante útil
  - Como a imagem é realizada sem estruturas cardíacas intervenientes, o excelente delineamento da anatomia e função valvar pode ser obtido
  - Ademais, diversos estudos sugeriram que o ETE pode, de fato, ser mais sensível e específico que o ETT na avaliação de trombose parcial da valva, abscesso do anel aórtico, vazamentos perivalvares e degeneração da bioprótese valvar
  - Entretanto, deve ser enfatizado que a abordagem combinada de ETT e ETE facilita uma avaliação mais completa da função do VE
- No caso de disfunção aguda da prótese valvar com IC, a cateterização da artéria pulmonar é essencial para monitoramento hemodinâmico contínuo e para ajudar a definir as intervenções terapêuticas
- Em alguns casos, a fluoroscopia simples pode ser utilizada para identificar a disfunção da prótese valvar e avaliar os efeitos da terapia trombolítica sobre as anormalidades causadas por coágulos que afetam a função valvar.

TRATAMENTO

Insuficiência cardíaca

- O tratamento medicamentoso consiste em reduzir a pressão do AE e maximizar a performance ventricular com uma combinação de vasodilatadores, diuréticos e suporte inotrópico
- A cirurgia valvar é recomendada em casos de estenose grave da prótese valvar e insuficiência grave da prótese valvar ou ao redor dela com IC ou hemólise intratável
- Para casos de risco cirúrgico alto, ainda para pacientes sintomáticos com estenose ou insuficiência de bioprótese da VAo, um procedimento transcateter *valve-in-valve* é incluído como uma recomendação de classe IIa nas diretrizes de doença cardíaca valvar do AHA/ACC
- O reparo percutâneo é sugerido para pacientes com insuficiência grave perivalvar e hemólise intratável, e para IC classe III ou IV da New York Heart Association (NYHA) que tenham alto risco cirúrgico.

Capítulo 14 Apresentações Agudas de Doenças Cardíacas Valvares

Endocardite da prótese valvar

- O manejo específico da endocardite da prótese valvar (EPV) inclui obtenção de hemoculturas e iniciação de terapia antibiótica empírica
- Na infecção precoce, dentro de 2 meses da implantação, o novo aparato valvar ainda não sofreu endotelização, o que permite que microrganismos tenham acesso direto às novas estruturas por contaminação direta ou disseminação hematógena
- Nas infecções tardias, definidas como as que ocorrem 2 meses ou mais após a implantação, o aparato valvar já foi endotelizado; assim, a patogênese é semelhante àquela da endocardite da valva nativa
- Além da IC progressiva, a EPV pode também ser complicada por fenômenos embólicos ou vazamento perivalvar (com ou sem anemia hemolítica)
- Em situações de EI da prótese valvar aórtica, o desenvolvimento de um novo retardo de condução AV é específico para casos de abscesso do anel valvar
- A vasta maioria de pacientes com EVP necessitará de substituição da valva
- Baseado no comunicado científico de 2015 da AHA com relação à EI, a cirurgia precoce durante a hospitalização inicial para antibioticoterapia é recomendada para pacientes com EVP com uma ou mais das seguintes condições:
  - Sinais ou sintomas de IC por disfunção valvar
  - Bloqueio cardíaco ou abscesso valvar devido à invasão perivalvar
  - EVP causada por fungos ou organismos altamente resistentes
  - Bacteriemia persistente apesar de terapia apropriada
- A endocardite da valva cardíaca transcateter é uma complicação emergente da substituição valvar percutânea, com uma frequência de 0,3 a 0,4% por paciente ano
  - Existem evidências limitadas com relação ao melhor tratamento e indicações cirúrgicas são feitas com base em cada indivíduo.

Trombose da prótese valvar (TPV)

- A incidência da TPV com dispositivos mecânicos atualmente disponíveis varia de 0,3 a 1,3%, com uma taxa de 6% com anticoagulação subterapêutica
- A TPV mecânica mitral é mais comum do que a TPV mecânica aórtica
- Embora um fator de risco importante para TPV seja a anticoagulação inadequada, aproximadamente 40% dos pacientes têm tempos de protrombina adequados no momento do atendimento
- Isso pode ser explicado pelo fato de que a TPV é um processo complexo que consiste em um componente significativo de crescimento de tecido fibroso com trombose secundária associada
- A TPV pode ocorrer de forma aguda, com IC, ou mais indolente, com sintomas lentamente progressivos de dispneia e fadiga
- Um alto nível de suspeita deve ser mantido em qualquer paciente com prótese valvar com sintomas cardíacos inespecíficos
- O ETT fornece avaliação da gravidade hemodinâmica, enquanto a imagem por tomografia computadorizada (TC) ou fluoroscopia é frequentemente utilizada para delinear a movimentação valvar e a extensão do coágulo
- O ETE é útil para mensuração do tamanho do trombo
- Embora a taxa de mortalidade para casos de reoperação varie entre os relatos, de 4,5 a 35%, ela tende a ser alta; existe uma correlação entre risco e classe funcional avançada
- Opções para o manejo da TVP incluem terapia medicamentosa ou cirúrgica
  - As diretrizes da AHA/ACC para cardiopatia valvar agora incluem uma recomendação classe IIa para iniciação de agentes antagonistas da vitamina K em pacientes com suspeita ou confirmação de trombose da bioprótese valvar que estejam hemodinamicamente estáveis, com base em dados de séries de casos

- De acordo com as diretrizes da AHA/ACC para cardiopatia valvar, a cirurgia de emergência é uma recomendação classe I para pacientes com TPV do lado esquerdo com sintomas de classe III a IV da NYHA
- A cirurgia é uma recomendação classe IIa para trombose de prótese valvar do lado esquerdo que seja móvel ou grande (> 0,8 cm)
  - Isso é baseado principalmente em uma metanálise de sete estudos observacionais que demonstraram que a cirurgia para casos de TPV do lado esquerdo com distúrbio funcional grave foi associada a taxas significativamente inferiores de tromboembolismo, hemorragia importante e TPV recorrente quando comparada à terapia fibrinolítica
  - Taxas de mortalidade e restauração completa da função valvar não diferiram de forma significativa
- A terapia fibrinolítica (estreptoquinase ou ativador do plasminogênio tecidual) para casos de trombose valvar persistente apesar de terapia intravenosa com heparina é uma recomendação classe IIa para TPV do lado direito ou TPV do lado esquerdo com:
  - Início recente dos sintomas (< 14 dias)
  - Trombo estável (< 0,8 cm^2)
  - Sintomas de classe I/II da NYHA.

Insuficiência tricúspide

APRESENTAÇÃO CLÍNICA

- Os achados de exame físico na RT aguda são dependentes, em parte, da gravidade da sobrecarga volêmica do VD
- No caso de ruptura do músculo papilar ou infarto do VD, pode haver hipotensão ou colapso cardiovascular
- A maioria dos pacientes tipicamente demonstra achados consistentes com IC do lado direito
- Em geral uma onda "v" proeminente é visível no pulso venoso jugular e um sopro holossistólico ao longo da borda esternal esquerda
- O sopro da RT aumenta de intensidade com a inspiração, um achado que o diferencia da RM
- Galope de B_3 originado do VD pode ser auscultado; a avaliação abdominal pode revelar um fígado grande e pulsátil
- Em geral, os estigmas periféricos decorrentes de EI estão ausentes quando a valva tricúspide (VT) é afetada e, se presentes, sugerem embolia paradoxal ou lesões valvares adicionais do lado esquerdo.

FISIOPATOLOGIA

- Isolada, a RT aguda é uma emergência médica relativamente incomum
- A forma crônica da RT, que predomina, em geral resulta de dilatação anular secundária à patologia valvar do lado esquerdo, disfunção grave do VE ou hipertensão pulmonar (HP)
- Na era atual, a EI permanece como a causa mais comum de RT aguda e é quase exclusivamente uma doença de usuários de drogas intravenosas
- Apesar da esterilização antibiótica da lesão valvar, esses indivíduos frequentemente desenvolvem ruptura de cordoalhas ou perfuração de folhetos
- Ocasionalmente, a RT pode ser causada por uma grande vegetação cicatrizada que prejudica a aposição do folheto
- Causas mais raras incluem trauma torácico não penetrante e infarto do VD
- Com o número crescente de receptores de transplante cardíaco, uma forma iatrogênica de RT tem sido reconhecida, causada por dano da pinça durante biopsia endomiocárdica

INVESTIGAÇÕES

- O ECG em casos de trauma pode revelar bloqueio de ramo direito
  - Se a RT for crônica, pode haver critérios ECG para hipertrofia de VD
- O infarto de VD com RT aguda raramente ocorre isolado, tipicamente ele acontece associado a IAM inferior, que pode ser diagnosticado por elevação de segmento ST nas derivações II, III e aVF
- A presença de elevação do segmento ST na derivação V_4R do lado direito confirma o diagnóstico de infarto do VD e sugere que o paciente pode ter alto risco de complicações
- A radiografia torácica pode revelar sinais de cardiomegalia que representam o aumento do VD e do átrio direito (AD)
  - A presença de embolia pulmonar séptica cavitária também pode ser observada em casos de EI
- Como notado, as hemoculturas são um componente essencial dos exames diagnósticos para pacientes com suspeita de EI
- A cateterização da artéria pulmonar pode ser extremamente útil para confirmação do diagnóstico de RT pura e descarte de anormalidades significativas de VE
  - A presença de uma onda "v" grande no traçado do AD com elevação concomitante da pressão média do AD, em geral, significa a presença de RT significativa
  - Além disso, se as pressões da artéria pulmonar e capilar ocluída estiverem normais, a RT provavelmente está relacionada à disfunção primária do aparato valvar e não secundária à disfunção do lado esquerdo do coração ou HP
- A modalidade diagnóstica de escolha para avaliação da RT aguda é o ecocardiograma bidimensional e Doppler
  - O ecocardiograma fornece informações estruturais sobre a VT, incluindo a detecção de vegetações
  - Além disso, a gravidade da RT e disfunção do VD podem ser avaliadas, e as pressões da artéria pulmonar estimadas pela equação de Bernoulli modificada
  - De forma geral, o ETT é satisfatório para avaliação da estrutura da VT e função do VD (Figuras 14.13 e 14.14)
  - Importante ressalva: quando o VD falha, o fluxo direcionado para a artéria pulmonar e de volta para o AD pode estar reduzido, de maneira que a gravidade da HP ou RT pode ser subestimada
  - O ETE pode não oferecer qualquer vantagem diagnóstica significativa sobre o ETE.

TRATAMENTO

- A estratégia terapêutica para casos de RT aguda deve focar primariamente na terapia medicamentosa
- A maioria dos pacientes pode ser tratada de forma efetiva somente com um diurético ou em combinação com um agente inotrópico, como a dobutamina
- A milrinona, outro agente inotrópico, também pode ser utilizado, particularmente em pacientes com evidências de HP
- Em raras situações de RT massiva aguda, o paciente refratário à terapia medicamentosa pode necessitar de intervenção cirúrgica imediata
- Sempre que possível, o reparo da VT, geralmente com anuloplastia do anel, é preferido em detrimento da substituição valvar
- Entretanto, quando a substituição valvar é necessária, uma bioprótese valvar é frequentemente utilizada devido à alta incidência de trombose valvar quando valvas mecânicas são implantadas na posição tricúspide

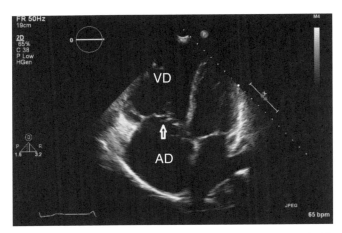

Figura 14.13 Ecocardiograma transtorácico em quatro câmaras revela uma valva tricúspide repuxada (seta). AD, átrio direito; VD, ventrículo direito.

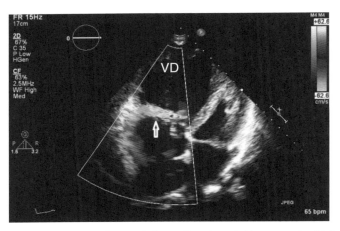

Figura 14.14 Ecocardiograma transtorácico apical com Doppler colorido, uma valva tricúspide repuxada e insuficiência tricúspide associada (seta). VD, ventrículo direito. *(Esta figura encontra-se disponível em cores no Encarte.)*

- Outras opções incluem a excisão completa da valva sem substituição por prótese, reparo valvar após esterilização da infecção, e "vegectomia", que é a ressecção isolada da vegetação bacteriana com preservação do aparato valvar e das cordoalhas
- Mesmo após excisão valvar completa, muitos pacientes podem continuar bem, com sintomas mínimos de IC direita
- O tratamento da RT secundária a um IAM inferior com envolvimento do VD é a revascularização
- O tipo do procedimento de revascularização dependerá da natureza da anatomia coronariana, extensão da doença aterosclerótica, território miocárdico em risco e função do VE.

CAPÍTULO 15

Emergências Hipertensivas

Equívocos comuns

- Indivíduos com hipertensão crônica são aqueles que mais provavelmente desenvolverão a emergência hipertensiva
- O objetivo do tratamento da emergência hipertensiva é alcançar pressão arterial normal o mais precocemente possível
- A nitroglicerina é uma boa escolha para o tratamento da hipertensão na ausência de dor torácica isquêmica ou edema pulmonar.

Definição

- *Emergências hipertensivas* são caracterizadas por elevações na pressão arterial (PA) (> 180/120 mmHg) *com* disfunção de órgãos
- A redução imediata da PA é essencial
- Isso contrasta com as *urgências hipertensivas*, elevações graves *sem* disfunção de órgãos, onde uma redução da PA durante 24 a 48 horas é apropriada
- Emergências e urgências hipertensivas são denominadas como *crises hipertensivas*
- A Tabela 15.1 resume as definições e objetivos terapêuticos.

Incidência e prevalência

- Aproximadamente 1 bilhão de indivíduos têm hipertensão por todo o mundo
- A prevalência está crescendo, com 16% dos adultos na África Subsaariana e 27% na China continental, devido à migração em massa para cenários urbanos e alterações do estilo de vida
- No EUA, a prevalência cresceu de 24 para 29% da década de 1990 até 2008
- Na França, Alemanha, Itália, Espanha e Reino Unido, de 2010 a 2015, prevê-se que a prevalência da hipertensão cresceria em 15% devido ao envelhecimento da população
- Dos pacientes atendidos no setor de emergência (SE), 1 a 6% apresentará hipertensão grave e um terço a metade terá lesão em órgão-alvo, aproximadamente 2 por 1000 atendimentos no SE
- Os fatores de risco incluem sexo masculino, idade avançada e falta de adesão aos medicamentos.

FISIOPATOLOGIA

- Uma elevação abrupta na resistência vascular parece ser o passo inicial e é acompanhado por transtorno do barorreflexo arterial
- É a velocidade da alteração, e não o grau absoluto da elevação da PA, que aumenta a probabilidade de lesão em órgão-alvo

TABELA 15.1 ▦ Definições de emergência hipertensiva com recomendações de manejo.

	Diretriz sobre HTN de 2003 JNC 7	Diretriz sobre HTN de 2013 ESH	Diretrizes de 2013 sobre o manejo de IAMEST da ACCF/AHA	Diretrizes de 2013 sobre o acidente vascular cerebral isquêmico da AHA/ASA	Diretrizes de 2010 sobre dissecção aórtica da ACCF/AHA	Diretrizes de 2015 sobre HTN aguda e grave na gravidez e período pós-parto da ACOG
Definição	PA > 180/120 mmHg Associada com lesão em órgão-alvo iminente ou progressiva	PA > 180/120 mmHg Associada com lesão em órgão-alvo iminente ou progressiva				PAS ≥ 160 ou PAD ≥ 110 mmHg Na gravidez ou período pós-parto
Manejo	Redução imediata da PA: < 25% de diminuição na PAM dentro da primeira hora. Se estável, para 160/110 a 100 nas próximas 2 a 6 h; reduções gradativas durante as próximas 24 a 48 h para uma PA normal[a]	Redução imediata, mas parcial (< 25%) nas primeiras horas; proceda com precaução depois	Reduzir a PA para < 180/110 mmHg se for planejada a terapia fibrinolítica	Reduzir a PA se < 220/120 mmHg; se for planejado tPA, utilize medicações anti-hipertensivas IV para trazer a PA para < 185/110 mmHg antes da administração do tPA	Objetivos: frequência cardíaca < 60 bpm e PAS < 120 a 100 mmHg em casos de dissecção aórtica torácica ou abdominal aguda	Inicie vigilância fetal e se as PAs permanecerem elevadas severamente por > 15 min, inicie a terapia anti-hipertensiva intravenosa; parto pode ser necessário

[a]Exceções incluem pacientes grávidas e pacientes com acidente vascular cerebral isquêmico ou dissecção aórtica.
ACCF, American College of Cardiology Foundation; *ACOG*, American Congress of Obstetrics and Gynecology; *AHA*, American Heart Association; *ASA*, American Stroke Association; *ESH*, European Society of Hypertension; *HTN*, hipertensão; *IAMEST*, infarto agudo do miocárdio com elevação de segmento ST; *JNC 7*, The Seventh Report of the Joint National Committee on Prevention, Detection, Evaluation, and Treatment of High Blood Pressure 7; *PA*, pressão arterial; *PAD*, pressão arterial diastólica; *PAM*, pressão arterial média; *PAS*, pressão arterial sistólica; *tPA*, ativador de plasminogênio tecidual.

Capítulo 15 Emergências Hipertensivas

- Indivíduos com hipertensão crônica possuem alterações vasculares que protegem os órgãos das alterações da PA, diminuindo a probabilidade de emergência hipertensiva
- Determinadas condições subjacentes também predispõem os pacientes (Tabela 15.2)
- Os mecanismos causadores incluem lesão endotelial, desequilíbrio neuro-hormonal e disfunção autorregulatória (Figura 15.1)
- Durante a elevação inicial na PA, o endotélio mantém a homeostase por meio da liberação de vasodilatadores, como o óxido nítrico e prostaciclina
- Quando a hipertensão for sustentada ou grave, eles são suprimidos, levando à descompensação endotelial, elevações na PA e dano endotelial
- Ativação local da cascata de coagulação também resulta em deposição de plaquetas e de fibrina e necrose vascular que leva a um ciclo vicioso de lesão vascular, isquemia tecidual e liberação de substâncias vasoconstritoras
- Catecolaminas, angiotensina II, vasopressina e aldosterona também contribuem para a fisiopatologia de uma crise hipertensiva

---

TABELA 15.2 ■ **Causas subjacentes de emergências hipertensivas.**

Hipertensão essencial
Doença parenquimatosa renal
Glomerulonefrite aguda
Vasculite
Síndrome hemolítica urêmica
Púrpura trombocitopênica trombótica
Doença renal policística
Doença renovascular
Estenose da artéria renal (ateromatosa ou displasia fibromuscular)
Gravidez
Pré-eclâmpsia
Eclâmpsia
Endocrinopatia
Feocromocitoma
Síndrome de Cushing
Tumores secretores de renina
Hipertensão por mineralocorticoide
Aldosteronismo primário (aldosteronoma adrenal ou hiperplasia adrenal)
Hipo- ou hipertireoidismo
Hiperparatireoidismo
Fármacos
Simpatomiméticos: cocaína, anfetaminas, hidrocloreto de fenciclidina, dietilamida do ácido lisérgico, comprimidos para emagrecimento, antidepressivos tricíclicos
Eritropoetina, ciclosporina, remoção de anti-hipertensivos
Interações entre inibidores da monoamina oxidase (resposta pressora à tiramina)
Suplementos herbais: ginseng, alcaçuz e éfedra (*ma huang*)
Intoxicação por chumbo
Hiper-reatividade autonômica
Hiper-reatividade autonômica na presença de Guillain-Barré, Shy-Drager, ou outras síndromes da medula espinal
Porfiria intermitente aguda
Distúrbios do sistema nervoso central
Trauma craniano, acidente vascular cerebral, tumores cerebrais
Coarctação da aorta
Perioperatória
Após enxerto de desvio da artéria coronariana
Após reparo da artéria carótida

Modificada de Vaughan CJ, Delanty N. Hypertensive emergencies. *Lancet.* 2000;356:411-417.

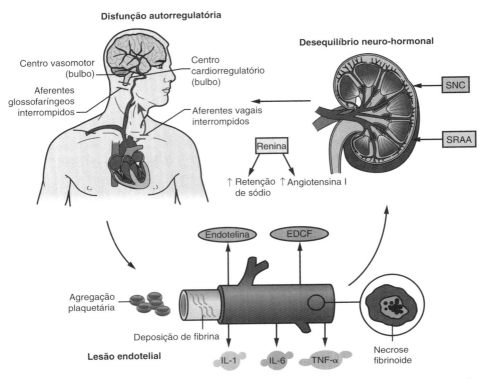

Figura 15.1 Fisiopatologia das emergências hipertensivas. As emergências hipertensivas são uma consequência complexa da vasorreatividade bioquímica. A autorregulação cerebral é prejudicada, conforme a retroalimentação aferente dos nervos vago e glossofaríngeo até os centros cardiorregulatórios e vasomotores medulares é interrompida e a inibição vasomotora oriunda dos eferentes viscerais gerais descendentes desvia em direção à predominância simpática. O controle endotelial do tônus vascular é suprimido conforme a deposição de fibrina e necrose fibrinoide arteriolar contribuem para o aumento da permeabilidade endotelial, agregação plaquetária, e liberação autócrina e parácrina de vasoconstritores. A endotelina-1, fator de contração derivado do endotélio (EDCF) e citocinas inflamatórias, incluindo interleucina-1 (IL-1) e interleucina-6 (IL-6), e fator de necrose tumoral alfa (TNF-α) pioram ainda mais a vasoconstrição sistêmica e dano hipertensivo renal. Alterações agudas na resistência vascular ocorrem em resposta ao excesso de aldosterona, hormônio antidiurético e influência catecolaminérgica sobre a fisiologia renal, o que leva ao aumento da produção de renina, recaptação de sódio e atividade da angiotensina II, causando vasoconstrição potente e maior desequilíbrio neuro-hormonal. *SNC*, sistema nervoso central; *SRAA*, sistema renina-angiotensina-aldosterona. *(Esta figura encontra-se reproduzida em cores no Encarte.)*

- Ativação do sistema renina-angiotensina-aldosterona (SRAA) leva à maior vasoconstrição e induz expressão de citocinas pró-inflamatórias e moléculas de adesão celular vascular, agravando a lesão vascular e vasorreatividade
- Envelhecimento, mau condicionamento físico e hipertensão crônica têm sido implicadas na disfunção do barorreflexo
- A inibição simpática (diminuição da resistência periférica) e aumento no efluxo parassimpático (diminuição da frequência cardíaca e contratilidade) em resposta à elevação da PA nunca ocorrem
- Quando acoplada com o dano endotelial agudo, ocorrem emergências hipertensivas.

Avaliação e tratamento

- Pacientes com PA gravemente elevada (> 180/120 mmHg) devem ser triados para uma emergência hipertensiva. Até 16% ocorrem em pacientes sem hipertensão prévia, como em crianças (doença renal aguda), mulheres jovens (eclâmpsia) e pacientes em período perioperatório
- O espectro de emergências hipertensivas baseado na lesão em órgãos-alvo é apresentado na Tabela 15.3
- A avaliação deve incluir duração, gravidade e controle de hipertensão preexistente; fármacos anti-hipertensivos; e lesão em órgão-alvo preexistente
- A presença de doenças concomitantes (ver Tabela 15.3) e outros medicamentos – incluindo fármacos de prescrição, preparações sem necessidade de receita, fármacos imunossupressores e drogas recreacionais ou ilícitas – devem ser notados
- O estado gestacional deve ser confirmado em conjunto com o histórico familiar, o que predispõe a crises hipertensivas
- As queixas presentes mais comuns são listadas na Tabela 15.4. A Tabela 15.5 fornece direcionamento adicional para a obtenção do histórico
- O exame físico deve iniciar com as mensurações seriadas da PA em ambos os braços, porque diferenças de PA entre os braços pode resultar de dissecção aórtica (DA), coarctação, doença vascular periférica e anormalidades neurológicas ou musculoesqueléticas; uma diferença maior do que 10 a 20 mmHg é considerada significativa porque cada 10 mmHg de diferença carreia um risco crescente de mortalidade
- Sempre trate o braço com a PA mais alta e repita as mensurações no mesmo braço
- O fundo de olho deve ser examinado em busca de retinopatia hipertensiva aguda
- Uma terceira bulha, pressão venosa jugular elevada e crepitações ao exame pulmonar sugerem edema pulmonar
- Uma presença de frêmito abdominal sugere estenose da artéria renal e aneurisma de aorta pode ser palpado
- Discrepâncias entre os pulsos periféricos e o sopro da insuficiência aórtica sugerem DA
- Achados neurológicos focais, incluindo déficits de campo visual e achados cerebelares sutis, são sugestivos de acidente vascular cerebral ou lesão com efeito de massa ou expansiva
- Delírio ou redução da consciência são observados em pacientes com encefalopatia hipertensiva
- A avaliação diagnóstica básica inclui um painel bioquímico e hemograma completo com esfregaço de sangue periférico para pesquisa de anemia microangiopática
- A verificação da glicemia no leito deve ser realizada em pacientes com déficits sensoriais ou neurológicos alterados para excluir hipoglicemia ou diabetes concomitante
- Exames de urina podem revelar lesão renal com proteinúria ou hematúria
- Exames adicionais incluem testes de gravidez e toxicológico de urina
- Um eletrocardiograma é necessário para excluir a possibilidade de isquemia miocárdica aguda e arritmias asscciadas
- Uma radiografia torácica pode demonstrar edema pulmonar por insuficiência ventricular esquerda ou alargamento mediastinal causado por DA
- A ultrassonografia no leito pode ser utilizada para ajudar a identificar casos de DA aguda, depressão da função miocárdica e obstrução da via de saída da bexiga
- A tomografia computadorizada (TC) ou ressonância magnética (RM) podem ser necessárias para identificar emergências hipertensivas neurológicas ou vasculares
- Em pacientes selecionados, a mensuração da atividade plasmática da renina e aldosterona pode ser útil
- A Tabela 15.5 fornece direcionamento adicional para avaliação do paciente
- O tratamento de pacientes começa com monitoramento apropriado – incluindo avaliações seriadas da PA, telemetria cardíaca e acesso intravenoso

TABELA 15.3 ■ Prevalência de lesão em órgãos-alvo em pacientes com emergência hipertensiva.

Estudo	Critério de inclusão: PA (mmHg)	Crise de HTN, emergência de HTN, n (%)	IAM/AI (%)	Edema pulmonar agudo/ insuficiência cardíaca (%)	AVC total, isquêmico, hemorrágico (%)	Encefalopatia hipertensiva (%)	Dissecção aórtica aguda (%)	Insuficiência renal aguda (%)	Eclâmpsia (%)
Pinna et al.,[a] 2014	≥ 220/120	1546 em crise, 391 (25) em emergência	70 (18) IAM	121 (31)	86 (22) 60 (15) 26 (7)	19 (5)	31 (8)	23 (6)	–
Salkic et al., 2014	> 180/120	85 em crise, 14 (17) em emergência	13 (93)	1 (7)	0	0	0	0	0
González et al., 2013	> 180/120	538 em crise, 412 (77) em emergência	245 (60)	104 (25)	21 (5)	–	26 (6)	16 (4)	–
Martin et al., 2004	Diastólica ≥ 120	452 em crise, 179 (40) em emergência	14 (8) IAM, 9 (5) AI	45 (25)	104 (58) 70 (39) 34 (19)	0	0	0	7 (4)
Rodríguez et al., 2002	≥ 220/120	118 em crise, 26 (22) em emergência	15 (58)	4 (15)	5 (19) 4 (15) 1 (4)	2 (8)	0	0	0
Zampaglione et al., 1996	Diastólica ≥ 120	449 em crise, 108 (24) em emergência	13 (12) IAM ou AI	39 (36) 0	31 (29) 26 (24) 5 (5)	18 (17)	2 (2)	0	5 (5)
Emergências de HTN totais[a,b]		1130 (100)	379/1130 AI	314/1130 (28)	247/1130 (22)	37/718 (5)	59/1130 (5)	30/1130 (4)	12/327 (4)

[a]No estudo de Pinna et al. 2014, foi notado que 391 pacientes tinham emergências hipertensivas, mas somente 350 foram incluídos por sua discriminação de lesão em órgão-alvo. Isso resulta em uma diferença de 10% na soma de emergências hipertensivas (primeira fileira) e uma diferença de 5% na soma de emergências hipertensivas totais (última fileira).

[b]Estudos que não incluíram esses pacientes ou lesão em órgãos-alvo (denotados por "–") não foram incluídos no denominador das emergências HTN totais.

AI, angina instável; AVC, acidente vascular cerebral; HTN, hipertensão; IAM, infarto agudo do miocárdio

TABELA 15.4 ■ Sinais e sintomas apresentados em pacientes com emergências hipertensivas.

Sinais ou sintomas apresentados	N	%
Déficit neurológico	202/718	29
Dor no peito	89/327	27
Dispneia	81/327	25
Cefaleia	65/327	20
Vertigem/tontura	38/327	12
Náuseas/êmese	26/692	9
Síncope/fraqueza	16/287	6
Epistaxe	0/301	0

- A redução da PA não deve ser adiada e um acesso arterial para monitoramento contínuo da PA deve ser estabelecido
- O objetivo é a redução rápida, porém controlada da pressão arterial média em 25% durante vários minutos a 1 hora
- Se o paciente permanecer estável, então a PA deve ser reduzida para 160/100 a 110 mmHg durante as próximas 2 a 6 horas
- Se tolerado, reduções gradativas adicionais podem ser implementadas nas próximas 24 a 48 horas
- Exceções incluem DA e encefalopatia hipertensiva, que necessitam de reduções mais célere da PA
- Após a PA ter sido controlada por 12 a 24 horas, agentes orais podem ser iniciados enquanto os agentes intravenosos são desmamados
- Durante a hospitalização, pacientes devem ser avaliados por conta de hipertensão secundária (ver Tabela 15.3), se indicado, e aqueles que não aderirem às medicações devem ser entrevistados em busca de causas raízes e, se apropriado, alternativas devem ser oferecidas em conjunto com aconselhamento sobre o estilo de vida e educação.

Prognóstico

- A emergência hipertensiva não tratada possui prognóstico ruim, com taxas de mortalidade em 1 ano que chegam a até 79%
- Taxas de mortalidade variam entre 2 e 4% na Europa, e 5 e 10% nos EUA, mas as taxas em países em desenvolvimento são muito maiores
- O principal fator relacionado ao prognóstico é a lesão em órgãos-alvo
- A causa de morte mais comum é a insuficiência renal, seguida por acidente vascular cerebral, infarto agudo do miocárdio (IAM) ou insuficiência cardíaca.

Emergências hipertensivas específicas

EMERGÊNCIAS CARDIOVASCULARES

Síndrome coronariana aguda

- Os objetivos da PA para casos de síndrome coronariana aguda (SCA) ainda não foram estabelecidos

TABELA 15.5 ■ Patogenia, apresentação e avaliação de emergências hipertensivas.

Condição	Fisiopatologia/fatores de risco	Sintomas e sinais	Avaliação diagnóstica
Emergências cardiovasculares			
Dissecção aórtica aguda	Hipertensão ou anormalidade congênita Laceração na camada íntima com dissecção em direção à camada média	Dor no peito, dor nas costas PAs desiguais (diferença > 20 mmHg) nos dois membros superiores	Alargamento de mediastino na radiografia torácica Angiografia por TC anormal do tórax e abdome/pelve ou ecocardiograma transesofágico da aorta
Síndrome coronariana aguda/infarto agudo do miocárdio	Trombo ou placa rompida nas artérias coronarianas que leva a isquemia ou infarto	Dor no peito, náuseas, êmese, diaforese	Alterações no ECG ou níveis elevados de biomarcadores cardíacos
Insuficiência cardíaca aguda/edema pulmonar	Ativação da cascata neuro-hormonal, retenção de sal e água, resistência vascular aumentada, débito cardíaco diminuído, pressões pulmonares aumentadas	Dispneia, dor ou pressão no peito Sinais de insuficiência cardíaca na avaliação, incluindo pressão venosa jugular elevada, crepitações na auscultação pulmonar, terceira bulha cardíaca ou ritmo de galope	Edema intersticial na radiografia torácica
Emergências neurológicas			
Retinopatia hipertensiva	Vasoconstrição e isquemia coroidal resultam em edema de disco óptico Ruptura de microaneurismas na retina (que ocorreram em resposta à hipertensão crônica)	Visão turva	Hemorragias retinais e manchas de algodão (exsudatos), e veias tortuosas
Encefalopatia hipertensiva/ SERP	Hipertensão levando à disfunção endotelial, extravasamento hidrostático através dos capilares e edema cerebral	Cefaleia, alteração do estado mental, náuseas, êmese, distúrbios visuais, alteração do nível de consciência, convulsões (tardias)	Pode observar papiledema, hemorragia arteriolar, ou exsudatos no exame de fundo de olho; pode notar edema cerebral com predileção por matéria branca posterior do cérebro na RM
Hemorragia subaracnoide	Hipertensão causando microaneurismas e micro-hemorragias	Cefaleia, déficits neurológicos focais	TC anormal do cérebro; hemácias na punção lombar
Hemorragia intracerebral	Sangramento devido à disfunção autorregulatória com fluxo sanguíneo cerebral excessivo, ruptura de aneurisma, arteriopatia devido à hipertensão crônica	Cefaleia, novos déficits neurológicos	TC anormal do cérebro

Acidente vascular cerebral isquêmico agudo	Hipertensão e aterosclerose Trombose, embolia ou hipoperfusão	Novos déficits neurológicos	TC ou RM anormal do cérebro
Outras emergências hipertensivas			
Insuficiência renal aguda	Hipertensão causando nefrosclerose benigna Alterações vasculares, glomerulares e tubulointersticiais	Oligúria, hematúria (tardia) Pode ter frêmito abdominal sistólico ou diastólico	Urinálise: proteinúria, hematúria microscópica, hemácias ou cilindros hialinos Painel bioquímico: UNS e creatinina elevados, hiperpotassemia ou hipopotassemia,[a] hiperfosfatemia, acidose, hipernatremia
Pré-eclâmpsia grave, síndrome HEEPB, eclâmpsia	Primariamente um distúrbio dos primeiros episódios de gravidez Possivelmente relacionado com invasão trofoblástica incompleta e alterações nas respostas imunes Pode ocorrer até 8 semanas após o parto	Cefaleia, distúrbios visuais, convulsões, alteração do nível de consciência, insuficiência cardíaca, dor no quadrante superior direito, oligúria	Proteinúria, creatinina sérica normal ou discretamente elevada, trombocitopenia, anemia hemolítica microangiopática, testes de função hepática elevados
Hipertensão perioperatória aguda	Ativação simpática durante a indução da anestesia Resposta da PA e frequência cardíaca exagerada conforme a anestesia passa (período pós-cirúrgico imediato)	Hemorragia irresponsiva à pressão direta	Diagnóstico clínico: manifestações de outras emergências hipertensivas – como a isquemia miocárdica, insuficiência cardíaca, insuficiência renal e acidente vascular cerebral
Crise simpática[b]	Efeitos diretos ou indiretos do sistema simpático	Ansiedade, palpitações, taquicardia, diaforese, parestesias	Diagnóstico clínico na situação de uso de drogas simpatomiméticas (p. ex., cocaína, anfetaminas) ou feocromocitoma (exame de urina em 24 h para pesquisa de catecolaminas e metanefrina, ou metanefrinas plasmáticas fracionadas)

[a]Hiperaldosteronismo (uma causa secundária de hipertensão) promove perda de potássio renal.

[b]Nessa síndrome, a disfunção aguda de órgãos-alvo pode não ser mensurável, mas complicações que afetam o cérebro, coração ou rins podem ocorrer na ausência de tratamento agudo.

ECG, eletrocardiograma; *HEEPB*, hemólise, enzimas hepáticas elevadas, plaquetas baixas; *RM*, ressonância magnética; *SERP*, síndrome da encefalopatia reversível posterior; *TC*, tomografia computadorizada; *UNS*, ureia nitrogenada sanguínea.

194 Manual de Cardiologia Intensiva

- Há um aumento de aproximadamente 20% na mortalidade intra-hospitalar para cada 10 mmHg de diminuição no momento do atendimento
- Uma PA sistólica (PAS) menor que 100 mmHg está associada a maior risco de mortalidade, ao contrário da PA elevada (> 140 mmHg)
- Um estudo até demonstrou um efeito *protetor* em pacientes com PAS de até 200 mmHg
- Assim, a única recomendação para o controle da PA é a terapia trombolítica para diminuir o risco de hemorragia intracerebral
- A nitroglicerina deve ser administrada para pacientes com dor no peito contínua ou edema pulmonar
- Para pacientes cuja PA seja refratária à nitroglicerina ou que estejam passando por isquemia contínua ou taquiarritmias (fibrilação atrial), betabloqueadores intravenosos podem ser utilizados
- É importante salientar que os betabloqueadores intravenosos são contraindicados em pacientes com instabilidade hemodinâmica devido ao maior risco de choque cardiogênico
- Outros agentes com redução demonstrada do risco para pacientes com SCA, independente da diminuição da PA, inclui inibidores da enzima conversora de angiotensina (ECA) ou bloqueadores dos receptores de angiotensina (BRA) e, em pacientes selecionados, antagonistas da aldosterona (Tabelas 15.6 e 15.7)
- No momento da alta, é apropriado objetivar a manutenção da pressão menor que 130/80 mmHg.

Dissecção aórtica

A dissecção aórtica é discutida no Capítulo 16. As recomendações de tratamento são fornecidas na Tabela 15.6.

Edema pulmonar agudo

- O edema pulmonar agudo em pacientes com hipertensão grave pode primariamente ocorrer devido à disfunção diastólica transitória
- As recomendações atuais incluem vasodilatadores e diuréticos intravenosos
- Os nitratos reduzem a PA, diminuem o consumo miocárdico de oxigênio e melhoram o fluxo coronariano
- Os diuréticos melhoram os sintomas, mas não melhoram as taxas de mortalidade
- Quando o edema pulmonar hipertensivo é resultado de SCA, os nitratos são agentes de primeira linha
- Betabloqueadores devem ser reservados para casos de fibrilação atrial com rápida resposta ventricular (ver Tabela 15.6).

EMERGÊNCIAS NEUROLÓGICAS

Encefalopatia hipertensiva/Síndrome da encefalopatia reversível posterior

- Cefaleia, alteração do *status* mental, inquietude e algumas vezes convulsões e coma, em associação com PA severamente elevada, são reconhecidos na síndrome da encefalopatia hipertensiva
- A síndrome da encefalopatia reversível posterior (SERP) é um distúrbio que consiste em edema vasogênico subcortical reversível, em conjunto com a continuidade da encefalopatia hipertensiva
- A SERP é a consequência da autorregulação cerebral desordenada que leva à lesão endotelial, assim como efeitos diretos de citocinas sobre o endotélio

Capítulo 15 Emergências Hipertensivas 195

- Isso leva ao transtorno da barreira hematencefálica, edema cerebral e hemorragias petequiais (Figura 15.2)
- As regiões posteriores são mais suscetíveis às anormalidades de perfusão devido à mínima inervação simpática
- As manifestações incluem encefalopatia (50 a 80%), convulsões (60 a 70%), cefaleia (50%), distúrbios visuais (33%) e déficits neurológicos focais
- O início é tipicamente gradativo, mas alguns pacientes inicialmente sofrem uma convulsão
- No momento do atendimento, até 20% dos pacientes com SERP são normotensos ou hipotensos, sugerindo que uma elevação proporcional e a rapidez da elevação da PA são importantes
- Uma grande porcentagem de pacientes possui um distúrbio autoimune, o que sustenta teorias de anomalia endotelial
- O diagnóstico é feito com RM ponderada em T2 com recuperação de inversão atenuada por fluido (FLAIR) (Figura 15.3)
- Quando os déficits neurológicos permanecem, acredita-se que a maioria seja causada por hemorragia intracerebral
- O objetivo terapêutico é reduzir a PAS em 10 a 15% dentro da primeira hora e em 25% dentro das primeiras horas
- A clevidipina, um bloqueador dos canais de cálcio do grupo da di-hidropiridina, tem ganhado espaço devido à sua rápida ação e facilidade de ajuste de dose (ver Tabela 15.6).

Hemorragia subaracnoide

- A hemorragia subaracnoide (HSA) é uma causa importante de morbidade e carrega uma taxa de mortalidade que chega a até 67%
- Praticamente metade dos sobreviventes sofrem com déficits neurológicos persistentes
- A apresentação clássica é descrita como a "pior cefaleia da minha vida", que atinge a intensidade máxima dentro da primeira hora (cefaleia fulminante)
- A TC cefálica não contrastada permanece como o pilar para o diagnóstico de HSA, com valor preditivo negativo de 99,9% se realizada dentro de 6 horas
- A sensibilidade da TC diminui conforme o tempo passa, e para garantir o diagnóstico, uma punção lombar é necessária
- A hipertensão aguda deve ser controlada após a formação de aneurisma por HSA e antes da obliteração do aneurisma, mas os parâmetros para isso ainda não foram definidos
- A complicação temida, o vasospasmo cerebral, ocorre mais frequentemente após 7 a 10 dias
- A cascata de eventos é iniciada quando a oxihemoglobina entra em contato com o lado abluminal do vaso
- Para prevenir o vasospasmo arterial cerebral, todos os pacientes devem receber nimodipino oral
  - Estudos clínicos demonstraram uma redução na mortalidade de 74% e incapacidade neurológica nos casos com profilaxia por nimodipino
- Se a profilaxia de convulsões for iniciada, utilize cautela com a fenitoína intravenosa e benzodiazepínicos, já que podem diminuir ainda mais a PA (ver Tabela 15.6).

Hemorragia intracerebral

- A hemorragia intracerebral (HIC) afeta mais de um milhão de pessoas anualmente
- PA elevada é extremamente comum, devido ao estresse, dor, pressão intracraniana aumentada e hipertensão pré-mórbida
- O maior estudo até hoje, o segundo Intensive Blood Pressure Reduction in Acute Cerebral Hemorrhage Trial (INTERACT II), não demonstrou diferença significativa no resultado primário de morte ou incapacidade dentre pacientes randomizados para um alvo de PAS menor que 140 mmHg comparado ao tratamento padrão (PAS < 180 mmHg)

TABELA 15.6 ■ **Emergências hipertensivas: agentes terapêuticos específicos.**

Emergência hipertensiva	Agentes a utilizar	Comentários/Riscos	Agentes a evitar
Emergências cardiovasculares			
Síndrome coronariana aguda (SCA)	Infusão IV contínua de nitroglicerina Bólus IV de metoprolol, bisoprolol ou labetalol Bólus IV de IECA e BRAs Para SCA associada à cocaína, veja estados hiperadrenérgicos	Evite nitratos em pacientes que receberam inibidores da fosfodiesterase para disfunção erétil ≤ 24 h (48 h para tadalafila). Não forneça beta-antagonistas na IC, estados de baixo débito, bloqueio de primeiro grau ou AV de primeiro grau, ou em pacientes com asma/DRVR ou naqueles que usam cocaína. Inibidores da ECA podem reduzir expansão do infarto/remodelamento e dilatação da câmara. Evite IECA e BRA em pacientes com depleção volêmica.	Evite medicamentos BCCs não di-hidropiridina (verapamil, diltiazem) em pacientes com disfunção ventricular esquerda ou em combinação com beta-antagonistas. Evite carvedilol em pacientes com doença reativa das vias respiratórias devido ao antagonismo β_2. Evite nitroprussiato e hidralazina (roubo coronariano). Evite outros diuréticos.
Dissecção aórtica	Infusão contínua IV de labetalol ou esmolol IV, em bólus e depois em infusão contínua Propranolol 1 a 10 mg em bólus IV, e então infusão contínua Verapamil, diltiazem IV Infusão contínua IV de nicardipino (após betabloqueador) Infusão contínua de nitroprussiato (após betabloqueador)	Possível desconforto respiratório em pacientes com DPOC e asma submetidos a betabloqueadores; dose de teste de esmolol recomendada; mude para o diltiazem se houver intolerância ao esmolol. Sempre utilize betabloqueador antes de vasodilatadores (nicardipino ou nitroprussiato). Evite betabloqueadores, verapamil e diltiazem em pacientes com dissecção aórtica complicada por insuficiência aórtica: risco aumentado de taquicardia reflexa.	O nitroprussiato sozinho aumenta a tensão da parede pela taquicardia reflexa; intoxicação por cianeto e tiocianato em pacientes com redução da função renal ou terapia > 24 a 48 h. Evite hidralazina: ela aumenta a tensão por cisalhamento da parede e fornece controle menos acurado da PA.
Edema pulmonar agudo	Nitroglicerina SL, tópica ou em infusão contínua IV Enalaprilato IV Infusão contínua IV de nicardipino Infusão contínua IV de nitroprussiato Nesiritida IV	Nitratos IV dilatam vasos de capacitância em baixas doses, doses maiores dilatam arteríolas e diminuem a PA. Inibidores da ECA podem piorar a função renal, especialmente em pacientes com depleção volêmica. Utilize nicardipino com precaução; alguns pacientes sofrem efeito inotrópico negativo. Nesiritida: Resultados mistos; o estudo mais recente ASCEND-HF não revelou diferença na dispneia e mortalidade quando comparada ao placebo.	Cuidado com o nitroprussiato: intoxicação por cianeto e tiocianato em pacientes com redução da função renal ou terapia > 24 a 48 h.

Emergências neurológicas

Encefalopatia hipertensiva/SERP	Infusão contínua IV de clevidipina Infusão contínua IV de nicardipino Infusão contínua IV de labetalol Infusão contínua IV de fenodolpam	Diminua a PAM em 10 a 15% na primeira hora de atendimento. Alguns recomendam um alvo < 160/100 mmHg. Precaução nos idosos e naqueles com hipertensão preexistente. Suspenda todos os fármacos imunossupressores e citotóxicos.	A autorregulação da perfusão cerebral pode ser significativamente prejudicada; evite rápidas reduções na PA. Evite a nitroglicerina; ela pode piorar o distúrbio da autorregulação cerebral.
Hemorragia subaracnoide	Infusão contínua IV de nicardipino Bólus 10 a 20 mg IV de labetalol ou infusão contínua Bólus 500 µg/kg IV de esmolol, e então infusão contínua Infusão contínua IV de clevidipina	Todos os pacientes devem receber nimodiplno 60 mg VO q4 h para profilaxia de vasospasmo. A magnitude do controle da PA para reduzir o risco de nova hemorragia ainda não foi estabelecida, mas as diretrizes atuais recomendam que uma diminuição na PAS para < 160 mmHg é razoável.	Evite o nitroprussiato, já que ele requer titulações mais frequentes e aumenta o risco de hipotensão iatrogênica e hipoperfusão cerebral.
Hemorragia intracerebral	Infusão contínua IV de nicardipino Bólus ou infusão contínua IV de labetalol	Para pacientes com HIC atendidos com PAS > 220 mmHg e sem contraindicação para tratamento agudo de PA, a diminuição aguda da PAS para 140 mmHg é segura e pode ser efetiva para melhorar o resultado funcional.	O tratamento com o candesartana na primeira semana após a hemorragia intracerebral tem sido associado a piores resultados funcionais.
Acidente vascular cerebral isquêmico agudo	Bólus IV de labetalol 10 mg, seguido por infusão contínua IV ou VO Infusão contínua IV de nicardipino Lisinopril VO ou SL	O tratamento anti-hipertensivo não é recomendado a menos que as elevações da PA sejam extremamente altas (PAS > 220 mmHg ou PAD > 120 mmHg) ou se o paciente for elegível para trombólise. É provável que o destino da penumbra isquêmica vulnerável tenha sido determinado 10 h após o início do acidente vascular cerebral. Assim que esse período de vulnerabilidade passar, um benefício pode ser obtido pela redução da PA.	Cuidado com esforços de controle da PA em pacientes submetidos a betabloqueadores orais ou clonidina; a síndrome da remoção do anti-hipertensivo pode ocorrer. Evite inibidores da ECA e BRAs em pacientes que tenham depleção de volume, já que pode ocorrer hipoperfusão.
Insuficiência renal	Infusão contínua IV de fenoldopam Infusão contínua IV de nicardipino Infusão contínua IV de clevidipina	Fenoldopam é considerado de primeira linha, já que melhora a natriurese e depuração de creatinina nestes pacientes. Cuidado com inibidores da ECA e BRAs; eles podem causar hipotensão e piora da função renal.	Evite beta-antagonistas, que reduzem o fluxo sanguíneo e TFG. Evite o nitroprussiato devido ao maior risco de intoxicação por cianeto e tiocianato, além de não haver melhora na perfusão renal.

(Continua)

TABELA 15.6 ■ **Emergências hipertensivas: agentes terapêuticos específicos.** (*Continuação*)

Emergência hipertensiva	Agentes a utilizar	Comentários/Riscos	Agentes a evitar
Pré-eclâmpsia/eclâmpsia	Bólus IV de labetalol 20 mg seguido por 40 mg, e então 80 mg Bólus IV hidralazina 5 a 10 mg Nifedipino 10 a 20 mg VO	Dose máxima IV em 1 h de labetalol é de 220 mg. A hidralazina reduz a PAM mais do que o labetalol; entretanto, o labetalol tem um início mais rápido de ação. O labetalol pode causar bradicardia fetal. Mulheres que recebem nifedipino oral têm redução mais rápida da PA do que aqueles que recebem labetalol intravenoso ou hidralazina.	Evite o labetalol em pacientes com um bloqueio cardíaco maior que de primeiro grau, bradicardia ou asma. Evite inibidores da ECA e BRAs; estes são contraindicados na gravidez. Evite o nitroprussiato; ele pode causar hipotensão materna e está associado à intoxicação fetal por cianeto.
Hipertensão perioperatória	Infusão contínua IV de clevidipina Infusão contínua IV de nicardipino Bólus IV de labetalol Infusão IV de esmolol	Cuidado com beta-antagonistas IV em situações de isquemia miocárdica ou disfunção ventricular esquerda. Cuidado com nitratos em pacientes com cardiopatias e vasculopatias; pode ocorrer taquicardia.	Evite inibidores da ECA e BRAs; seu mecanismo de ação pode ser imprevisível e prolongado em um paciente no período perioperatório.
Estado hiperadrenérgico devido a drogas simpatomiméticas	Bólus IV de benzodiazepínico Nitroglicerina SL, tópica ou infusão contínua IV Bólus IV ou IM de fentolamina Infusão IV de dexmedetomidina	Benzodiazepínicos são agentes de primeira linha; observe por conta de depressão respiratória. Os efeitos adversos da dexmedetomidina incluem hipotensão, bradicardia e bloqueio sinusal.	O uso de alfa-antagonistas e beta-antagonistas misturados (labetalol e carvedilol) é controverso; se fornecidos, administre em conjunto com um nitrato. Evite todos os outros antagonistas de receptores beta-adrenérgicos devido ao potencial de estimulação alfa-adrenérgica sem oposição, o que causa vasoconstrição coronariana e aumento da PA.

Capítulo 15 Emergências Hipertensivas

Estado hiperadrenérgico devido à interrupção aguda de agentes anti-hipertensivos	Reinicie o agente original Bólus IV de labetalol	Bloqueadores dos canais de cálcio, fentolamina e nitratos também podem ser utilizados.
Estado hiperadrenérgico devido a feocromocitoma e paraganglioma	Bólus IV ou IM de fentolamina	Bloqueio de receptores alfa é o pilar do controle da PA. Existe um risco de taquicardia reflexa com a fentolamina, que pode ser tratada com esmolol Evite o labetalol; episódios paradoxais de hipertensão supostamente secundários ao bloqueio alfa incompleto podem ocorrer.
Estado hiperadrenérgico devido à disrreflexia autonômica	Nitroglicerina SL, tópica ou infusão contínua IV Bólus IV de labetalol Infusão IV de nicardipino	Sente o paciente em posição ereta. Primeiro, aborde o problema subjacente: dor, distensão abdominal. A dexmedetomidina tem sido utilizada com certo sucesso em casos refratários.

AV, atrioventricular; *BCC*, bloqueador dos canais de cálcio; *BRA*, bloqueador do receptor de angiotensina; *DPOC*, doença pulmonar obstrutiva crônica; *DRVR*, doença reativa das vias respiratórias; *ECA*, enzima conversora de angiotensina; *HIC*, hemorragia intracraniana; *IC*, insuficiência cardíaca; *IM*, intramuscular; *IV*, intravenoso; *PA*, pressão arterial; *PAM*, pressão arterial média; *PAS*, pressão arterial sistólica; *SERP*, síndrome da encefalopatia reversível posterior; *SL*, sublingual; *TFG*, taxa de filtração glomerular; *VO*, via oral.

TABELA 15.7 ■ **Agentes terapêuticos para emergências hipertensivas.**

Fármaco	Dose (intravenosa)	Mecanismo de ação	Efeitos adversos/riscos
Inibidores da ECA			

Enalaprilato
Início: 15 min
Duração: 6 h
	0,625 a 1,25 mg a cada 4 a 6 h.
	Titule em incrementos de 1,25 mg
	  a cada 12 a 24 h.
	Máximo de 5 mg a cada 6 h.
		Metabólito ativo do enalapril oral.
		Bloqueia a formação de angiotensina II e
		  causa redução na resistência vascular
		  sistêmica e PA.
			Contraindicado na gravidez.
			A resposta do paciente pode ser imprevisível.
			A hipotensão de primeira dose é comum,
			  especialmente em pacientes com altos níveis de
			  renina ou com depleção volêmica.
			Se a primeira dose render resultados insatisfatórios,
			  utilize um segundo agente.
			Efeitos colaterais comuns: angioedema, erupção
			  cutânea.

Antagonistas de receptores beta			

Esmolol
Início: 1 a 2 min
Duração: 10 a
  20 min
	Dose de ataque: 250 a 500 µg/kg
	  durante 1 min, então 50 µg/kg por
	  4 min, então aumente a dose em
	  50 µg/kg a cada 5 min até 300 µg/
	  kg/min.
		Antagonista de receptor β_1 metabolizado por
		  esterases hematógenas.
		Usado primariamente para controle da PA a
		  curto prazo (situações perioperatórias).
			Evite em pacientes com bradicardia, bloqueio
			  cardíaco, choque cardiogênico, insuficiência
			  cardíaca descompensada, doença reativa das
			  vias respiratórias.
			Evite o uso concomitante de verapamil ou
			  diltiazem.
			Pacientes anêmicos terão meia-vida prolongada.

Labetalol[1]
Início: 2 a 5 min
Duração: 3 a 6 h
Pico do efeito:
  15 min
	Bólus de 10 a 20 mg (0,25 mg/kg
	  para um paciente de 80 kg) durante
	  2 min.
	Pode-se administrar 20 a 80 mg como
	  bólus IV a cada 10 min.
	Dose total de até 300 mg ou 2 mg/min
	  em infusão contínua.
		Beta-antagonista não seletivo com modestos
		  efeitos α_1-antagonistas.
		Possui uma relação de bloqueio alfa para beta
		  de 1:7.
			Evite em pacientes com bradicardia, bloqueio
			  cardíaco, choque cardiogênico, insuficiência
			  cardíaca descompensada, doença reativa das
			  vias respiratórias.
			Evite o uso concomitante de verapamil ou
			  diltiazem.
			Efeito prolongado em pacientes com disfunção
			  hepática.
			Idosos podem ter uma resposta menos previsível, e
			  maior risco de hipotensão e efeitos adversos.

Antagonistas dos canais de cálcio

Clevidipina[1]
Início: 2 a 4 min
Duração: 5 a 15 min

Infusão contínua: comece com 1 a 2 mg/h.
Titulação da dose: dobro da dose em intervalos curtos (90 s) inicialmente. Conforme a PA atinge o objetivo, aumente a dose em menos que o dobro e prolongue o tempo entre os ajustes de dose para cada 5 a 10 min.
Dose máxima: 16 mg/h.

Antagonista do canal de cálcio tipo-L do grupo das di-hidropiridinas.
Altamente seletiva para musculatura lisa vascular, reduzindo a PA média pela diminuição da resistência vascular sistêmica.
Tem pouco ou nenhum efeito sobre a contratilidade miocárdica ou condução cardíaca.
Metabolizada por esterases no sangue e tecidos extravasculares; segura em pacientes com disfunção renal e hepática.
Ideal para pacientes com PA lábil.

Contraindicada em pacientes com hipersensibilidade a ovos ou soja.
Evite em pacientes com estenose aórtica avançada.
Evite em pacientes que recebem beta-antagonistas IV e em pacientes com insuficiência cardíaca descompensada.
Restrições de ingestão lipídica podem ser necessárias para pacientes com distúrbios do metabolismo de lipídios.
Efeitos colaterais comuns: cefaleia, hipotensão, êmese e taquicardia.
Dados muito limitados sobre doses em 32 mg/h.

Nicardipino[1]
Início: 5 a 10 min
Duração: 1 a 4 h

Infusão contínua: inicie em 5 mg/h, aumente em 1 a 2,5 mg/h a cada 15 min.
Dose máxima: 15 mg/h.

Antagonista dos canais de cálcio do grupo das di-hidropiridinas.
Relaxa as células musculares cardíacas e lisas e causa diminuição na resistência vascular sistêmica, pós-carga e PA.
Mínimo efeito inotrópico negativo.

Evite em pacientes com estenose aórtica avançada.
Evite em pacientes que recebem beta-antagonistas IV e em pacientes com insuficiência cardíaca descompensada.
O ajuste da dose pode ser necessário em pacientes com insuficiência hepática.
Pode causar piora da TFG em pacientes com insuficiência renal.
Efeitos colaterais comuns: cefaleia, hipotensão, êmese e taquicardia.

Vasodilatadores

Hidralazina
Início: 10 a 20 min
Duração: 2 a 8 h

Bólus: 10 a 20 mg IV ou 10 a 40 IM; repita a cada 4 a 6 h.
Na gravidez: bólus de 5 a 10 mg IM ou IV, então 5 a 10 mg a cada 20 a 40 min PRN ou infusão de 0,5 a 10 mg/h.
Dose máxima total de 20 a 25 mg na gravidez.

Preferencialmente relaxa as células musculares lisas com pouco efeito sobre as veias, o que reduz a resistência vascular periférica, pós-carga e PA com pouca ou nenhuma alteração na pré-carga ou capacitância venosa.
Aumenta o débito cardíaco, esforço miocárdico e demanda miocárdica por oxigênio.

Contraindicada em pacientes com dissecção aórtica aguda.
Evite em pacientes com doença valvar mitral (aumenta a pressão arterial pulmonar), distúrbios renais, depleção volêmica, DAC/SCA (taquicardia reflexa), LES e emergências neurológicas (aumenta a PIC).
Efeitos colaterais comuns: taquicardia reflexa, angina, retenção de fluido, cefaleia, náuseas, rubor cutâneo, erupção cutânea, tontura.

(Continua)

Fármaco	Dose (intravenosa)	Mecanismo de ação	Efeitos adversos/riscos
Nitroglicerina Início: 2 a 5 min Duração: 5 a 10 min	Infusão contínua: inicie em 5 µg/min. Aumente em 5 µg/min a cada 3 a 5 min até 20 µg/min. Se não houver resposta com 20 µg/min, aumente em 10 µg/min a cada 3 a 5 min, até 200 µg/min (muitos clínicos iniciam com uma taxa de infusão mais alta).	A nitroglicerina é convertida pela aldeído-desidrogenase mitocondrial em óxido nítrico, um potente venodilatador. Ela causa dilatação de vasos de capacitância venosa em doses baixas (5 µg/min) e dilatação arterial somente em doses muito altas.	Evite em casos de comprometimento da perfusão cerebral e renal. Evite uso concorrente (dentro das últimas 24 a 48 h) com inibidores da fosfodiesterase-5 (sildenafila, tadalafila, ou vardenafila). Pode ocorrer metemoglobinemia. Efeitos colaterais comuns: hipotensão (especialmente em pacientes com depleção volêmica), taquicardia reflexa, cefaleia, náuseas, êmese.
Nitroprussiato Início: dentro de segundos Duração: 1 a 3 min	Infusão contínua: inicie em 0,5 µg/kg/min. Aumente em incrementos de 0,5 µg/kg/min a cada 5 a 10 min; titule até o efeito desejado. Dose máxima é 10 µg/kg/min IV durante 10 min. Para infusões de 4 a 10 µg/kg/min, institua uma infusão de tiossulfato.	Doador de óxido nítrico, que reduz tanto a pré-carga como pós-carga, pode causar diminuições relacionadas à dose da perfusão coronariana, cerebral e renal.	Evite em pacientes com insuficiência renal ou hepática, desvios átrio-venosos, atrofia hereditária do nervo óptico (aumenta a isquemia do nervo), PIC elevada ou pacientes grávidas. Risco de intoxicação por cianeto e tiocianato em pacientes com redução da função renal ou terapia > 24 a 48 h, ou em taxas de > 2 µg/kg/min. Maior variabilidade na resposta da PA; necessita de mais titulações do que pacientes que recebem nicardipino. Maiores taxas de mortalidade em cirurgias cardíacas do que a clevidipina. O nitroprussiato é recomendado somente quando outros agentes falham. Efeitos colaterais comuns: hipotensão, náuseas, êmese, intoxicação por cianeto e tiocianato.
Outros agentes Dexmedetomidina Início: 4 a 6 min Duração: 2 a 4 h	Dose de ataque: 1 µg/kg durante 10 min, então 0,2 a 0,7 µg/kg/h (≤ 24 h).	Agonista α_2-adrenérgico de ação central que é 8 a 10 vezes mais seletivo a receptores α_2-adrenérgicos do que a clonidina. Ela diminui a PA por diminuir a resistência vascular periférica.	Primariamente utilizada para sedação leve à moderada em situações de UTI; segundo agente para emergências hipertensivas simpatomiméticas. Discreto aumento na pressão arterial no início da infusão, que dura aproximadamente 5 a 10 min. Efeitos colaterais comuns: hipotensão, bradicardia.

Fenoldopam Início: 5 a 10 min Duração: 10 a 15 min	Infusão contínua: 0,03 a 0,1 µg/kg/min Titule não mais do que a cada 15 min em 0,05 a 0,1 µg/kg/min. O fenoldopam é aprovado para uso a curto prazo em adultos (≤ 48 h) e crianças (≤ 4 h).	Agonista de receptor dopaminérgico-1 periférico, que eleva o AMP cíclico intracelular e leva à vasodilatação da maioria dos leitos arteriais, incluindo artérias renais, mesentéricas e coronarianas.	Evite em pacientes com uso concomitante de beta-antagonistas e com pressão intraocular ou PIC elevadas. Evite em pacientes com DAC (taquicardia reflexa). Pode causar hipotensão em pacientes que recebem terapia concomitante com beta-antagonista. Pode causar hipopotassemia ou reações anafiláticas em pacientes sensíveis ao metabissulfito de sódio. Associado à hipopotassemia (< 3 mEq/ℓ). Efeitos colaterais comuns: cefaleia, tontura, taquicardia reflexa, hipotensão excessiva, rubor cutâneo.
Fentolamina[1] Início: 1 a 2 min Duração: 10 a 30 min. Pico do efeito: 10 a 20 min.	Bólus de 2 a 5 mg a cada 5 a 10 min (normalmente administrado por via intravenosa, mas também pode ser administrado por via intramuscular).	Antagonista competitivo de receptores alfa-adrenérgicos com efeitos $\alpha_1 > \alpha_2$; α_1 leva ao relaxamento da vasculatura sistêmica, que leva à ativação do reflexo barorreceptor, liberação de norepinefrina, que é atenuada pelos efeitos da fentolamina sobre receptores α_2, e diminuição da PA, que é acompanhada por uma elevação, algumas vezes dramática, na frequência cardíaca.	Contraindicada em pacientes com IAM ou DAC. Evite em pacientes com emergências hipertensivas neurológicas – tem sido associada à AVC devido à oclusão da artéria cerebral. Efeitos colaterais comuns: hipotensão, taquicardia, arritmias, angina, cefaleia, náuseas, êmese.

[1]N.R.T.: convém citar que, no Brasil, diversos agentes farmacológicos endovenosos como labetalol, nicardipino, clevidipina e fentolamina não estão disponíveis para uso clínico. AVC, acidente vascular cerebral; DAC, doença arterial coronariana; IAM, infarto agudo do miocárdio; IM, intramuscular; IV, intravenoso; LES, lúpus eritematoso sistêmico; PA, pressão arterial; PIC, pressão intracraniana; SCA, síndrome coronariana aguda; TFG, taxa de filtração glomerular; UTI, unidade de terapia intensiva.

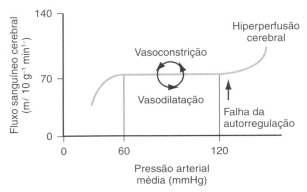

Figura 15.2 Autorregulação do fluxo sanguíneo cerebral. (Reimpressa com permissão de Elsevier, Vaughan CJ, Delanty N. Hypertensive emergencies. Lancet. 2000;356:411-417.)

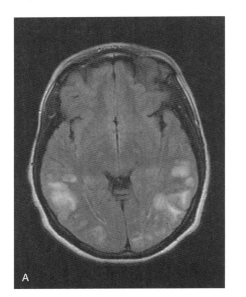
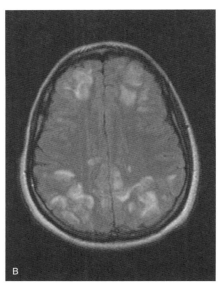

Figura 15.3 Imagens de ressonância magnética (RM) cerebral axial com recuperação de inversão atenuada por fluido demonstrando características radiográficas de síndrome da encefalopatia reversível posterior. Existe edema vasogênico resultando em uma alta intensidade de sinal simétrica dentro da matéria branca subcortical predominantemente dos lobos (**A**) e occipital (**B**). Estas RMs foram obtidas de uma mulher de 16 anos, pós-parto, que foi atendida com cefaleia intratável e consciência deprimida.

- Para pacientes com HIC atendidos com PAS maior que 140 mmHg, a American Heart Association (AHA) recomenda que se considere a terapia anti-hipertensiva para melhora do resultado funcional (Figura 15.4)
- O nicardipino e o labetalol são seguros e efetivos nessa população (ver Tabela 15.6).

Acidente vascular cerebral isquêmico

- A resposta hipertensiva aguda é mal compreendida, mas como ocorre no ataque isquêmico transitório, assim como no acidente vascular cerebral, o reflexo de Cushing provavelmente não é responsável

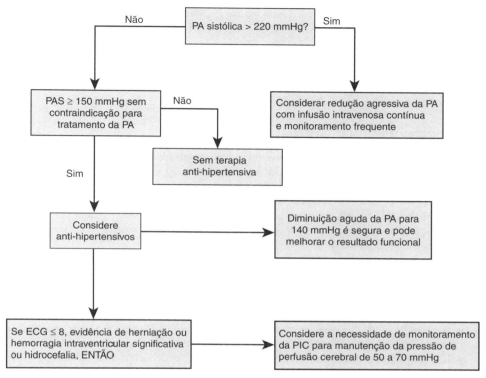

Figura 15.4 Algoritmo do manejo da pressão arterial para pacientes com hemorragia intracerebral. *ECG*, escala de coma de Glasgow; *PAS*, pressão arterial sistólica; *PIC*, pressão intracraniana. (Modificada de Hemphill JC 3rd, Greenberg SM, Anderson CS et al. Guidelines for the management of spontaneous intracerebral hemorrhage: a guideline for healthcare professionals from the American Heart Association/American Stroke Association. Stroke. 2015;46[7]:2032-2060.)

- Até 80% dos pacientes com acidente vascular isquêmico agudo estão hipertensos no momento do atendimento
- A PA elevada em geral é resolvida espontaneamente e, 10 dias após o evento, cerca de dois terços dos pacientes estão normotensos
- Em alguns, a resposta reflete a hipertensão mal tratada ou crônica
- Em outros, parece ocorrer devido a mecanismos transitórios, incluindo ansiedade acerca do evento ou uma resposta autonômica anormal induzida pelo insulto isquêmico e lesão direta para as áreas do cérebro
- A hipertensão durante acidente vascular isquêmico agudo é um indicador independente de mau prognóstico neurológico
- O tratamento ótimo da PA permanece incerto
- A diminuição agressiva da PA pode reduzir a perfusão cerebral, o que agrava a isquemia cerebral e ameaça a penumbra isquêmica vulnerável
- Ao contrário, a PA muito alta pode piorar o edema cerebral e aumentar a transformação hemorrágica
- Ademais, as evidências indicam que o controle da hipertensão imediatamente após o acidente vascular não confere benefícios sobre a mortalidade ou morbidade a curto prazo

206 Manual de Cardiologia Intensiva

- As diretrizes atuais são contra a diminuição da PA a menos que as elevações sejam extremamente altas (PAS > 220 mmHg ou PAD > 120 mmHg) ou se o paciente for elegível para trombólise
- Tanto as diretrizes americanas como europeias recomendam a redução da PA se a trombólise for planejada (objetivo < 185/110 mmHg)
- Para o tratamento do acidente vascular isquêmico, o labetalol e o nicardipino são os agentes recomendados (ver Tabela 15.6).

INSUFICIÊNCIA RENAL AGUDA

- Pacientes com insuficiência renal aguda podem apresentar edema periférico, oligúria, perda de apetite, náuseas e êmese, alterações ortostáticas ou confusão
- Um paciente com PA severamente elevada com hematúria recém-surgida ou diminuição da função renal é uma emergência hipertensiva
- Os médicos devem questionar sobre doença renovascular, doença parenquimatosa renal, doenças autoimunes (por possível vasculite), estenose da artéria renal, anormalidade anatômicas e transplante renal
- Os pacientes devem ser questionados sobre diuréticos, bem como sobre agentes nefrotóxicos e simpatomiméticos
- Em pacientes com transplante renal, a estenose do local do enxerto, ciclosporina, esteroides e outros imunossupressores podem predispor a uma emergência hipertensiva
- A secreção excessiva de renina pelo rim nativo também pode precipitar uma crise hipertensiva
- A avaliação desses pacientes inclui um painel bioquímico básico para revelar anormalidades eletrolíticas, elevação da creatinina e nível de bicarbonato
- Uma ultrassonografia ambulatorial residual pós-micção pode identificar obstrução da via de saída da bexiga, caso no qual uma sonda vesical deve ser implantada após ultrassonografia renal para avaliação do tamanho renal e obstruções de trato urinário superior
- O tratamento da PA em casos de emergência hipertensiva renal inclui o fenoldopam, nicardipino e clevidipina, pois eles reduzem a resistência vascular sistêmica ao mesmo tempo em que preservam o fluxo sanguíneo renal
- Em pacientes que apresentam hipertensão grave devido à vasculite renal, como em casos de esclerodermia e arterite de Takayasu, o enalaprilato funciona bem.

PRÉ-ECLÂMPSIA OU ECLÂMPSIA

- Distúrbios hipertensivos complicam até 10% dos casos de gravidez e respondem por 80 mil e 500 mil mortes maternas e perinatais respectivamente, por ano, no mundo
- De 1987 a 2004, a incidência da pré-eclâmpsia nos EUA aumentou 25%
- Isso pode ocorrer devido à maior prevalência de obesidade, alterações nos critérios diagnósticos ou identificação precoce
- A pré-eclâmpsia é caracterizada por hipertensão grave (tipicamente ≥ 160/110 mmHg) além da 20ª semana de gestação
- Os critérios diagnósticos não necessitam mais da presença de proteinúria, e, em vez disso, incorporam outras lesões em órgãos-alvo (Figura 15.5)
- Fatores de risco incluem idade materna de 30 anos ou mais, alto índice de massa corporal, nuliparidade, ausência de cuidados pré-natais, hipertensão crônica, diabetes gestacional, doença cardíaca ou renal, pielonefrite ou infecção do trato urinário e anemia grave
- Os pacientes frequentemente se queixam de cefaleia, alterações visuais e náuseas ou êmese. Os provedores de cuidados de saúde precisam permanecer vigilantes mesmo quando houver o diagnóstico da forma leve da doença

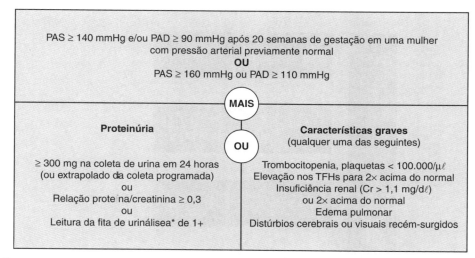

Figura 15.5 Critérios diagnósticos para pré-eclâmpsia. *Utilize somente se outros métodos não estiverem disponíveis. Cr, creatinina; PAD, pressão arterial diastólica; PAS, pressão arterial sistólica; TFHs, testes de função hepática. (Modificada de Hypertension, Pregnancy-Induced–Practice Guideline. ACOG Task Force on Hypertension in Pregnancy. 2013;1-100. http://www.acog.org/Resources-And-Publications/Task-Force-and-Work-Group-Reports/Hypertension-in-Pregnancy.)

- Quando convulsões ocorrem em situações de PA elevada, isso indica progressão para eclâmpsia
- Pacientes podem apresentar eclâmpsia com 20 semanas de gestação a 8 semanas após o parto
- A placentação prejudicada do trofoblasto e remodelamento vascular incompleto resultam em lesão por isquemia-reperfusão, estresse oxidativo e resposta inflamatória sistêmica
- A disfunção endotelial causa mais vasoconstrição, elevação da PA e eventualmente lesão em órgão-alvo (Figura 15.6)
- O tratamento definitivo é o parto, mas, para mulheres em pré-eclâmpsia com menos de 34 semanas de gestação, o tratamento da gestante confere benefícios perinatais com um mínimo de risco materno adicional
- Em mulheres com 34 a 37 semanas de gestação com distúrbios hipertensivos não graves, o parto resultou em somente melhora mínima no resultado materno, com elevações significativas na morbidade neonatal
- Para casos de pré-eclâmpsia de mulheres com hipertensão grave (≥ 160/110 mmHg) ou PA elevada com lesão em órgãos-alvo, a terapia anti-hipertensiva é recomendada com labetalol, hidralazina ou nifedipino (ver Tabela 15.6)
- Pacientes com pré-eclâmpsia grave ou eclâmpsia devem ser submetidos à administração de magnésio intravenoso para profilaxia e tratamento de convulsões.

Hipertensão perioperatória

- A hipertensão perioperatória, em geral, ocorre em pacientes com hipertensão preexistente que não estão sendo tratados ou são tratados inadequadamente no período pré-cirúrgico
- O mecanismo é multifatorial, incluindo a interrupção dos medicamentos anti-hipertensivos, ativação simpática durante indução e intubação, perda da vasodilatação conforme os agentes anestésicos têm sua dose diminuída, e dor

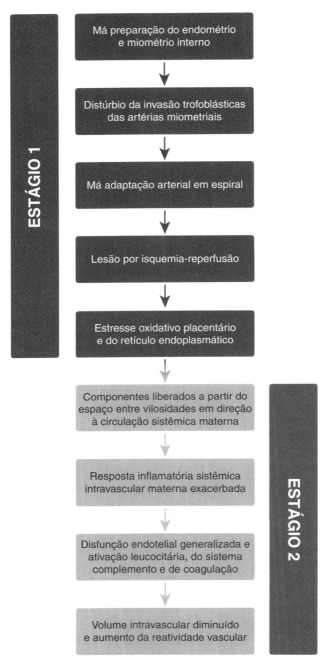

Figura 15.6 Dois estágios da patogenia da pré-eclâmpsia. O primeiro estágio começa com o mau remodelamento preparatório e adaptação arterial em espiral, enquanto o segundo estágio está associado à ativação endotelial exagerada e estado inflamatório generalizado. (Reimpressa com permissão de Elsevier, Steegers EA, von Dadelszen P, Duvekot JJ, et al. Pre-eclâmpsia. *Lancet*. 2010;376[9741]:631-644.)

Capítulo 15 Emergências Hipertensivas   **209**

- O tratamento desses pacientes pode ser difícil devido à instabilidade hemodinâmica: alterações súbitas na PA podem ocorrer devido à liberação de catecolaminas, desvios do volume de fluido, resposta menor de barorreceptores, ativação do sistema renina-angiotensina e lesão por reperfusão
- O estado pró-inflamatório e de hipercoagulabilidade de pacientes cirúrgicos contribui ainda mais para a lesão vascular, ativação plaquetária e disfunção endotelial
- Complicações incluem hemorragia, eventos cardiovasculares e acidente vascular cerebral, podem ocorrer em 5 a 35% dos pacientes no período perioperatório e carregam um risco de mortalidade quatro vezes maior
- A hipertensão pós-cirúrgica também pode levar a eventos adversos, incluindo aumento da mortalidade, período de hospitalização e incidência de disfunção renal
- O controle da PA em pacientes no período perioperatório depende da condição a ser tratada cirurgicamente e quais órgãos-alvo estão sendo afetados ou estão em risco
- A maior experiência no controle da PA tem sido em casos que envolvem cirurgias cardíacas ou vasculares
- O controle perioperatório da PA está associado ao aumento da mortalidade em casos que envolvem cirurgias cardíacas
- O desfecho de segurança composto de morte em 30 dias, IAM, acidente vascular cerebral ou disfunção renal não diferiu dentre os grupos de tratamento (clevidipina, nitroglicerina, nitroprussiato sódico e nicardipino) em um estudo recente de casos envolvendo cirurgia cardíaca
- Em uma metanálise, a clevidipina foi mais efetiva na manutenção da PA dentro de faixas pré-especificadas e demonstrou uma redução nas taxas de falha comparada a outros agentes
- Outros agentes que foram utilizados com sucesso em pacientes submetidos à cirurgia cardiovascular incluem a nicardipino e labetalol (ver Tabela 15.6)
- Após procedimentos carotídeos, os pacientes frequentemente sofrem de PAs lábeis que podem durar dias, devido a transtornos do reflexo barorreceptor, seio carotídeo ou nervo vago durante a cirurgia
- A hipertensão pode levar à síndrome da hiperperfusão, na qual a resolução da estenose leva à hiperperfusão distal ao local, o que causa cefaleia, convulsões, hemorragia intracraniana, alteração do estado mental e alterações neurológicas focais
- O manejo intensivo da PA, com betabloqueadores ou nitratos intravenosos, diminui a incidência de 29 para 4%
- O tratamento de outras emergências hipertensivas perioperatórias – como a isquemia miocárdica, DA, insuficiência ventricular esquerda e acidente vascular cerebral – pode ser encontrado na Tabela 15.6.

ESTADOS HIPERADRENÉRGICOS

Agentes simpatomiméticos

- Drogas simpatomiméticas – como a cocaína, anfetaminas, hidrocloreto de fenciclidina (PCP) e dietilamida do ácido lisérgico (LSD) – podem precipitar uma emergência hipertensiva
- Pacientes apresentam agitação, taquicardia, hipertensão, midríase e hipertermia
- Outros agentes incluem suplementos dietéticos, como a *Ephedra sinica*, também conhecido como *ma huang*, que contém efedrina que gera uma elevação aguda da PA e está associada à acidente vascular cerebral, IAM e morte
- Embora tenha sido banido pelo US Food and Drug Association em 2006, ele ainda pode ser obtido pela internet

- Pacientes que recebem terapia com inibidor da monoamina oxidase (IMAO) e consomem alimentos que contêm tiramina podem desenvolver um estado hiperadrenérgico e crise hipertensiva resultante
- Pacientes apresentam taquicardia, PA elevada, diaforese, dor no peito e – dependendo do agente – alterações do estado mental
- O alcaçuz também pode causar elevações agudas da PA, e complicações podem incluir a SERP, já que o agente ativo, o ácido glicirrízico, inibe a 11β-hidroxiesteroide desidrogenase, o que causa excesso de mineralocorticoides
- Pacientes com intoxicação por IMAO frequentemente são beneficiados pela aplicação intravenosa de benzodiazepínicos
- A fentolamina, nitroglicerina e bloqueadores dos canais de cálcio podem também ser utilizados
- Opções terapêuticas para esses pacientes são apresentadas na Tabela 15.6.

Interrupção abrupta de fármacos anti-hipertensivos

- Pode ocorrer uma síndrome catecolaminérgica aguda com a interrupção abrupta da clonidina
- Essa "hipertensão rebote" frequentemente resulta em uma PA maior que os níveis antes do tratamento e é exacerbada pela terapia concomitante com betabloqueadores devido à vasoconstrição mediada por receptores alfa sem oposição
- Elevações na PA também podem ser notadas após interrupção aguda de beta-antagonistas, devido à suprarregulação de receptores adrenérgicos durante o período de bloqueio simpático
- A reinstituição do agente original é preferida e terá efeito maior sobre a PA
- A clonidina pode ser administrada por via oral na dose normal do paciente ou, se desconhecida, 0,1 a 0,2 mg inicialmente
- Uma redução da PA ocorrerá dentro de 30 a 60 minutos, e o pico em 2 a 4 horas
- Se for necessário controle adicional da PA, o labetalol pode ser adicionado.

Feocromocitoma e paraganglioma

- Os tumores que surgem das células cromafins da medula adrenal e dos gânglios simpáticos são denominados feocromocitomas e paragangliomas (feocromocitomas extra-adrenais), respectivamente
- Ambos possuem apresentações semelhantes e são tratados de forma comparável
- Os pacientes podem sofrer com hipertensão com risco de morte, particularmente em momentos de estresse, ou seja, trauma agudo, cirurgia, infecção ou gravidez
- Pacientes com feocromocitoma podem apresentar SCA, incitando o termo "o grande imitador"; o diagnóstico deve ser considerado, especialmente em pacientes com artérias coronarianas normais
- Características de feocromocitoma incluem cefaleias episódicas, PA elevada, taquicardia e pele ruborizada
- A avaliação do paciente inclui a mensuração de catecolaminas fracionadas na amostra de urina em 24 horas e metanefrinas em pacientes com baixa suspeição de feocromocitoma
- Em pacientes para os quais há alto índice de suspeição, as metanefrinas livres plasmáticas (coletadas em posição supina com cânula permanente durante 30 minutos) são o melhor teste de triagem devido à sua alta sensibilidade
- Esse também é considerado o melhor teste para crianças em alto risco, dada sua relativa facilidade de coleta comparada à amostra de urina em 24 horas
- Metanefrinas elevadas devem levar prontamente à busca por massas secretoras de catecolaminas, sendo a TC o teste diagnóstico inicial

Capítulo 15 Emergências Hipertensivas **211**

- Em pacientes para os quais há suspeita de doença metastática, a RM é preferida
- A cintilografia com metaiodobenzilguanidina (MIBG) pode ser realizada se a suspeita for alta, mas nenhum tumor foi localizado pela TC ou RM
  - O MIBG é um composto que se assemelha à norepinefrina e é captado pelo tecido adrenérgico
  - Um escaneamento com MIBG também é útil para identificar tumores múltiplos quando a TC ou RM forem positivas
- Em pacientes com feocromocitoma e em emergência hipertensiva, a fentolamina intravenosa, um bloqueador não seletivo de receptores alfa, é recomendada
- Um beta-antagonista de curta ação, como o esmolol, pode ser necessário para controlar a taquicardia reflexa
- O tratamento definitivo é a ressecção cirúrgica aberta para feocromocitomas grandes ou invasivos e para a maioria dos paragangliomas, além de ressecção laparoscópica de massas adrenais isoladas ou paragangliomas pequenos e não invasivos
- No cenário pré-cirúrgico, pacientes que estão hipertensos, mas não em crise, podem ser tratados e preparados para ressecção com fenoxibenzamina oral, um bloqueador não seletivo de longa ação (irreversível) de receptores alfa durante 7 a 14 dias para permitir tempo adequado para normalizar a frequência cardíaca e PA
  - A fenoxibenzamina forma uma ligação permanente com receptores alfa, impedindo a ligação da epinefrina e norepinefrina
  - O bloqueio do receptor α_1 nas paredes dos vasos sanguíneos leva à vasodilatação e diminuição da PA.

Disfunção autonômica

- A disfunção autonômica causada por trauma medular ou encefálico, hemorragia intracerebral ou anormalidades, como espinha bífida, pode ocorrer como uma emergência hipertensiva
- A disreflexia autonômica é bem documentada em pacientes com doença medular crônica, mas também pode ocorrer menos de 1 mês após lesão medular
- Tipicamente, isso ocorre com lesões acima de T6, nas quais respostas simpáticas exageradas a estímulos nocivos abaixo da altura da lesão levam à vasoconstrição difusa e hipertensão
- A resposta parassimpática resulta em bradicardia e vasodilatação acima da altura da lesão, e os pacientes podem reclamar de cefaleia, ruborização cutânea e diaforese
- Essa resposta, entretanto, é insuficiente para reduzir a PA elevada e pode levar a uma emergência hipertensiva e até mesmo parada cardíaca
- As lesões em medula espinal abaixo de T6 não causam essa complicação, pois a inervação esplâncnica intacta permite a dilatação compensatória do leito vascular esplâncnico
- Intervenções imediatas incluem sentar o paciente em posição ereta e abordar fatores causadores – como dor, impactação fecal e distensão abdominal (geralmente devido ao esvaziamento vesical incompleto) – antes da terapia farmacêutica
- Agentes para o controle da PA incluem nitroglicerina, labetalol e nicardipino
- Vários casos de instabilidade autonômica paroxística com distonia e controle da PA refratário aos agentes já mencionados foram tratados com sucesso com dexmedetomidina, um α_2 agonista de ação central
- Para direcionamento adicional relacionado ao tratamento farmacológico de emergências hipertensivas, consulte a Tabela 15.7.

CAPÍTULO **16**

Síndromes Agudas da Aorta

Equívocos comuns

- Um ecocardiograma transtorácico negativo exclui a possibilidade de dissecção aguda da aorta
- Todos os pacientes, independentemente do risco, atendidos com sintomas sugestivos de dissecção da aorta, precisam de TC urgente para descartar a possibilidade de dissecção aguda da aorta
- A angiografia coronariana deve ser realizada em todos os pacientes antes do encaminhamento para reparo cirúrgico emergencial de dissecção da aorta.

Dissecção aguda da aorta

- A dissecção aguda da aorta (DA) torácica é uma das condições aórticas catastróficas mais comuns
- A incidência é de aproximadamente 2,9 por 100 mil por ano
- A apresentação clínica variável em combinação com uma taxa de mortalidade de 1% por hora subestimam a importância de um alto índice de suspeita, e diagnóstico e terapia imediatos
- Existem dois sistemas de classificação anatômica – os sistemas DeBakey e Daily (Stanford) – utilizados para classificar a DA
    - O sistema DeBakey é baseado na localização de origem da dissecção e reconhece três tipos (Figura 16.1)
    - Como os tipos I e II têm prognóstico semelhante, o sistema Stanford, mais amplamente utilizado, classifica as dissecções que envolvem a aorta ascendente como tipo A, e as outras como tipo B
- Dissecções são categorizadas como agudas se o diagnóstico for confirmado em 2 semanas após o início e crônicas se confirmado em mais de 2 semanas, uma importante distinção já que aproximadamente 70% dos pacientes com DA não tratada morrem nas primeiras 2 semanas após seu início.

CARACTERÍSTICAS CLÍNICAS

- A DA afeta mais frequentemente pacientes na quinta a sétima décadas de vida e é mais comum em homens
- Em pacientes com menos de 40 anos, a incidência entre sexos é igual devido à ocorrência de DA durante a gravidez, das quais 50% ocorrem durante o terceiro trimestre
- A hipertensão está presente em 70% das dissecções do tipo B, mas somente em 30% das dissecções do tipo A
- Outros fatores de risco importantes incluem valvas aórticas bicúspides e distúrbios do tecido conjuntivo, como a síndrome de Marfan, síndrome de Loeys Dietz e síndrome de Ehlers-Danlos

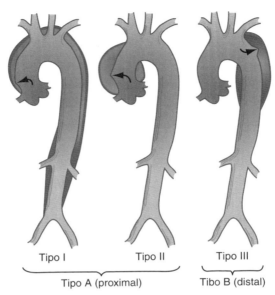

Figura 16.1 Classificação da dissecção da aorta. O tipo I refere-se a uma laceração primária na aorta ascendente e dissecção que envolve o arco aórtico e aorta torácica descendente por uma distância variável. O tipo II refere-se à dissecção que envolve somente a aorta ascendente. O tipo III compreende os casos de laceração primária distal à origem na artéria subclávia, e que se estende distalmente por uma distância variável. (Modificada de DeBakey ME, Henly WS, Cooley DA, et al. Surgical management of dissecting aneurysms of the aorta. J Thorac Cardiovasc Surg. 1965;49:130-149.)

- Fatores predisponentes adicionais para DA incluem aneurisma aórtico (AA) preexistente e histórico familiar
- A DA iatrogênica é uma complicação incomum da angiografia invasiva e cirurgia cardíaca, e, em geral, pode ser tratada de forma medicamentosa com avaliações seriadas e exames não invasivos para identificar aqueles que necessitam de terapia cirúrgica
- Procedimentos cirúrgicos cardíacos complicados por DA incluem aqueles com pinçamento cruzado ou canulação da aorta ascendente, como na substituição da valva aórtica ou enxerto para desvio de artéria coronariana
  - A dissecção em geral ocorre no período transoperatório e é prontamente diagnosticada e tratada, mas a DA crônica pós-cirúrgica já foi relatada
- A DA também foi relatada em associação com aortite de células gigantes, aortite de Takayasu, artrite reumatoide, aortite por sífilis, lúpus eritematoso sistêmico, síndrome de Noonan, síndrome de Turner, displasia fibromuscular, ectasia do ânulo aórtico, coarctação aórtica, uso de cocaína, uso de metanfetamina, doença do rim policístico, poliarterite nodosa, trauma e levantamento de peso de alta intensidade
- O paciente com DA aguda pode ter manifestações clínicas de isquemia de diversos sistemas de órgãos, além de sintomas e sinais de cardiopatia, o que torna o diagnóstico difícil
- Até 55% dos pacientes evoluem ao óbito sem um diagnóstico correto
- A apresentação clássica da DA aguda, presente em mais de 70% dos pacientes, envolve uma dor no peito anterior grave e súbita que irradia para as costas e se move na direção distal

- A dor no peito é mais comum na dissecção do tipo A (79%) *versus* tipo B (63%), enquanto dor nas costas e abdominal são mais comuns em casos de dissecção do tipo B (64 e 43%) *versus* tipo A (47 e 22%)
- A dissecção indolor é relativamente incomum, mas mais provável em pacientes idosos ou aqueles com diabetes, AA ou cirurgia cardíaca recente
- Um sopro diastólico de insuficiência aórtica (IA) é auscultado em metade a dois terços dos pacientes com DA do tipo A
- Insuficiência cardíaca, com DA proximal, ocorre mais frequentemente devido à IA grave, mas a ruptura no átrio ou ventrículo direito já foi relatada
- O infarto agudo do miocárdio (IAM), em geral inferior, ocorre em 5% dos pacientes devido ao comprometimento do óstio coronariano por um hematoma ou retalho íntimo
- Déficits de pulso periférico são notados em 19 a 30% dos pacientes, mais comumente em casos de DA do tipo A, e estão associados à alta taxa de mortalidade hospitalar
- A isquemia aguda de membros inferiores, como resultado de dissecção que se estende até as artérias ilíacas, ocorre em 6 a 12% dos pacientes
- A síncope ocorre em 5 a 10% dos pacientes e está associada a um prognóstico pior por ruptura no espaço pericárdico, o que causa tamponamento cardíaco, ou por envolvimento das artérias braquicefálicas
- Déficits neurológicos – incluindo acidente cerebrovascular, distúrbios de consciência, paraparesia isquêmica e neuropatia periférica isquêmica – podem também ocorrer
- Outros achados menos frequentes em associação à DA aguda incluem síndrome de Horner, pulsação na articulação esternoclavicular, paralisia de cordas vocais, hemoptise, síndrome da veia cava superior, obstrução das vias respiratórias superiores, hematêmese, derrame pleural, edema pulmonar unilateral, sinais de infarto mesentérico ou renal, febre e trombose venosa profunda.

FISIOPATOLOGIA

- A DA se origina em uma laceração íntima em mais de 95% dos pacientes, o que expõe a camada média ao fluxo pulsátil, criando um segundo ou "falso" lúmen que disseca a camada externa da camada média, propagando-se distalmente e, às vezes, proximalmente
- A DA ascendente (50 a 65%) é duas vezes mais comum que a DA descendente (20 a 30%)
- Conforme a dissecção encontra ramificações, ela pode passar ao redor de suas origens, se estender em direção a elas, ou ocluí-las
- A reentrada da dissecção através de uma segunda laceração distal pode ocorrer
- A ruptura da DA para o pericárdio é a causa mais comum de morte, e a insuficiência cardíaca aguda é a segunda mais comum
- A laceração da camada íntima sem hematoma é uma variante incomum da DA sem progressão ou separação das camadas médias.

INVESTIGAÇÕES

- O correto diagnóstico clínico é confirmado em menos de 50% dos pacientes, o que pode melhorar pela utilização do escore de risco de DA, conforme segue
  - Qualquer condição de alto risco (1 ponto): síndrome de Marfan, doença valvar aórtica, aneurisma aórtico torácico, manipulação aórtica recente
  - Qualquer condição de dor de alto risco (1 ponto): início abrupto de dor no tórax, nas costas ou abdominal de intensidade grave; ruptura ou laceração

- Qualquer característica de exame de alto risco (1 ponto): evidência de déficit de perfusão (déficit de pulso, PA sistólica diferencial, ou déficit neurológico focal mais dor), sopro de insuficiência aórtica recém-descoberto (com dor), hipotensão/choque
- Um escore de risco de DA menor ou igual a 1 e dímeros-D menores que 500 ng/mℓ descartam a DA aguda com sensibilidade de 98,7%
- A anormalidade eletrocardiográfica (ECG) mais comum é a hipertrofia ventricular esquerda pela hipertensão
- Alterações agudas ocorrem em até 55% dos pacientes e incluem depressão do segmento ST, alterações da onda T, elevação do segmento ST e bloqueio cardíaco
- A radiografia torácica pode ser útil no diagnóstico da DA, com anormalidades da silhueta aórtica sendo as mais comuns (Figura 16.2)
- O ecodopplercardiograma transtorácico (ETT) que demonstra dilatação de raiz aórtica, alargamento das paredes aórticas e eco ondulante linear representando o retalho da camada íntima possui valor preditivo positivo de 100%, mas um ETT negativo não exclui a possibilidade de DA
- O ecodopplercardiograma transesofágico (ETE) apresenta sensibilidade de 99% e especificidade de 98% no diagnóstico de dissecção da aorta
- TC com contraste intravenoso é um exame de triagem não invasivo acurado em pacientes com suspeita de DA
  - As vantagens incluem pronta disponibilidade na maioria dos hospitais e maior acurácia com TC em espiral ou multidetector (Figura 16.3)
  - As desvantagens da TC incluem a necessidade de utilização de contraste iodado e não portabilidade
- A RM é uma técnica altamente acurada e não invasiva para avaliação de pacientes com suspeita de DA
  - As vantagens incluem ser superior ao ETE e TC para detecção de envolvimento do vaso do arco e identificação da anastomose em pacientes tratados com terapia cirúrgica, e pode facilitar a comparação de estudos seriados (Figura 16.4)
  - As desvantagens da RM incluem custo, tempo, disponibilidade reduzida e não portabilidade

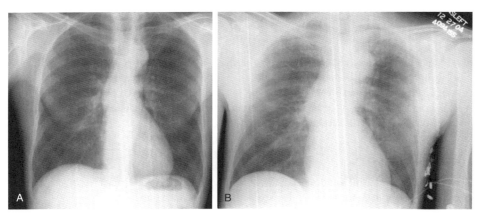

Figura 16.2 Radiografias torácicas em um paciente com dissecção da aorta. **A.** Radiografia torácica anteroposterior basal antes do atendimento com dissecção da aorta. **B.** Radiografia torácica 1 ano depois, quando o paciente foi atendido com dissecção aguda da aorta. Note o diâmetro aumentado da aorta ascendente e arco aórtico, e o surgimento de alargamento do mediastino superior.

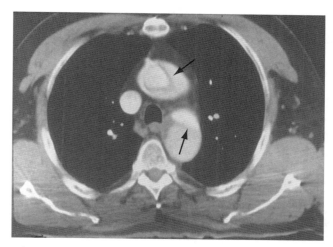

Figura 16.3 Tomografia computadorizada em um paciente com dissecção de aorta do tipo A. Note o retalho complexo da camada íntima observado na aorta ascendente distal e aorta torácica descendente (*setas*), e a opacificação diferencial de lúmens verdadeiros e falsos.

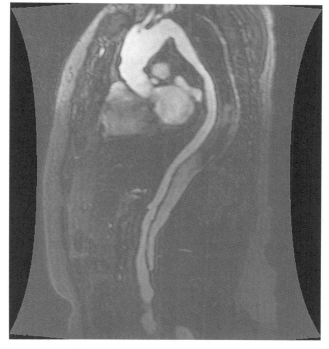

Figura 16.4 Ressonância magnética no plano sagital revela a dissecção da aorta do tipo A com retalho na camada íntima que se estende na direção da aorta abdominal distal.

218 Manual de Cardiologia Intensiva

- Das técnicas de imagem definitivas não invasivas (ETE, TC, RM), há uma sensibilidade agrupada (98 a 100%) e especificidade (95 a 98%) entre os três
- A escolha do exame depende de qual deles está prontamente disponível e da estabilidade hemodinâmica do paciente.

TRATAMENTO

- Os objetivos iniciais terapêuticos são reduzir a dor, a pressão arterial e o estresse de cisalhamento aórtico para limitar a propagação do plano de dissecção
- Em pacientes hipertensos, o tratamento consiste em agente de bloqueio beta-adrenérgico intravenoso (IV), mas frequentemente em combinação com nitroprussiato sódico IV
  - O labetalol intravenoso no lugar de um betabloqueador e nitroprussiato sódico é uma alternativa, mas tem o potencial de hepatotoxicidade na terapia a longo prazo
- Em pacientes normotensos, um betabloqueador IV pode ser utilizado isolado
- Pacientes com DA aguda do tipo A devem passar por reparo cirúrgico emergencial a menos que haja comorbidades significativas que limitem a sobrevida a 1 ano ou menos
- **A angiografia coronariana antes da cirurgia não melhora a sobrevida e resulta em um atraso na intervenção cirúrgica**
- A ressecção da aorta ascendente e substituição com Dacron é o procedimento usual em casos de DA do tipo A
  - Com IA associada, a ressuspensão da valva é preferida, guiada por ETE transcirúrgico
  - Se houver ectasia do ânulo aórtico associada ou destruição da parede aórtica, um tubo valvulado pode ser utilizado
  - As artérias coronarianas são reimplantadas ou desviadas
  - A fenestração aórtica pode ser indicada em pacientes com isquemia de órgãos ou membros, pois tem o potencial de aliviar efetivamente a isquemia, e sua realização é segura em casos de DA crônica
  - A mortalidade operatória para casos de DA do tipo A em centros especializados varia de 7 a 36%, o que está bem abaixo da mortalidade de 50% sem a cirurgia
  - A mortalidade hospitalar é de aproximadamente 14 a 27%, sendo os pacientes em choque cardiogênico e aqueles que necessitam de enxerto para desvio de artéria coronariana o subgrupo de maior risco
  - Estudos preliminares sugerem que o reparo endovascular pode ser realizado com mínimos efeitos adversos sobre a função da valva aórtica e sobrevida sustentada, mas estudos maiores são necessários para confirmar a durabilidade e para identificar de forma mais acurada aqueles pacientes que mais provavelmente serão beneficiados
- Em casos de DA aguda do tipo B (tipo III), a intervenção cirúrgica urgente é reservada para pacientes que têm ruptura, expansão aguda ou oclusão vascular
  - Preditores independentes de mortalidade cirúrgica incluem pacientes com 70 anos ou mais e hipotensão ou acidente vascular cerebral no momento da admissão
  - O melhor tratamento para a DA tipo III descomplicada não está bem definida, mas a maioria dos pacientes é tratada com terapia medicamentosa
  - A mortalidade hospitalar para esses pacientes é de aproximadamente 10%
  - A terapia medicamentosa a longo prazo enfatiza o controle da pressão arterial e avaliação periódica para progressão da dissecção, patência do lúmen falso, diâmetro aórtico maior que 5 cm, ou aneurisma sacular
    - A taxa de sobrevida a longo prazo com a terapia medicamentosa é de aproximadamente 60 a 80% em 4 a 5 anos e aproximadamente 40 a 45% em 10 anos
    - A aorta torácica descendente proximal é o principal local de desenvolvimento de aneurisma; um lúmen falso aumentado nessa região prediz um resultado ruim e subsequente desenvolvimento de aneurisma

Capítulo 16 Síndromes Agudas da Aorta **219**

- Ademais, a trombose parcial do falso lúmen (34% dos pacientes) prediz uma taxa de mortalidade em 3 anos significativamente pior
- Uma abordagem alternativa envolve a utilização de terapia farmacológica em 2 a 3 semanas, seguida por reparo cirúrgico se a dissecção se tornar estável e a condição geral do paciente não contraindicar a cirurgia
- A intervenção endovascular em casos de DA do tipo B pode fornecer uma alternativa para pacientes altamente selecionados
- Estudos randomizados que comparam a intervenção endovascular e o tratamento medicamentoso não demonstraram diferença significativa na sobrevida
- No período pós-cirúrgico, a continuação do uso de betabloqueadores é essencial, já que a hipertensão e a velocidade de ejeção ventricular esquerda possuem um importante papel na recorrência da DA
- Após a alta hospitalar, exames não invasivos em intervalos periódicos (3, 6 e 12 meses) para detectar o desenvolvimento de aneurisma, extensão da dissecção, patência do falso lúmen ou dilatação aórtica progressiva, e então a cada 1 ou 2 anos se não houver evidência de progressão.

Úlcera aórtica penetrante

- A úlcera aórtica penetrante (UAP) refere-se a uma lesão aterosclerótica que sofre ulceração, a qual penetra a lâmina elástica interna, resultando na formação de hematoma intramural (HIM), um aneurisma sacular verdadeiro, um pseudoaneurisma ou ruptura aórtica transmural
- A UAP compartilha diversas características clínicas com a DA, especialmente do tipo B, mas a ausência de determinados sinais clínicos sugere a UAP
- Resultados de estudos de imagem não invasivos em geral são diagnósticos
- A diferenciação entre UAP e DA é importante já que o histórico natural da UAP é bem menos definido; portanto, o tratamento pode ser diferente.

APRESENTAÇÃO CLÍNICA

- As apresentações clínicas da UAP e DA aguda são semelhantes:
  - A apresentação mais comum ocorre em um paciente idoso com hipertensão e início súbito de dor grave no peito, costas e – com menos frequência – região epigástrica
  - Ao contrário da DA, a dor raramente é migratória
  - Como a localização mais comum da UAP é a aorta torácica descendente, um sopro recém-descoberto de IA, atrito pericárdico e déficits de pulso periférico não são observados
  - Além disso, o envolvimento de vasos viscerais ainda não foi relatado
  - Déficits neurológicos são muito raros, mas paraplegia aguda de membros inferiores pode ocorrer
  - Em um paciente com histórico compatível com DA, a *ausência* de achados de exame físico sugere o diagnóstico de UAP
  - A UAP assintomática é em geral incidentalmente descoberta como um alargamento da aorta torácica descendente ou massa hilar na radiografia torácica ou na TC
  - Os fatores de risco mais comuns são a idade avançada, hipertensão e doença aterosclerótica avançada
  - Ao contrário da DA, homens e mulheres são igualmente afetados
  - Mais da metade dos pacientes possuem doença coronariana, periférica ou cerebrovascular
  - Uma associação entre UAP e AA abdominal, e aneurismas em outras localização, também já foi relatada.

INVESTIGAÇÕES

- A radiografia torácica pode demonstrar alargamento mediastinal, aumento focal ou difuso da aorta torácica descendente, uma massa hilar, massa apical esquerda, derrame pleural bilateral ou do tórax esquerdo
    - Achados radiográficos torácicos normais não excluem a possibilidade de UAP
- A anormalidade ECG mais comum é a hipertrofia ventricular esquerda por hipertensão
- Os achados na TC, RM, ETE e aortografia em pacientes com úlcera aórtica penetrante são característicos, e diferenciam a UAP da DA
    - Ao contrário da DA, um retalho na camada íntima ou lúmen falso não está presente; ademais, a doença aterosclerótica significativa e, com frequência, avançada da aorta, mais comumente a aorta torácica descendente, é evidente
    - Um HIM ecolucente com doença aterosclerótica avançada suprajacente é o achado mais comum do ETE em pacientes com UAP aguda
    - Quando o HIM sofre trombose, torna-se ecogênico, criando uma aparência de aumento da espessura da parede aórtica
    - O HIM pode se estender de forma proximal ou distal por distância variável a partir do local de entrada. Ao utilizar a TC, a UAP se manifesta como envolvimento focal com hematoma da camada subíntima adjacente e está frequentemente associada ao espessamento ou ganho da parede aórtica
    - A ressonância magnética é superior à TC convencional para diferenciação entre HIM aguda e placa aterosclerótica e trombo intraluminal crônica (Figura 16.5)
- Deve ser notado que a UAP está fortemente associada ao AA abdominal em 42% dos pacientes; portanto, exames de imagem devem ser incluídos na avaliação inicial.

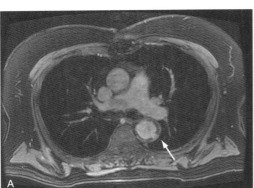
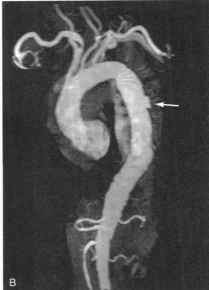

Figura 16.5 Ressonância magnética (RM) em um paciente com úlceras aórticas penetrantes múltiplas. **A.** Plano transverso de imagem revela uma úlcera aórtica penetrante na aorta torácica descendente proximal (*seta*). **B.** Angiograma por RM com ganho por contraste de gadolínio revela alterações ateroscleróticas graves da aorta torácica descendente e uma úlcera aórtica penetrante na aorta torácica descendente proximal (*seta*).

TRATAMENTO

- O histórico natural de um HIM demonstra seguir uma evolução de reabsorção do hematoma e dilatação aórtica compensatória na região em 85% dos pacientes ao longo de 1 ano
- De início, pacientes com HIM devem ser tratados de forma medicamentosa, preferivelmente com agente bloqueador beta-adrenérgico
- Envolvimento aórtico ascendente, dilatação aórtica progressiva, sintomas persistentes ou hipertensão de difícil controle são indicações para cirurgia
- A tecnologia de endoenxerto torácico está sendo aplicada a pacientes com UAP envolvendo a aorta torácica descendente com alta taxa de sucesso do procedimento e baixa morbidade e mortalidade perioperatória.

Hematoma intramural aórtico

- O hematoma intramural (HIM) aórtico é um distúrbio agudo, potencialmente letal, patologicamente distinto da DA aguda
- A prevalência do HIM dentre pacientes com síndromes agudas da aorta é de 5 a 20%
- A apresentação clínica e o diagnóstico do HIM são semelhantes à DA, assim como o esquema de classificação e os princípios gerais do tratamento.

APRESENTAÇÃO CLÍNICA

- Clinicamente, pacientes com HIM agudo têm apresentação semelhante à daqueles com DA aguda
  - Dor súbita e grave no peito e/ou nas costas são comuns no HIM
  - Dor na região anterior do peito é mais comum em lesões ascendentes (tipo A), enquanto interescapular é mais comum em lesões descendentes (tipo B)
  - Ao contrário da DA, manifestações associadas à doença de ramificações da aorta (p. ex., IAM, acidente vascular cerebral, IA, comprometimento de vasos viscerais e paraplegia) são relativamente incomuns
- Pacientes com HIM mais provavelmente terão lesões do tipo B do que aqueles com DA clássica (p. ex., 60 *versus* 35%).

FISIOPATOLOGIA

- Embora a hemorragia na camada média da aorta ocorra em casos de DA aguda e HIM, uma laceração na camada íntima com lúmen falso resultante não está presente no HIM
- Dois mecanismos já foram descritos: hemorragia na parede aórtica devido à ruptura do *vasa vasorum* ou ruptura devido a uma UAP aterosclerótica
- O HIM evolui muito dinamicamente a curto prazo para regressão, dissecção ou ruptura da aorta
- O resultado a longo prazo mais frequente do HIM é o desenvolvimento de aneurisma aórtico (AA) ou pseudoaneurisma
- Lesões da aorta ascendente parecem representar o estágio inicial de uma dissecção clássica em alguns pacientes
- A regressão completa sem alterações no diâmetro aórtico é observada em um terço dos casos, e a progressão para dissecção clássica é menos comum (entre 8 e 16%)
- Um diâmetro aórtico normal na fase aguda é o melhor preditor de regressão do HIM sem complicações, e ausência de áreas ecolucentes e placas ateroscleróticas ulceradas estão associados à evolução para AA

- O HIM está mais frequentemente associado à hipertensão crônica (50 a 84% dos pacientes), mas também foi relatada em associação a traumas em 6%.

INVESTIGAÇÕES

- Os métodos de imagem não invasivos utilizados para diagnosticar o HIM são os mesmos que aqueles utilizados em casos de DA (ETE, TC, RM)
- A exclusão de um retalho dissecante na camada íntima é um pré-requisito para o diagnóstico de HIM
- Achados específicos no ETE para HIM incluem espessamento regional crescente ou circunferencial da parede aórtica que exceda 7 mm, áreas ecolucentes na parede aórtica envolvida, deslocamento do Ca^{2+} da camada íntima
- TC e RM tipicamente demonstrarão uma área de alta atenuação crescente ou circular ao longo da parede aórtica que não tem ganho de contraste (Figura 16.6)

TRATAMENTO

- O tratamento agudo do HIM e DA aguda são semelhantes
- O uso de betabloqueadores é indicado em todos os pacientes sem contraindicações absolutas
- A intervenção cirúrgica é, em geral, recomendada em pacientes com HIM do tipo A com uma redução na mortalidade precoce com a intervenção cirúrgica quando comparada ao tratamento medicamentoso (14 *versus* 36%), enquanto a terapia medicamentosa é a evolução mais comum para pacientes com HIM do tipo B com mortalidade semelhante dos tratamentos medicamentoso e cirúrgico (14 *versus* 20%)
- A progressão da doença em pacientes tratados de forma medicamentosa e que sobrevivem à fase aguda da doença é frequente, embora a velocidade de progressão possa ser reduzida em pacientes tratados com terapia betabloqueadora de forma aguda
  - Curiosamente, em pacientes com HIM aórtico ascendente tratados de forma medicamentosa, a taxa de mortalidade é muito menor quando comparada a pacientes com DA do tipo A que não são submetidos à cirurgia.

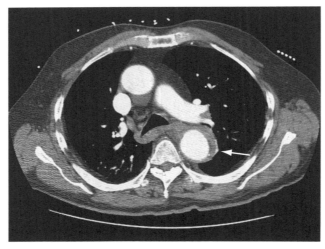

Figura 16.6 Tomografia computadorizada com ganho de contraste em um paciente com dor súbita e grave no peito revela um hematoma intramural circunferencial que envolve a aorta torácica média descendente (*seta*).

CAPÍTULO 17

Agentes Inotrópicos e Vasoativos

Equívocos comuns

- A cateterização da artéria pulmonar não tem papel na avaliação e tratamento de pacientes na Unidade de Terapia Intensiva Cardiológica (UTIC)
- A dobutamina é um tratamento apropriado da hipotensão, independentemente da etiologia
- A milrinona não é utilizada em combinação com dobutamina.

Agentes simpatomiméticos

DOPAMINA

- Agentes inotrópicos e vasoativos são utilizados para corrigir ou estabilizar a função hemodinâmica em situações de UTIC (Tabela 17.1)
- A dopamina é o precursor imediato da epinefrina e norepinefrina
- Ela possui locais de ação cardíacos e vasculares, dependendo, em parte, da dose utilizada
- Em baixas doses (1 a 3 μg/kg/min), a dopamina ativa diretamente receptores dopaminérgicos no rim e nas artérias esplâncnicas, causando, assim, a vasodilatação desses leitos
- O aumento resultante no fluxo sanguíneo renal leva ao aumento do débito urinário e excreção de sódio
- Em doses moderadas (3 a 8 μg/kg/min), a dopamina é um agonista parcial fraco de receptores miocárdicos β_1 e causa a liberação de norepinefrina a partir de terminais nervosos simpáticos no miocárdio e na vasculatura
- A estimulação direta de receptores miocárdicos beta-adrenérgicos exerce efeitos cronotrópico e inotrópico positivos

TABELA 17.1 ■ **Efeitos hemodinâmicos comparativos de agentes inotrópicos positivos comumente utilizados.**

	+ dP/dt	PAPO	RVS	DC
Dobutamina	↑↑	↓	↓	↑
Dopamina (baixa dose)	↔	↔	↓	↔↑
Dopamina (alta dose)	↑↑	↑	↑↑	↑↔↓
Milrinona	↑	↓↓	↓↓	↑↑
Levosimendana	↑	↓↓	↓↓	↑

DC, débito cardíaco; *dP/dt*, taxa máxima de elevação da pressão ventricular esquerda; *PAPO*, pressão da artéria pulmonar ocluída; *RVS*, resistência vascular sistêmica.

- O aumento da liberação de norepinefrina a partir dos terminais nervosos (um efeito semelhante ao da tiramina) também contribui para a estimulação miocárdica, mas em adição pode exercer um efeito vasoconstritor discreto devido à estimulação e receptores vasculares alfa-adrenérgicos
- Em altas doses de dopamina (5 a 20 μg/kg/min), o efeito da estimulação periférica alfa-adrenérgica predomina, resultando em vasoconstrição em todos os leitos vasculares e levando a incrementos na pressão arterial média e resistência vascular sistêmica
- Em altas doses, o efeito vasoconstritor ofusca os efeitos vasodilatadores dopaminérgicos de forma que o fluxo sanguíneo renal diminui, e o débito urinário pode diminuir
- Entretanto, em pacientes com insuficiência cardíaca descompensada aguda, a dose necessária para melhora da hemodinâmica sistêmica e renal pode ser maior (na ordem de 4 a 6 μg/kg/min) do que a usual faixa de baixa dose, sugerindo que a insuficiência cardíaca grave pode prejudicar os efeitos renais da dopamina
- A dopamina em baixa dose é frequentemente combinada com um ou mais agentes inotrópicos (p. ex., dobutamina) ou vasodilatadores (p. ex., nitroprussiato)
- Em pacientes com hipotensão grave ou franco choque cardiogênico, doses maiores de dopamina são utilizadas para aumentar a resistência vascular sistêmica
- Nessas doses maiores, o aumento da pós-carga ventricular esquerda é parcialmente ofuscado pela ação inotrópica positiva
- Ademais, quando for necessário utilizar doses vasoconstritoras de dopamina para manejar a hipotensão sistêmica em situações de insuficiência miocárdica, é frequentemente útil adicionar a dobutamina para aumentar o nível de suporte inotrópico positivo além daquele fornecido somente pela dopamina
- Quando utilizada isolada em doses vasoconstritoras para pacientes com insuficiência ventricular esquerda, a dopamina pode aumentar as pressões de enchimento cardíaco tanto do lado esquerdo como do lado direito (Figura 17.1)
- Esse efeito reflete o aumento da pós-carga ventricular esquerda e direita, e o aumento da venoconstrição periférica, sendo que este causa aumento do retorno do sangue venoso ao coração
- Para contrabalancear essas ações, a dopamina em altas doses é algumas vezes combinada a vasodilatadores (p. ex., nitroglicerina)
- As respostas inotrópicas frente à dopamina podem ser atenuadas devido à dessensibilização da via beta-adrenérgica e depleção dos estoques de catecolaminas miocárdicas, ambas comuns em pacientes com insuficiência miocárdica grave crônica
- Embora geralmente bem tolerada em baixas doses, taxas de infusões maiores de dopamina podem resultar em taquicardia sinusal e/ou arritmias (supraventriculares e ventriculares) indesejadas
- Outros efeitos adversos da dopamina incluem a gangrena digital em pacientes com vasculopatias periféricas subjacentes, necrose tecidual nos locais de infiltração e náuseas em altas doses
- A infiltração local pode ser contrabalanceada por injeção local do antagonista alfa-adrenérgico fentolamina.

DOBUTAMINA

- A dobutamina é uma amina sintética simpatomimética de ação direta que estimula receptores β_1, β_2 e alfa-adrenérgicos (Tabela 17.2)
- Clinicamente, a dobutamina está disponível como uma mistura racêmica na qual o enantiômero (+) é um agonista de receptores β_1 e β_2-adrenérgicos e um antagonista competitivo de receptor alfa-adrenérgico, e o enantiômero (−) é um potente agonista de receptor β_1-adrenérgico e agonista parcial de receptor alfa-adrenérgico

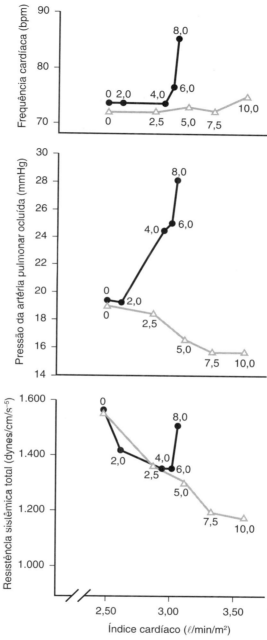

Figura 17.1 Efeitos comparativos da dopamina (linha preta) e dobutamina (linha cinza) sobre a frequência cardíaca, pressão da artéria pulmonar ocluída e resistência vascular sistêmica em pacientes com insuficiência cardíaca moderada à grave. Cada agente foi titulado nas doses demonstradas. Estes dados ilustram que a dopamina, quando administrada isoladamente em doses vasoconstritoras a pacientes com insuficiência cardíaca grave, aumenta as pressões de enchimento do lado esquerdo do coração. (Modificada de Leier CV. Regional blood flow responses to vasodilators and inotropes in congestive heart failure. *Am J Cardiol*. 1988;62:86E.)

TABELA 17.2 ■ Atividades sobre receptores de vários agentes simpatomiméticos.

	Miocárdico	Vascular		Dopaminérgicos
	β_1/β_2	α_1	β_2	
Dobutamina	+++	++	++	0
Dopamina (baixa dose)	0	0	0	+++
Dopamina (alta dose)	+++	+++	0	+++
Isoproterenol	+++	0	+++	0
Norepinefrina	+++	+++	+	0

0, sem atividade; +, baixa atividade; ++, atividade moderada; +++, alta atividade.

- O efeito final desse perfil farmacológico é que a dobutamina causa uma estimulação relativamente seletiva de receptores β_1-adrenérgicos
- O efeito cardiovascular primário da dobutamina é aumentar o débito cardíaco pelo incremento da contratilidade miocárdica com relativamente pouca elevação da frequência cardíaca
- O fármaco causa diminuições modestas na pressão de enchimento ventricular esquerda e resistência vascular sistêmica devido a uma combinação de efeitos vasculares diretos e remoção do tônus simpático (Tabela 17.3)
- A dobutamina também melhora diretamente o relaxamento ventricular esquerdo (efeito lusotrópico positivo) por estimulação dos receptores miocárdicos beta-adrenérgicos
- Embora a dobutamina não possua efeito sobre receptores dopaminérgicos e, portanto, não possua efeito direto vasodilatador renal, o fluxo sanguíneo renal com frequência aumenta com a dopamina proporcionalmente ao aumento do débito cardíaco
- A dobutamina é um agente valioso para o tratamento inicial de pacientes com insuficiência cardíaca sistólica aguda ou crônica caracterizada por um baixo débito cardíaco
- É frequentemente iniciado em uma taxa de infusão de 2,5 µg/kg/min (sem uma dose de ataque) e titulada em incrementos de 2,5 µg/kg/min a cada 15 a 30 minutos até que o objetivo hemodinâmico seja alcançado ou que ocorra um evento que limite a dose, como uma taquicardia inaceitável ou arritmias
- Os efeitos máximos são em geral alcançados em uma dose de 15 µg/kg/min, embora taxas maiores de infusão possam ser utilizadas ocasionalmente
- Se a taxa de infusão máxima tolerada não resultar em aumento suficiente do índice cardíaco, um segundo fármaco (p. ex., milrinona) pode ser adicionado
- Em pacientes com elevação da resistência vascular sistêmica e/ou das pressões de enchimento do lado esquerdo do coração, a coadministração de um vasodilatador, como o nitroprussiato ou nitroglicerina, pode ser necessário
- Em pacientes que permanecem hipotensos com a dobutamina, deve ser considerada a adição de uma dose vasopressora de dopamina e/ou a utilização de suporte mecânico
- Embora a dobutamina possa aumentar a frequência cardíaca, em alguns pacientes com débito cardíaco muito diminuído, a melhora na função hemodinâmica pode causar remoção do tônus simpático de forma que a frequência cardíaca cai
- A hipotensão é incomum, mas pode ocorrer em pacientes hipovolêmicos ou que possuem estados vasodilatadores não reconhecidos, como a sepse
- Arritmias, incluindo taquicardias supraventriculares e ventriculares, podem limitar a dose
- Da mesma forma, a isquemia miocárdica secundária ao aumento do consumo miocárdico de oxigênio pode ocorrer

Capítulo 17 Agentes Inotrópicos e Vasoativos 227

TABELA 17.3 ■ **Seleção de fármaco intravenoso em pacientes com pressões de enchimento elevadas do ventrículo esquerdo e redução do débito cardíaco.**

Resistência vascular sistêmica	Alta	Normal	Baixa
Agentes iniciais	Nitroprussiato Nitroglicerina	Nitroprussiato Milrinona Dobutamina/nitroprussiato	Dobutamina

- Alguns pacientes com insuficiência cardíaca grave crônica podem ser tolerantes à dobutamina, ou isso pode ocorrer após vários dias de infusão contínua
- Nessa situação, a adição ou substituição de um inibidor da fosfodiesterase pode ser útil
- A miocardite por hipersensibilidade também foi relatada após infusões crônicas de dobutamina e deve haver a suspeita se o paciente desenvolver piora hemodinâmica em associação à febre ou eosinofilia periférica.

ISOPROTERENOL

- Um simpatomimético sintético estruturalmente relacionado com a epinefrina, o isoproterenol, é um agonista não seletivo de receptores beta-adrenérgicos com pouco ou nenhum efeito sobre alfa-receptores (ver Tabela 17.2)
- Seus efeitos cardiovasculares incluem aumento da contratilidade miocárdica, frequência cardíaca e condução atrioventricular devido à estimulação de receptores miocárdicos β_1 e β_2-adrenérgicos, e vasodilatação da vasculatura muscular esquelética e pulmonar devido à estimulação dos receptores vasculares β_2-adrenérgicos
- O isoproterenol aumenta o débito cardíaco e diminui a resistência vascular sistêmica e pulmonar
- Devido à sua propensão em aumentar a frequência cardíaca, o isoproterenol possui aplicações relativamente limitadas na UTIC
- Entretanto, o isoproterenol pode ser útil no tratamento da *torsade de pointes* que é refratária ao magnésio e aos suportes inotrópico e cronotrópico imediatamente após tratamento cardíaco, e no tratamento de hipertensão pulmonar secundária à embolia pulmonar aguda
- O isoproterenol é, em geral, administrado como infusão contínua na taxa de 0,5 a 5 μg/min. A dose do isoproterenol pode ser limitada pela taquicardia, aumento do consumo miocárdico de oxigênio que leva à isquemia, e arritmias atriais ou ventriculares.

EPINEFRINA

- Assim como o isoproterenol, a epinefrina estimula receptores β_1 e β_2-adrenérgicos no miocárdio, causando, assim, respostas cronotrópicas e inotrópicas positivas marcantes
- Ao contrário do isoproterenol, ela também tem efeitos agonistas potentes nos receptores vasculares alfa-adrenérgicos, o que causa aumento da constrição arterial e venosa
- Por conta deste último efeito, a epinefrina (assim como a dopamina em alta dose e norepinefrina) tem pouco papel no manejo agudo da insuficiência cardíaca, com exceção de quando esta é complicada por hipotensão grave
- A epinefrina pode ser útil para o tratamento do baixo débito cardíaco, com ou sem bradicardia, imediatamente após desvio cardiopulmonar ou transplante cardíaco
- Infusões contínuas podem ser iniciadas em uma dose baixa (0,5 a 1 μg/min), e tituladas em doses crescentes até 10 μg/min, conforme necessário

228 Manual de Cardiologia Intensiva

- O uso de epinefrina pode ser limitado pela taquicardia, arritmias, aumento do consumo miocárdico de oxigênio que leva à isquemia e oligúria por vasoconstrição renal
- Em situações de parada cardíaca, a epinefrina na dose padrão pode ser utilizada conforme o protocolo do Advanced Cardiac Life Support (ACLS) (1 mg intravenoso em bólus rápido ou por sonda endotraqueal a cada 3 a 5 minutos) para tratamento de assistolia, fibrilação ventricular, taquicardia ventricular sem pulso ou dissociação eletromecânica
- Nessa situação, a epinefrina em alta dose (0,1 a 0,2 mg/kg) não é recomendada para uso rotineiro, com exceção de circunstâncias especiais, como superdosagem de betabloqueadores ou bloqueadores dos canais de cálcio
- A epinefrina pode ser infundida na dose de 2 a 10 μg/min para tratar bradicardia sintomática que não responde à atropina, enquanto se aguarda o implante de marca-passo externo ou transvenoso temporário.

NOREPINEFRINA

- Os efeitos miocárdicos e vasculares periféricos dessa catecolamina endógena são semelhantes àqueles da epinefrina, com exceção de que a norepinefrina causa pouca estimulação dos receptores vasculares β_2-adrenérgicos e, portanto, causa vasoconstrição mais intensa (ver Tabela 17.2)
- A norepinefrina pode ser utilizada para fornecer suporte circulatório temporário em situações de hipotensão (p. ex., após cirurgia cardíaca ou choque cardiogênico que complica infarto agudo do miocárdio [IAM] ou embolia pulmonar)
- A norepinefrina é infundida em doses de 2 a 10 μg/min. Assim como a epinefrina, o uso de norepinefrina na UTIC pode ser limitado por arritmias, isquemia miocárdica, alterações renais ou necrose tecidual na localização da infiltração local.

MILRINONA

- A quebra da adenosina 3', 5'-cíclica monofosfato (AMP cíclico [cAMP]) é mediada por uma enzima ligada à membrana, a fosfodiesterase (PDE)
- No miocárdio e na musculatura lisa vascular, a isoforma predominante dessa enzima, denominada tipo III, é inibida pelo inibidor seletivo de PDE III tipo III, a milrinona, levando ao aumento da concentração intracelular de cAMP
- No miocárdio, o cAMP intracelular aumenta tanto a contratilidade como a velocidade de relaxamento (efeito lusotrópico positivo)
- Inibidores da PDE III também são potentes vasodilatadores da vasculatura sistêmica e pulmonar
- Em pacientes com insuficiência cardíaca descompensada, inibidores da PDE tipo III aumentam o débito cardíaco pelo aumento do volume sistólico
- A dilatação arterial e venosa balanceada causa diminuições nas pressões atrial direita, arterial pulmonar, da artéria pulmonar ocluída e arterial média
- Como os inibidores da PDE exercem ações inotrópicas positivas e vasodilatadoras, seus efeitos hemodinâmicos finais diferem daqueles da dobutamina e nitroprussiato
- Para um aumento comparável do débito cardíaco, a milrinona diminui a resistência vascular sistêmica e a pressão de enchimento ventricular esquerda em uma extensão maior do que a dobutamina (ver Tabela 17.3) (Figura 17.2)
- Ao contrário, para uma diminuição comparável da pressão arterial, a milrinona aumenta o débito cardíaco em uma extensão maior do que o nitroprussiato (Tabela 17.4)
- A milrinona é utilizada para tratar a insuficiência cardíaca caracterizada por baixo débito cardíaco, altas pressões de enchimento e resistência vascular sistêmica elevada ou normal

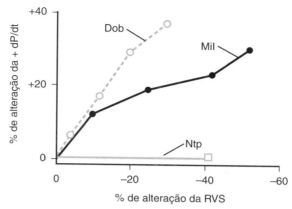

Figura 17.2 Efeitos relativos da dobutamina (Dob), milrinona (Mil) e nitroprussiato (Ntp) sobre a contratilidade ventricular esquerda, como refletido pelo pico + dP/dt e resistência vascular sistêmica (RVS) em pacientes com grave insuficiência cardíaca. (Adaptada de Colucci WS, Wright RF, et al. Positive inotropic and vasodilator actions of milrinone in patients with severe congestive heart failure. Dose-response relationships and comparison to nitroprusside. *J Clin Invest.* 1985;75:643.)

TABELA 17.4 ■ **Efeitos hemodinâmicos comparativos de vasodilatadores intravenosos.**

	PAPO	RVS	DC
Nitroprussiato	↓↓	↓↓	↑
Nitroglicerina	↓↓	↔↓	↑↔↓
Milrinona	↓↓	↓↓	↑↑
Hidralazina	↓	↓↓	↔↑
Inibidor da ECA	↓↓	↓↓	↑

DC, débito cardíaco; *ECA*, enzima conversora de angiotensina; *PAPO*, pressão da artéria pulmonar ocluída; *RVS*, resistência vascular sistêmica.

- A milrinona também pode ser útil no tratamento do baixo débito cardíaco após desvio cardiopulmonar e como ponte para o transplante cardíaco, especialmente em pacientes tolerantes à dobutamina
- Os efeitos inotrópicos positivos da milrinona podem ser sinérgicos àqueles dos simpatomiméticos, como da dobutamina (Figura 17.3)
- Quando agentes betabloqueadores em excesso forem administrados, a milrinona pode ser mais efetiva do que a estimulação beta-adrenérgica para aumentar o débito cardíaco
- Em pacientes com insuficiência cardíaca, a milrinona é administrada como bólus intravenoso na dose de 25 a 50 μg/kg durante 10 minutos seguido por infusão contínua na taxa de 250 a 750 ng/kg/min
- Se uma dose inferior (*i. e.*, 25 μg/kg) for utilizada para iniciar a terapia e a resposta não for adequada, um segundo bólus de 25 μg/kg pode ser administrado antes de aumentar a taxa de infusão
- Entretanto, a milrinona é frequentemente iniciada sem um bólus a fim de evitar uma diminuição excessiva da pressão arterial

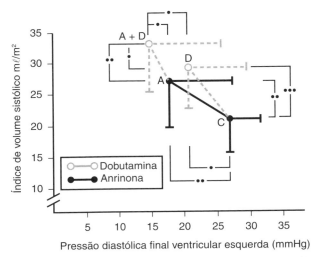

Figura 17.3 Efeitos hemodinâmicos da dobutamina (D), anrinona (A) e a combinação (A + D) em pacientes com insuficiência cardíaca moderada à grave. O efeito aditivo dos dois agentes pode exceder o efeito de cada agente isolado. (Modificada de Gage J, Rutman H, Lucido D, LeJemtel TH. Additive effects of dobutamine and amrinone on myocardial contractility and ventricular performance in patients with severe heart failure. *Circulation*. 1986;74:367.)

- A dose então é ajustada até a menor dose com a qual o efeito hemodinâmico desejado é obtido
- Com essa abordagem, a titulação com doses crescentes deve ocorrer em intervalos de não menos que 2 a 4 horas
- A dose de milrinona tolerada pode ser limitada por taquicardia ou arritmias
- Em adição, pacientes com relativa depleção volêmica podem não tolerar seus efeitos vasodilatadores e sofrerão hipotensão que pode exigir a interrupção do fármaco
- A trombocitopenia é raramente observada após o uso de milrinona
- A milrinona possui meia-vida de 30 a 60 minutos em pacientes com insuficiência cardíaca
- Ela pode ser utilizada em terapia solo ou em combinação com outros agentes (p. ex., dobutamina ou nitroprussiato).

Agentes sensibilizantes de cálcio

- Agentes inotrópicos positivos, como a dobutamina e milrinona, atuam pelo aumento do influxo de cálcio para o miócito; portanto, eles podem estar associados ao aumento da ocorrência de arritmias
- Uma abordagem alternativa que pode evitar essas complicações é aumentar a resposta miocárdica a uma dada concentração de cálcio com uma classe de moléculas denominada "sensibilizadores de cálcio", como o levosimendana.

LEVOSIMENDANA

- Levosimendana, o sensibilizador de cálcio mais amplamente estudado, aumenta a contratilidade miocárdica pelo aumento da sensibilidade dos miofilamentos ao cálcio
- O levosimendana é também um potente vasodilatador devido à ativação dos canais de potássio dependentes de adenosina trifosfato nas células da musculatura lisa vascular, o que leva à diminuição tanto na pré-carga como na pós-carga

Capítulo 17 Agentes Inotrópicos e Vasoativos

- Em pacientes com insuficiência cardíaca grave, a administração de levosimendana aumenta o débito cardíaco e reduz a pressão da artéria pulmonar ocluída (PAPO) e resistência vascular sistêmica (ver Tabela 17.1)
- Os efeitos hemodinâmicos são dose-dependentes em doses que variam de 0,05 a 0,6 µg/kg/min, com uma maior incidência de efeitos colaterais (cefaleia, náuseas e hipotensão) com doses acima de 0,2 µg/kg/min
- Aproximadamente 5% de uma dose é convertida em OR-1896, um metabólito altamente ativo (que inibe os efeitos hemodinâmicos semelhantes àqueles do levosimendana) com meia-vida de eliminação de 75 a 80 horas (comparado a 1 hora para o levosimendana)
- Por conta da longa meia-vida desse metabólito ativo, os efeitos duram até 7 a 9 dias após descontinuação de uma infusão de 24 horas de levosimendana
- Diversos estudos clínicos já avaliaram a eficácia do levosimendana em pacientes com insuficiência cardíaca, comparado com o placebo ou dobutamina
- Os dados desses estudos sugerem benefícios sintomáticos com o levosimendana a curto prazo em pacientes agudamente descompensados, mas com hipotensão e arritmia mais frequentes
- O levosimendana é aprovado para uso clínico em diversos países da Europa e América do Sul.

VASODILATADORES

- Para muitos pacientes com insuficiência cardíaca descompensada caracterizada por baixo débito cardíaco, altas pressões de enchimento e elevada resistência vascular sistêmica, um vasodilatador parenteral é o agente inicial de escolha, seja em terapia solo ou em combinação com um agente inotrópico (ver Tabela 17.1).

NITROPRUSSIATO

- O nitroprussiato é um sal de sódio de ferrocianeto e ácido nítrico, cuja redução pela glutationa intracelular leva à produção local de óxido nítrico, que media o potente efeito vasodilatador do fármaco
- O início de ação é rápido, em 1 a 2 minutos, o que o torna o agente ideal para uso em situações de urgência que necessitam de rápida titulação da dose e de um efeito hemodinâmico previsível
- O nitroprussiato é um dilatador arterial e venoso e, portanto, reduz tanto as pressões de enchimento como a resistência vascular (sistêmica e pulmonar)
- O volume sistólico e o débito cardíaco aumentam; as pressões arterial pulmonar, da artéria pulmonar ocluída e atrial direita diminuem (Figura 17.4)
- Em pacientes com insuficiência cardíaca, geralmente a frequência cardíaca não sofre alterações ou cai devido à remoção do reflexo simpático
- A indicação mais comum para o nitroprussiato é a insuficiência cardíaca descompensada aguda manifestada por baixo débito cardíaco, elevadas pressões de enchimento, alta resistência vascular sistêmica e pressão arterial sistólica adequada para manter a perfusão de órgãos vitais, em geral de 90 mmHg ou maior
- Esse cenário hemodinâmico é frequentemente observado em casos de IAM, insuficiência mitral ou aórtica aguda e miocardite fulminante
- Em casos de IAM, o nitroprussiato pode ser particularmente útil se o infarto for complicado por hipertensão significativa, insuficiência mitral secundária à ruptura de músculo papilar ou ruptura do septo ventricular

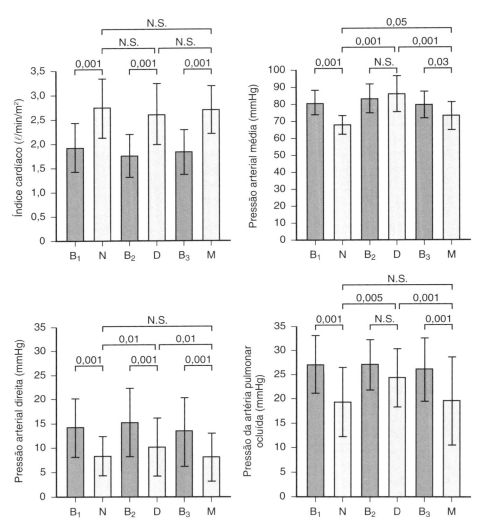

Figura 17.4 São demonstrados os efeitos comparativos do nitroprussiato (N), da dobutamina (D) e da milrinona (M) sobre índice cardíaco, pressão arterial média, pressão atrial direita e pressão da artéria pulmonar ocluída em pacientes com insuficiência cardíaca grave. Os agentes foram administrados em doses que causam aumentos comparáveis no índice cardíaco. Sob essas condições, o nitroprussiato e a milrinona reduziram significativamente a pressão arterial média, mas a dobutamina não teve efeito. Todos os três agentes reduziram a pressão atrial direita, embora o efeito da dobutamina tenha sido menos pronunciado. Tanto o nitroprussiato como a milrinona reduziram significativamente a pressão da artéria pulmonar ocluída; esse efeito foi significativamente mais pronunciado do que o efeito da dobutamina. *N.S.*, não significativo. (Modificada de Monrad ES, Baim DS, Smith HS, et al. Milrinone, dobutamine, and nitroprusside: comparative effects on hemodynamics and myocardial energetics in patients with severe congestive heart failure. *Circulation*. 1986;73:III168.)

- A insuficiência valvar aguda secundária à endocardite, dissecção aórtica ou ruptura de cordoalhas é outra situação na qual o nitroprussiato pode ser usado efetivamente, com frequência como ponte para uma terapia mais definitiva (p. ex., substituição ou reparo valvar)
- O nitroprussiato é geralmente utilizado em pacientes com insuficiência cardíaca crônica devido à cardiomiopatia dilatada, tanto para tratar a descompensação aguda como para determinar se a hipertensão pulmonar é reversível durante a avaliação para transplante cardíaco
- O nitroprussiato com frequência é o agente parenteral de escolha para o tratamento de emergências hipertensivas
- Um estudo recente demonstrou aumento do débito cardíaco com administração de nitroprussiato em pacientes com estenose aórtica grave e disfunção ventricular esquerda atendidos com insuficiência cardíaca grave, o que sugere que ele pode ser útil nesse contexto como uma ponte para substituição valvar aórtica ou vasodilatadores orais
- A infusão de nitroprussiato deve ser direcionada por monitoramento hemodinâmico íntimo, de forma ideal com cateter na artéria pulmonar e acesso arterial
- O nitroprussiato pode ser iniciado em uma taxa de 10 a 20 µg/min e aumentada em 20 µg/min a cada 5 a 15 minutos até que o objetivo hemodinâmico seja alcançado (p. ex., uma resistência vascular sistêmica de 1.000 a 1.200 dynes/s/cm^5 e PAPO de 16 a 18 mmHg), ao mesmo tempo em que se mantém uma pressão arterial sistólica adequada (geralmente ≥ 80 mmHg)
- Doses de 300 µg/min ou maiores são raramente necessárias e aumentam o risco de toxicidade
- O nitroprussiato é um potente vasodilatador e seu uso pode ser limitado pela hipotensão
- Em pacientes com doença arterial coronariana subjacente, a hipotensão induzida por fármacos acompanhada por taquicardia reflexa pode piorar a isquemia miocárdica
- Em pacientes com insuficiência cardíaca descompensada, a deterioração hemodinâmica pode ocorrer após a remoção do nitroprussiato, aparentemente causada por um aumento "rebote" transitório do tônus vascular sistêmico
- Outros efeitos adversos do nitroprussiato ocorrem devido ao acúmulo de seus metabólitos, cianeto e tiocianato
- O acúmulo do cianeto resulta em acidose láctica e metemoglobinemia, e pode ser manifestado como náuseas, inquietude e disforia
- A intoxicação por cianeto mais provavelmente ocorre em pacientes com disfunção hepática ou após infusões prolongadas, mas pode ocorrer mesmo em pacientes com função hepática normal que receberam o fármaco somente por algumas horas
- Se houver suspeita de intoxicação por cianeto, os níveis séricos devem ser examinados, e a infusão interrompida
- Em casos graves, o tratamento com nitrato de sódio, tiossulfato de sódio ou vitamina B12 pode ser necessário
- O cianeto é convertido no fígado em tiocianato, que é eliminado pelos rins
- A meia-vida de eliminação do tiocianato é de 3 a 7 dias
- A intoxicação por tiocianato geralmente ocorre gradativamente e é manifestada por náuseas, confusão, fraqueza, tremores, hiper-reflexia e, raramente, coma
- A intoxicação por tiocianato mais provavelmente acomete pacientes com insuficiência renal e com infusões prolongadas ou altas taxas de infusão
- Se discreta, pode ser tratada pela suspensão do fármaco; em casos graves, a hemodiálise pode ser necessária.

NITROGLICERINA

- Quando administrada por via parenteral, a nitroglicerina tem início de ação imediato e meia-vida plasmática de 1 a 4 minutos

- É depurada pelo endotélio vascular, hidrolisada no sangue e metabolizada no fígado
- Em taxas de infusão inferiores, seu principal efeito cardiovascular é a venodilatação, com resultante queda nos volumes ventriculares e pressões de enchimento
- Em taxas de infusão maiores, a nitroglicerina também causa dilatação arterial, resultando em decréscimos tanto na resistência vascular pulmonar como na sistêmica (ver Tabela 17.4)
- Em situações de edema pulmonar cardiogênico, especialmente quando causado por isquemia miocárdica ou IAM, a nitroglicerina fornece imediato alívio sintomático e melhora a hemodinâmica e a saturação de oxigênio
- Ao causar vasodilatação coronariana direta, a nitroglicerina também possui a vantagem teórica de melhorar a perfusão miocárdica e limitar a extensão do infarto
- A nitroglicerina intravenosa é frequentemente útil no tratamento de pacientes com insuficiência cardíaca recém-descoberta ou descompensação aguda da insuficiência cardíaca crônica, particularmente em pacientes refratários à terapia diurética e que continuam a manifestar pressões de enchimento elevadas nos lados direito e esquerdo do coração, em pacientes com insuficiência cardíaca direita desproporcional e em pacientes nos quais o nitroprussiato não for tolerado
- A nitroglicerina em geral é iniciada em uma taxa de infusão baixa, de 20 a 30 µg/min, e aumentada em 10 a 20 µg/min a cada 5 a 10 minutos até que a resposta desejada seja observada ou uma dose de 400 µg/min seja alcançada
- Em pacientes com insuficiência cardíaca descompensada, a titulação em doses crescentes deve ser guiada pelas pressões de enchimento e resistência vascular sistêmica
- Enquanto aguarda acesso intravenoso, a nitroglicerina pode ser administrada pelas vias sublingual, oral ou transdérmica
- O uso de nitroglicerina pode ser limitado pela hipotensão, que pode requerer descontinuação do fármaco e terapia de suporte com fluidos intravenosos e elevação das pernas
- Outros efeitos colaterais comuns relacionados à vasodilatação incluem cefaleia, ruborização e diaforese
- Alguns pacientes com insuficiência cardíaca direita significativa e edema periférico não responderão à administração aguda da nitroglicerina até que tenham feito diurese
- Ademais, pacientes podem desenvolver tolerância farmacológica à nitroglicerina
- Estratégias para prevenir o desenvolvimento dessa tolerância incluem evitar doses excessivas, limitar a retenção de fluidos e utilizar doses intermitentes.

HIDRALAZINA

- A hidralazina é um potente dilatador de musculatura lisa arteriolar de ação direta que causa vasodilatação pulmonar e sistêmica
- Embora o nitroprussiato e a nitroglicerina sejam geralmente preferidos como vasodilatadores parenterais no tratamento agudo da insuficiência cardíaca, existem situações específicas nas quais a hidralazina administrada por via intravenosa pode ser uma alternativa útil ou necessária
- Em particular, a hidralazina pode ser útil em pacientes intoxicados pelo nitroprussiato ou que continuam a ter elevada resistência vascular sistêmica apesar do uso de uma dose maximamente tolerada de nitroprussiato ou nitroglicerina
- Ademais, a hidralazina pode ser seguramente administrada a pacientes grávidas com insuficiência cardíaca ou hipertensão grave

Capítulo 17 Agentes Inotrópicos e Vasoativos

- Quando utilizada pela via parenteral, a hidralazina deve ser iniciada em uma dose baixa (5 mg administrados como bólus intravenoso a cada 4 a 6 horas), e aumentada gradativamente até 25 a 30 mg, conforme tolerado
- O início de ação é rápido, e a magnitude dos efeitos hemodinâmicos pode ser imprevisível
- A pressão arterial deve, portanto, ser monitorada com acesso intra-arterial
- Náuseas pode ser um efeito colateral limitante na situação aguda.

ENALAPRILATO[1]

- O enalaprilato, um inibidor oral da enzima conversora de angiotensina comumente utilizado, é clivado por esterases plasmáticas e teciduais até formar o enalaprilato, a forma ativa do fármaco
- Quando administrado por via parenteral, o enalaprilato atua como um vasodilatador balanceado, resultando em diminuição das pressões de enchimento cardíaco do lado direito e esquerdo
- O enalaprilato é administrado como bólus intravenoso (0,625 a 1,25 mg a cada 6 horas)
- Embora o início de ação seja rápido (minutos), a duração do efeito é prolongada (várias horas)
- O principal efeito adverso é a hipotensão, que é mais comumente observada em pacientes que tenham depleção volêmica
- O enalaprilato pode ter valor no tratamento da descompensação aguda em pacientes com insuficiência cardíaca crônica
- Entretanto, devido à magnitude de certa forma imprevisível da resposta e de sua duração de ação prolongada, o enalaprilato não é um agente de primeira linha para o tratamento de pacientes com insuficiência cardíaca.

---

[1]N.R.T.: o enalaprilato não está disponível para uso clínico no Brasil até o momento desta publicação.

CAPÍTULO 18

Diureticoterapia Intensiva e Ultrafiltração

Equívocos comuns

- As mesmas doses de diuréticos devem funcionar para a maioria dos pacientes independentemente da função renal
- Todos os pacientes com edema pulmonar e edema periférico estão em sobrecarga volêmica
- A infusão contínua de diuréticos de alça não é mais efetiva do que a terapia com bólus intermitentes.

A sobrecarga volêmica, que é uma complicação de cardiopatias, está associada a maior risco de insuficiência respiratória, necessidade prolongada de ventilação mecânica, desenvolvimento de lesão renal aguda, estadia mais duradoura no hospital e aumento da taxa de mortalidade. Pacientes com a combinação de doença renal crônica (DRC) e cardiopatia estão particularmente em risco.

Diuréticos
TIPOS DE DIURÉTICOS E EFICÁCIA FISIOLÓGICA

- Diuréticos podem ser classificados em termos de seu local de ação e comportamento ao longo do néfron (Tabela 18.1)
- Com a exceção da espironolactona e manitol, os diuréticos são ligados a proteínas
- Os diuréticos atuam a partir de dentro do lúmen tubular
- Os diuréticos de alça são transportados a partir do plasma para as células tubulares proximais por transportadores de ânions orgânicos e a partir dali são secretados no espaço luminal
- A quantidade que adentra o túbulo depende da capacidade secretória intrínseca do túbulo proximal, assim como da presença de outras substâncias que também dependem da captação celular via transportadores de ânions orgânicos, como a ureia nitrogenada e determinados fármacos
- Diuréticos de alça bloqueiam seletivamente o cotransportador $Na^+/K^+/Cl^{2-}$ na membrana luminal da alça ascendente de Henle e geram maior perda hídrica do que de sódio, resultando na produção de urina hipotônica
- Pacientes com taxa de filtração glomerular (TFG) estimada de aproximadamente 15 mℓ/min/1,73 m^2 secretam somente 10 a 20% da quantidade de diurético de alça secretada pelos pacientes com TFG normal que recebem a mesma dose
- Pacientes com TFG reduzida necessitam de doses maiores para elicitar uma resposta diurética
- Ademais, em pacientes com TFG reduzida, a carga filtrada de fluido extracelular e sódio é menor, o que limita a resposta máxima atingível a qualquer outro diurético
- Outros fatores que influenciam a disponibilidade do fármaco no lúmen tubular e a resposta diurética incluem a dose de fato administrada, biodisponibilidade absoluta (para fármacos administrados por via oral), fluxo sanguíneo renal e a presença de fármacos competidores e metabólitos
- Diuréticos possuem efeitos colaterais bem conhecidos (ver Tabela 18.1).

TABELA 18.1 ■ Características de diuréticos comumente utilizados em casos de sobrecarga volêmica.

Tipo de diurético	Local de ação	Efeito fisiológico	Indicações mais comuns relacionadas ao acúmulo de fluido	Efeitos colaterais mais importantes
Diuréticos de alça (furosemida, bumetanida)	Ramo ascendente espesso da alça de Henle	Bloqueio do sistema de cotransporte $Na^+/K^+/Cl^-$ leva à inibição da reabsorção de Na^+	LRA DRC ICC Hepatopatia crônica	Ototoxicidade Hiperuricemia Distúrbios eletrolíticos Hipersensibilidade ao fármaco
Tiazídicos (bendrofluazida, hidroclorotiazida) Metolazona	Túbulo distal; metolazona também atua na alça de Henle	Bloqueio do sistema de transporte Na^+/Cl^- leva à inibição da reabsorção de Na^+	DRC	Hiperglicemia Hipersensibilidade ao fármaco Icterícia colestática Hepatite Agranulocitose
Antagonistas da aldosterona (espironolactona)	Receptores de aldosterona no túbulo distal	Bloqueio da ação retentora de Na^+ da aldosterona	Hepatopatia crônica ICC	Ginecomastia Efeitos colaterais gastrintestinais Hipersensibilidade ao fármaco Agranulocitose
Agentes osmóticos (manitol)	Ativo em todo o néfron após filtração glomerular	Redução da reabsorção passiva de água	Edema cerebral	Necrose cutânea (em caso de extravasamento) Insuficiência renal Convulsões
Diuréticos poupadores de potássio (amilorida, triantereno)	Porção final do túbulo distal e ducto coletor cortical	Inibição da secreção de K^+	Para minimizar a perda de K^+ durante tratamento com diuréticos de alça ou tiazídicos	Hiperpotassemia
ANP/BNP (nesiritida)	Arteríolas glomerulares aferente e eferente	Aumento da TFG pela dilatação das artérias glomerulares aferentes e constrição das artérias eferentes	Insuficiência cardíaca aguda	Necrose cutânea (em caso de extravasamento)

ANP, peptídeo natriurético atrial; *BNP*, peptídeo natriurético do tipo-B; *DRC*, doença renal crônica; *ICC*, insuficiência cardíaca; *LRA*, lesão renal aguda; *TFG*, taxa de filtração glomerular.

Indicações para diureticoterapia intensiva

INSUFICIÊNCIA CARDÍACA AGUDA DESCOMPENSADA

- A sobrecarga volêmica e distribuição anormal de fluido são características definidoras da insuficiência cardíaca aguda descompensada (ICAD) e a principal razão para admissões e readmissões hospitalares
- Diuréticos de alça são administrados em até 90% dos pacientes hospitalizados por ICAD
- A margem de segurança da diurese agressiva é determinada pela quantidade de edema extravascular e da curva de Starling de cada paciente
- Pacientes com disfunção predominantemente diastólica possuem maior risco de diurese excessiva do que pacientes com disfunção sistólica grave
- O tratamento da sobrecarga de fluidos na ICAD é um desafio clínico devido à ausência de dados consistentes oriundos de estudos controlados randomizados e à resultante falta de diretrizes terapêuticas formais baseadas em evidências
- Por décadas, diuréticos de alça intravenosos formaram o pilar da terapia para reduzir a congestão e diminuir as pressões de enchimento ventriculares
- Entretanto, vários pacientes com ICAD com fração de ejeção preservada não estão em substancial sobrecarga volêmica apesar da presença de edema pulmonar ou periférico
- Nesse caso, a remoção de um grande volume pode reduzir a pré-carga necessária e diminuir o volume sistólico e débito cardíaco
- Outros riscos potenciais da administração de diuréticos de alça nessa situação incluem o desenvolvimento de ativação neuro-hormonal, hipovolemia e vasoconstrição sistêmica, distúrbios eletrolíticos e deterioração da função renal
- Por essas razões, a diurese agressiva deve ser evitada a menos que existam claras evidências de sobrecarga intravascular de fluido.

DOENÇA RENAL CRÔNICA

- Existem interações complexas entre as funções cardíaca e renal, e uma grande proporção de pacientes com ICC também sofrem de doença renal crônica (DRC)
- Em casos avançados de DRC, o débito urinário pode estar reduzido, e pacientes frequentemente (mas nem sempre) desenvolvem retenção progressiva de sódio e água
- Diuréticos de alça são os diuréticos preferidos
- Tiazídicos (com exceção da metolazona[1]) deixam de ser efetivos quando a TFG estimada cai abaixo de 30 mℓ/min/1,73 m^2
- A metolazona permanece ativa em pacientes com baixa TFG
- Conforme a deterioração da função renal aumenta e a resposta dos pacientes diminui, a terapia de substituição renal (TSR) pode ser a única opção para remoção de fluidos.

HEPATOPATIA CRÔNICA

- A congestão hepática crônica e ascite são características comuns em pacientes com insuficiência cardíaca avançada
- Para casos de grande volume de ascite, existem duas estratégias terapêuticas: paracentese e administração de diuréticos em doses crescentes até que uma quantidade adequada de líquido ascítico tenha sido removida
- Estudos randomizados que compararam ambas as abordagens apoiam a paracentese como método de escolha

---

[1]N.R.T.: metolazona não está disponível no Brasil para uso clínico.

240 Manual de Cardiologia Intensiva

- Embora não exista diferença com relação à mortalidade a longo prazo, a paracentese de grandes volumes é mais rápida, mais efetiva e associada a menos eventos adversos do que a terapia diurética
- Independentemente da estratégia utilizada, os diuréticos devem ser incluídos na terapia de manutenção para prevenir ou retardar a recorrência de ascite.

Resistência diurética e tratamento medicamentoso do edema refratário

- A resistência diurética é um problema importante conforme a insuficiência cardíaca progride e a função renal sofre deterioração
- Pacientes afetados permanecem sintomáticos e frequentemente precisam de doses crescentes de diuréticos ou terapias combinadas (Tabela 18.2)
- Nos EUA, a gravidade da resistência diurética é substanciada pelos dados oriundos de grandes registros nacionais, que demonstram que aproximadamente 40% dos pacientes hospitalizados com insuficiência cardíaca recebem alta hospitalar com congestão sem resolução.

COMBINAÇÃO DE DIURÉTICOS

- A combinação de classes alternativas de diuréticos cria um estado de "bloqueio sequencial de néfrons" no qual múltiplos locais de reabsorção de sódio são inibidos
- Combinações de diuréticos também reduzem o risco de efeitos colaterais oriundos de um único fármaco administrado em dose alta
- Tiazídicos e metolazona são frequentemente combinados com diuréticos de alça
- Eles inibem a reabsorção de sódio no túbulo contorcido distal e, assim, podem contrabalancear a hipertrofia tubular distal compensatória induzida por diuréticos de alça
- Embora a combinação possa ser efetiva na manutenção de um equilíbrio aceitável de fluidos, poucos dados sugerem qualquer benefício sobre a mortalidade ou morbidade.

TABELA 18.2 ■ Mecanismos de resistência diurética e estratégias terapêuticas.

Mecanismos de resistência diurética	Estratégias terapêuticas
Absorção enteral variável devido a edema intestinal	Mude a administração oral para intravenosa
Piora da DRC	Doses aumentadas de diuréticos
Deterioração aguda da função renal (devido à exposição nefrotóxica)	Descontinuação de nefrotoxinas
Hipoalbuminemia	Correção da hipoalbuminemia
Proteinúria grave (ligação do diurético ativo dentro do lúmen tubular)	Tratamento da doença renal subjacente
Hipertrofia tubular distal compensatória induzida por diurético de alça	Terapia diurética em combinação
Coadministração de fármacos que aumentam a retenção de fluido (fludrocortisona, minoxidil)	Descontinuação de fármacos competidores
Coadministração de fármacos com alta [Na$^+$] (salina, piperacilina)	Descontinuação de fármacos competidores
Redução do débito cardíaco	Suporte inotrópico
Hipertensão intra-abdominal	Medidas para reduzir a pressão intra-abdominal

DRC, doença renal crônica.

BÓLUS INTRAVENOSO *VERSUS* TERAPIA DE INFUSÃO CONTÍNUA

- Certas evidências indicam que diuréticos de alça administrados em infusão contínua são mais efetivos do que bólus intermitentes, mas os dados são inconsistentes
- Em um estudo randomizado e cruzado que comparou bólus de bumetanida com infusão contínua em voluntários com DRC (TFG média estimada de 17 mℓ/min/1,73 m^2), uma maior excreção líquida de sódio foi observada durante a infusão contínua do que com a administração em bólus regular apesar de excreção do fármaco total em 14 horas comparável
- Um estudo controlado randomizado que comparou infusão de furosemida *versus* administração em bólus em 59 pacientes em estado crítico com sobrecarga de fluido demonstrou que pacientes no grupo do bólus precisaram de uma dose total significativamente maior de furosemida para atingir a diurese almejada
- O débito urinário médio por dose de furosemida foi significativamente maior no grupo da infusão, mas não houve diferença com relação à mortalidade hospitalar, número de pacientes que necessitaram de suporte ventilatório, alteração na creatinina sérica ou alteração na TFG estimada
- O estudo Diuretic Optimization Strategies Evaluation (DOSE) não observou benefícios da furosemida em infusão contínua, comparada à mesma dose administrada de forma intermitente, sobre os sintomas do paciente ou alteração na função renal
- Entretanto, a dose mediana de infusão de furosemida foi somente de 6,7 mg/h
- Com base nesses dados, parece que a diurese é atingida mais facilmente com infusão contínua de alta dose (20 a 40 mg/h) do que com a furosemida em baixa dose, e o risco de toxicidade parece reduzido comparado à terapia em bólus intermitente em alta dose
- Maior diurese foi observada quando uma dose de ataque seguida por doses maiores de infusão foi utilizada.

COMBINAÇÃO DE DIURÉTICOS COM ALBUMINA

- A hipoalbuminemia grave pode contribuir para a resistência diurética por várias razões
  - Primeiro, a albumina é necessária para fornecer a furosemida, através do fluxo sanguíneo renal, aos túbulos proximais, onde é secretada para o lúmen tubular
  - Com a hipoalbuminemia, a quantidade de diurético distribuída ao túbulo é reduzida
  - Segundo, a hipoalbuminemia reduz o volume intravascular disponível para remoção
  - Terceiro, em pacientes com proteinúria significativa, os diuréticos se ligam à albumina no fluido tubular de forma que menor quantidade de fármaco ativo está disponível para interagir com o receptor tubular
- O papel da suplementação de albumina para superar esses problemas permanece incerto
- Em um estudo que incluiu pacientes com cirrose e ascite, a administração de uma pré-mistura de diurético de alça e albumina (40 mg de furosemida e 25 g de albumina pré-misturados *versus* 40 mg de furosemida) não aumentou a resposta natriurética
- Em contraste, um estudo cruzado controlado randomizado em 24 pacientes com DRC e hipoalbuminemia não demonstrou diferenças significativas no débito urinário entre o tratamento com furosemida solo e combinação de furosemida e albumina em 24 horas.

Ultrafiltração

FUNDAMENTAÇÃO PARA REMOÇÃO MECÂNICA DE FLUIDO

- A ultrafiltração (UF) envolve a remoção de solução iso-osmótica de água e eletrólitos plasmáticos do sangue total através de uma membrana semipermeável

242 Manual de Cardiologia Intensiva

- Durante a UF, o volume de sangue circulante é mantido por recrutamento de fluido intersticial para o espaço intravascular (retorno plasmático)
- A taxa de retorno plasmático varia dentre pacientes e é dependente da pressão oncótica sérica e permeabilidade capilar
- De forma ideal, a UF e retorno plasmático devem ocorrer em uma taxa semelhante para prevenir instabilidade hemodinâmica
- Quando a taxa de remoção de água do plasma excede a capacidade de retorno, ocorre hipotensão.

OPÇÕES PARA ULTRAFILTRAÇÃO

- Técnicas para remover mecanicamente o fluido incluem UF isolada e TSR com hemodiálise, hemofiltração ou diálise peritoneal (Tabela 18.3)
- A UF envolve a remoção de uma solução iso-osmótica de água e eletrólitos plasmáticos, enquanto a TSR também fornece depuração de solutos metabólicos e urêmicos
- Ambas as técnicas podem ser aplicadas intermitentemente e continuamente
- A remoção de fluido é melhor tolerada quando conduzida com baixas taxas de UF durante períodos mais prolongados.

BENEFÍCIOS DA ULTRAFILTRAÇÃO

- Comparada com a terapia diurética, a remoção de fluido por técnicas extracorpóreas é totalmente controlável e ajustável
- É uma estratégia para levar o *status* de fluido até a euvolemia (Figura 18.1)
- O fluido removido por técnicas extracorpóreas é isotônico, enquanto a urina produzida após administração de diuréticos é em geral hipotônica
- Em pacientes com ICAD, a concentração média de sódio urinário após administração de furosemida é de 60 mmol/ℓ, deixando para trás 80 mmol de sódio em excesso para cada litro de débito urinário
- Isso, combinado com a ativação neuro-hormonal, pode explicar o motivo pelo qual a perda de peso após diuréticos é rapidamente recuperada
- Após restauração da euvolemia e remoção do sódio, a UF pode obter sucesso em restaurar a responsividade aos diuréticos.

INDICAÇÕES PARA REMOÇÃO MECÂNICA DE FLUIDO

- As indicações para remoção mecânica de fluido dependem predominantemente do impacto da sobrecarga de fluido sobre o paciente, a trajetória clínica esperada, a probabilidade de remoção bem-sucedida de fluido com medidas farmacológicas, e o risco de efeitos colaterais sérios a partir do uso de diuréticos (Figura 18.2)
- O grupo de especialistas Acute Disease Quality Initiative (ADQI) sugeriu as seguintes indicações para remoção mecânica de fluido:
  - Sobrecarga de fluido após falha farmacológica, ou seja, pacientes com sobrecarga de fluido que não responderam adequadamente aos diuréticos
  - Presença de eventos adversos sérios pelo uso de diuréticos, ou seja, pacientes com sobrecarga de fluido que precisam descontinuar os diuréticos
  - Chance alta de falha do diurético, ou seja, pacientes com sobrecarga de fluido e função renal significativamente prejudicada nos quais é improvável que o tratamento com diuréticos seja efetivo em tempo hábil e nos quais o risco de sobrecarga de fluido prolongada e progressiva é alto

Capítulo 18 Diureticoterapia Intensiva e Ultrafiltração

TABELA 18.3 ■ **Opções para remoção mecânica de fluido.**

Modalidade	Taxa de fluxo sanguíneo (ml/min)	Taxa de remoção de fluido (ml/h)	Vantagens	Desvantagens
UFLC	50 a 100	0 a 300	Remoção de fluido mais lenta e sustentada	Imobilização
UF intermitente	250 a 400	0 a 2.000	Procedimento mais curto do que a UF contínua	Maior risco de instabilidade hemodinâmica
TSRC	50 a 100	0 a 300	Provisão de UF e depuração de solutos Remoção de fluido mais lenta e sustentada Menor instabilidade hemodinâmica durante a remoção de fluido Ajuste da remoção de fluido de acordo com as necessidades do paciente em qualquer momento Necessita de alguma forma de anticoagulação	Imobilização
TSRI	250 a 400	0 a 2.000	Provisão de UF e depuração de solutos Anticoagulação não é essencial	Maior risco de instabilidade hemodinâmica pela remoção de fluido Equilíbrio hídrico flutuante Flutuações metabólicas
Diálise peritoneal	Não aplicável	0 a 500	UF e depuração de solutos Sem necessidade de acesso venoso Risco reduzido de instabilidade hemodinâmica Sem necessidade de anticoagulação	Necessidade de cateter peritoneal Contraindicado em pacientes imediatamente após cirurgia abdominal Conhecimento especial necessário

TSRC, terapia de substituição renal contínua; *TSRI*, terapia de substituição renal intermitente; *UF*, ultrafiltração; *UFLC*, ultrafiltração lenta contínua.
Modificada de Rosner MH, Ostermann M, Murugan R, et al. Indications and management of mechanical fluid removal in critical illness. *Br J Anaesth.* 2014;113(5):764-771.

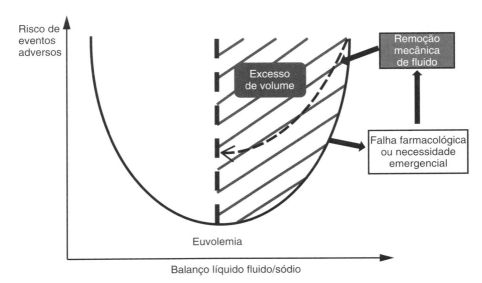

Figura 18.1 Tratamento da sobrecarga de fluido durante doença crítica.

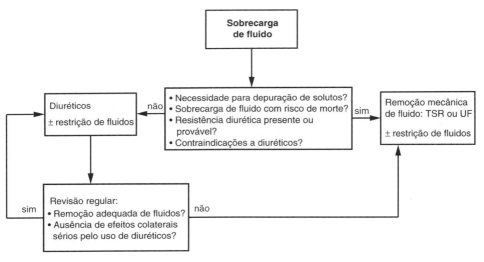

Figura 18.2 Algoritmo para tratamento de casos cardíacos envolvendo pacientes com sobrecarga de fluido. *TSR*, terapia de substituição renal; *UF*, ultrafiltração.

- Sobrecarga de fluido e acúmulo de solutos combinados, ou seja, pacientes que precisam de remoção de fluido e depuração de solutos
- Em casos de acúmulo localizado de fluido em um compartimento confinado, como derrames pleurais isoladas ou ascites de grande volume, é menos provável que a UF seja efetiva, e a remoção de fluido por drenagem direta deve ser considerada.

CAPÍTULO **19**

Eletrofisiologia e Terapia Antiarrítmica

Equívocos comuns

- A lidocaína é utilizada para prevenir a taquicardia ventricular após infarto agudo do miocárdio (IAM)
- Somente betabloqueadores com seletividade β_2 precipitam broncospasmo
- A amiodarona deve ser evitada em pacientes com disfunção ventricular esquerda
- Arritmias cardíacas são comuns em pacientes em estado grave
- Pacientes com doença arterial coronariana (DAC), insuficiência cardíaca (IC), insuficiência respiratória ou insuficiência renal possuem risco de ocorrência de diferentes arritmias, e agentes antiarrítmicos continuam a ser o pilar para o tratamento imediato das arritmias na Unidade de Terapia Intensiva Cardiológica (UTIC).

Classificação dos medicamentos antiarrítmicos

- Dois sistemas são utilizados para classificar os medicamentos antiarrítmicos
- O sistema mais antigo e comumente utilizado permanece sendo o sistema Vaughan-Williams (Tabela 19.1), que classifica os fármacos com base no mecanismo de ação
- Entretanto, a classificação de Vaughan-Williams não leva em conta fármacos que possuem múltiplos efeitos, que não atuam através de canais iônicos, ou aqueles com diferentes potências
- Por conta disso, foi introduzido o sistema Gambito Siciliano (Tabela 19.2), que liga cada medicação à arritmia relevante mais diretamente (Tabela 19.3).

Medicamentos antiarrítmicos de relevância clínica na UTIC

- A Tabela 19.4 lista a dose e administração de medicamentos antiarrítmicos mais comumente utilizados na UTIC.

CLASSE IA

- A procainamida é o único agente da classe IA comumente utilizado na UTIC
- Ela é metabolizada por acetilação a partir de um bloqueador dos canais de sódio em N-acetil-procainamida (NAPA), que possui propriedades de bloqueio dos canais de potássio, diminui a velocidade de condução, e prolonga o potencial de ação (PA) no feixe de His – fibras de Purkinje e o período refratário efetivo
- Ela também pode suprimir a automaticidade no nodo sinoatrial (NSA) e nodo atrioventricular (NAV), e atividade desencadeada nas fibras de Purkinje normais
- A procainamida pode prolongar o intervalo QT.

TABELA 19.1 ■ Classificação modificada de Vaughan-Williams dos medicamentos antiarrítmicos.

	Efeitos do fármaco
Classe I: bloqueadores dos canais de Na⁺	
IA Quinidina Procainamida Disopiramida	Retardo moderado da condução com refratariedade prolongada
IB Lidocaína Mexiletina	Retardo discreto da condução com diminuição mínima da refratariedade
IC Flecainida Propafenona	Retardo marcante da condução com discreto prolongamento da refratariedade
Classe II: betabloqueadores Metoprolol Atenolol	Antagonismo do receptor beta-adrenérgico
Classe III: Bloqueadores dos canais de K⁺ Amiodarona Dronedarona Sotalol Ibutilida Dofetilida	Prolongamento da refratariedade
Classe IV: Bloqueadores dos canais de Ca²⁺ Verapamil Diltiazem	Bloqueiam a entrada de cálcio
Classe V: Outros Adenosina Digoxina	

Indicações

- Historicamente, a procainamida tem sido utilizada como terapia de primeira linha para manejo de taquicardias ventriculares (TVs) estáveis
- A procainamida também permanece como o tratamento de escolha para a fibrilação atrial (FA) pré-excitada em situações de síndrome de Wolff-Parkinson-White.

Efeitos eletrocardiográficos

- Os pacientes demonstram alargamento dependente do uso do QRS em frequências cardíacas mais rápidas ou com altas concentrações plasmáticas
- Os intervalos PR e QT também podem ser prolongados
- O alargamento do QRS em mais de 25% pode sugerir toxicidade e ser uma indicação para monitorar a terapia.

Efeitos colaterais

- Além do prolongamento de QT, a procainamida pode ser inotrópica negativa e causar hipotensão
- Efeitos não cardíacos, como pancitopenia e agranulocitose, podem causar risco de morte
- Cefaleias, efeitos gastrintestinais e distúrbios mentais também podem ocorrer.

TABELA 19.2 ■ Gambito Siciliano modificado.

Mecanismo	Arritmia	Efeito desejado	Exemplo de fármacos
Automaticidade			
Aumentada	Taquicardia sinusal inapropriada	Diminuir a fase 4 da despolarização	Betabloqueadores
	Taquicardia ventricular idiopática (alguma)	Diminuir a fase 4 da despolarização	Bloqueadores dos canais de Na^+
	Taquicardia atrial	Diminuir a fase 4 da despolarização	Agonistas de receptores muscarínicos
	Ritmos idioventriculares acelerados	Diminuir a fase 4 da despolarização	Bloqueadores dos canais de Ca^{2+} ou Na^+
Atividade desencadeada			
PDI	*torsade de pointes*	Encurtar o potencial de ação	Betabloqueadores
		Supressão do PDI	Bloqueadores dos canais de Ca^{2+} Mg^{2+} Betabloqueadores
PDR	Arritmias induzidas pela digoxina	Bloquear a entrada de cálcio	Bloqueadores dos canais de Ca^{2+}
	Taquicardia da via de saída de ventrículo direito	Bloquear a entrada de cálcio	Bloqueadores dos canais de Ca^{2+}
		Supressão do PDR	Betabloqueadores
Reentrada dependente do canal de Na^+			
Intervalo excitável longo	*Flutter* atrial típico	Deprimir condução e excitabilidade	Bloqueadores dos canais de Na^+ classe IA e IC
	Taquicardia recíproca atrioventricular	Deprimir condução e excitabilidade	Bloqueadores dos canais de Na^+ classe IA e IC
	Taquicardia ventricular monomórfica	Deprimir condução e excitabilidade	Bloqueadores dos canais de Na^+
Intervalo excitável curto	*Flutter* atrial atípico	Prolongar período refratário	Bloqueadores dos canais de K^+
	Fibrilação atrial	Prolongar período refratário	Bloqueadores dos canais de K^+
	Taquicardia recíproca atrioventricular	Prolongar período refratário	Amiodarona e sotalol
	Taquicardia ventricular polimórfica e uniforme	Prolongar período refratário	Bloqueadores dos canais de Na^+ classe IA
	Reentrada do ramo	Prolongar período refratário	Bloqueadores dos canais de Na^+ classe IA e amiodarona
Reentrada dependente do canal de Na^+			
	Taquicardia por reentrada nodal atrioventricular	Deprimir condução e excitabilidade	Bloqueadores dos canais de Ca^{2+}
	Taquicardia recíproca atrioventricular	Deprimir condução e excitabilidade	Bloqueadores dos canais de Ca^{2+}
	Taquicardia ventricular sensível ao verapamil	Deprimir condução e excitabilidade	Bloqueadores dos canais de Ca^{2+}

PDI, pós-despolarização inicial; *PDR*, pós-despolarização retardada.

TABELA 19.3 ■ Ações de fármacos antiarrítmicos utilizados em situações críticas.

Fármaco	CANAIS — Na$^+$ rápidos	Na$^+$ médios	Na$^+$ lentos	Ca^{2+}	Ca^{2+}	RECEPTORES — γ	α	β	M2	A1	BOMBAS — Na$^+$/K$^+$-ATPase	EFEITOS CLÍNICOS — Função VE	Frequência sinusal	Extracardíacos	EFEITO SOBRE INTERVALOS NO ECG — PR	QRS	QT
Lidocaína	Baixa											→	→	Med	↑	↑	↓
Procainamida		BEA			Méd							↓	→	Alta	↑		↑
Verapamil	Baixa			Alta			Méd					↓	↓	Baixa	↑		
Diltiazem				Méd								↓	↓	Baixa	↑		
Sotalol					Alta			Alta				↓	↓	Baixa	↑		↑
Amiodarona	Baixa			Baixa	Alta		Méd	Méd				→	↓	Alta	↑		↑
Propranolol	Baixo							Alta				↓	↓	Baixa	↑		
Adenosina										Agonista		?	↓	Baixa	↑		
Digoxina									Agonista		Alta	↓	↓	Alta	↑		↓

Potência do bloqueio: *baixa*, potência baixa; *méd*, potência média; *alta*, potência alta. *BEA*, bloqueio do estado ativado.

TABELA 19.4 ■ Dose usual de fármacos antiarrítmicos utilizados em situações críticas.

Fármaco	INTRAVENOSO		ORAL (mg)		Pico da concentração plasmática (dose oral em horas)
	Dose de ataque	Manutenção	Dose de ataque	Manutenção	
Procainamida	6 a 15 mg/kg na taxa de 0,2 a 0,5 mg/kg/min	2 a 6 mg/minuto	500 a 1.000	350 a 1.000 a cada 3 a 6 h	1
Lidocaína	1 a 3 mg/kg durante 15 a 45 min	1 mg/kg/h			
Propranolol	1 a 3 mg na taxa de 1 mg/min			10 a 200 a cada 6 a 8 h	4
Ibutilida	1 a 2 mg				
Amiodarona	5 mg/kg durante 10 a 30 min	720 a 1.000 mg a cada 24 h	Para TV: 1.200-1.600 1 vez/dia durante 1 a 2 semanas, e então 600 a 800 1 vez/dia durante 2 a 4 semanas Para TSV: 600 a 800 1 vez/dia durante 2 semanas	Para TV: 200 a 400 1 vez/dia Para TSV: 200 1 vez/dia	
Verapamil	10 mg durante 1 a 2 min			80 mg q12 h até 320 mg/dia	1 a 2
Adenosina	6 a 12 mg				
Digoxina	1 mg durante 24 h em doses divididas	0,125 a 0,25 mg a cada 24 h	1 mg durante 24 h em doses divididas	0,125 a 0,25 mg/dia	1 a 3

TSV, taquicardia supraventricular; *TV*, taquicardia ventricular.

Administração

- A procainamida é utilizada na forma intravenosa (IV) na UTIC e é frequentemente iniciada com uma dose de ataque
- Um grama administrado durante 20 a 30 minutos é geralmente utilizado para conversão da FA pré-excitada
- A procainamida também pode ser administrada na dose de 6 a 15 mg/kg na taxa de 0,2 a 0,5 mg/kg/minuto
- Deve haver cuidado para reduzir a dose em situações de distúrbios renais ou cardíacos
- Após a dose de ataque, a manutenção deve ser realizada na taxa de 1 mg/kg/h
- O metabolismo desse fármaco é amplamente variável, incluindo a acetilação em NAPA; por isso, os níveis tanto da procainamida como da NAPA devem ser monitorados após uso prolongado e devem ser menores que 30 µg/mℓ combinados.

CLASSE IB

- A lidocaína é a única medicação nessa classe útil na UTIC para tratar arritmias ventriculares
- Mais recentemente, ela perdeu espaço para outros agentes, particularmente a amiodarona
- A lidocaína exerce a maior parte de suas ações sobre as fibras de Purkinje e possui pouco efeito sobre o NSA ou NAV
- A lidocaína é um bloqueador dos canais de sódio que diminui a velocidade de condução
- Comparada a outros bloqueadores dos canais de sódio, ela encurta o PA e diminui a automaticidade ao diminuir a despolarização diastólica lenta ou de fase 4
- Pode ser útil na supressão de arritmias reentrada e automáticas.

Indicações

- A lidocaína é mais comumente utilizada para arritmias ventriculares refratárias aos betabloqueadores e amiodarona
- A lidocaína profilática supostamente tinha efeitos benéficos em pacientes com infartos miocárdicos para prevenir arritmias ventriculares, mas estudos mais recentes demonstraram não haver benefícios.

Efeitos eletrocardiográficos

- Geralmente, não são observadas alterações no ECG em pacientes que recebem doses terapêuticas da lidocaína.

Efeitos colaterais

- As intoxicações mais comuns pelo uso de lidocaína são relacionadas a efeitos no sistema nervoso central (SNC), particularmente alterações do estado mental
  - Na maioria dos casos, estes são discretos e cessam após interrupção ou redução da dose
  - Pacientes idosos e aqueles com IC possuem maior risco de toxicidade do SNC
  - Ademais, como a lidocaína é em sua maior parte depurada pelo fígado, a insuficiência hepática predispõe à toxicidade
  - Tremores são o primeiro sintoma de SNC observado no início da intoxicação, convulsões ocorrem em concentrações plasmáticas extremamente altas
- Bradiarritmia e hipotensão ocorrem somente em níveis plasmáticos muito altos.

Administração

- A depuração de primeira passagem da lidocaína é tão alta que é somente administrada na forma IV
- Ela possui uma meia-vida muito curta de menos de 3 horas

Capítulo 19 Eletrofisiologia e Terapia Antiarrítmica **251**

- Os metabólitos possuem propriedades antiarrítmicas fracas
- Possui alta ligação com alfa-glicoproteínas ácidas, que estão aumentadas em pacientes com IC
- Finalmente, o volume reduzido de distribuição na IC leva a maiores concentrações do fármaco
- De forma geral, a dose de ataque de 1 a 3 mg/kg é administrada durante vários minutos seguida por infusões de manutenção de 1 a 4 mg/minuto
- Para o tratamento agudo de arritmias, os pacientes podem receber um bólus várias vezes, se necessário, até que o estado estável seja alcançado pela infusão de manutenção, o que pode demorar 3 a 4 horas
- Os níveis terapêuticos de lidocaína estão entre 1,5 e 5 μg/mℓ.

CLASSE IC

- A flecainida e propafenona são as únicas duas medicações nessa classe mantidas no mercado, utilizadas em situações domiciliares, para arritmias atriais
- Elas não podem ser utilizadas em pacientes com cardiopatia estrutural ou significativa disfunção renal, e estão disponíveis somente em formulações orais.

CLASSE II

- Betabloqueadores demonstraram reduzir a mortalidade em uma série de situações, incluindo IC, IAM e DAC
- Eles também diminuem a frequência de choques em pacientes com cardioversores-desfibriladores implantáveis e impedem a degeneração da TV em fibrilação ventricular
- Os betabloqueadores podem se ligar a receptores β_1, β_2, ou ambos
- Alguns betabloqueadores também bloqueiam receptores α_1
- Receptores β_1 são encontrados no sistema cardiovascular
- Receptores β_2 são não cardíacos e levam a efeitos colaterais, como broncospasmo pulmonar
- O antagonismo ao receptor α_1 causa vasodilatação arteriolar adicional; fármacos que bloqueiam o receptor α_1 tendem a ser utilizados mais comumente para hipertensão ou IC (Tabela 19.5)
- A infinidade de benefícios da terapia betabloqueadora ocorre em sua maior parte como resultado do bloqueio dos efeitos da estimulação adrenérgica, que pode causar uma série de

TABELA 19.5 ■ **Dose e metabolismo de betabloqueadores comumente utilizados.**

Fármaco	β_1 seletivo	Dose IV	Meia-vida	Eliminação	Outras propriedades
Atenolol	Sim	5 mg a cada 10 min até 10 mg	6 a 9 h	Renal	Nenhuma
Esmolol	Sim	500 μg/kg em dose de ataque; 50 a 300 μg/kg/min para manutenção	9 min	Esterases sanguíneas	Nenhuma
Labetalol	Não	20 mg IV em bólus; 2 mg/min em infusão em até 300 mg	3 a 4 h	Hepática	Bloqueio α
Metoprolol	Sim	5 mg a cada 2 a 5 min até 15 mg	3 a 4 h	Hepática	Nenhuma
Propranolol	Sim	1 mg/min até 5 mg	3 a 4 h	Hepática	Estabilização de membrana

252 Manual de Cardiologia Intensiva

alterações eletrofisiológicas indesejáveis, incluindo aumento da automaticidade, atividade desencadeada, excitação por reentrada e pós-despolarizações retardadas
- O carvedilol, bisoprolol e metoprolol de longa ação são indicados para o tratamento a longo prazo de pacientes com IC em situações de disfunção ventricular esquerda (VE).

Indicações

- Betabloqueadores podem ser utilizados para suprimir algumas formas de taquicardia supra-ventricular (TSV), incluindo taquicardia por reentrada do NAV (TRNAV)
- Eles retardam a resposta ventricular para a FA e *flutter* atrial
- Eles diminuem arritmias ventriculares em pacientes com IAM
- Arritmias ventriculares mediadas adrenergicamente respondem bem a betabloqueadores, incluindo taquicardia da via de saída de ventrículo direito
- Betabloqueadores reduzem o risco de morte súbita cardiovascular em pacientes com síndrome congênita do QT longo.

Efeitos eletrocardiográficos

- Betabloqueadores comumente retardam a frequência sinusal e causam bradicardia
- Em altas doses ou em doenças do sistema de condução, o prolongamento do PR pode ser observado.

Efeitos colaterais

- De um ponto de vista cardiovascular, todos os betabloqueadores podem causar bradicardia e hipotensão
- O efeito colateral não cardíaco mais comum é o broncospasmo em pacientes com asma
  - O broncospasmo é mais comumente observado pelo uso de betabloqueadores com seletividade β_2, mas também ocorre por agentes com predominante seletividade β_1 em pacientes suscetíveis
- Outros efeitos colaterais não cardíacos incomuns incluem hipoglicemia, fadiga e depressão.

Administração

- Diferentes betabloqueadores possuem diferentes seletividades a receptores, meias-vidas e modos de eliminação
- Por exemplo, o atenolol não é bom para pacientes com distúrbio renal grave, pois é eliminado predominantemente pelos rins
- Além disso, alguns betabloqueadores estão disponíveis somente em formulações orais ou IV
- A Tabela 19.5 destaca os betabloqueadores IV mais comumente utilizados na UTIC para arritmias.

CLASSE III

- A fraqueza do sistema de classificação Vaughn-Williams de fármacos antiarrítmicos é aparente ao revisar os fármacos de classe III
- Nominalmente, essas medicações apresentam propriedades de bloqueio dos canais de potássio
- Entretanto, muitos desses fármacos também têm outras propriedades
- Em particular, a amiodarona tem propriedades de bloqueio dos canais de sódio, propriedades de bloqueio dos canais de cálcio (BCC) e propriedades betabloqueadoras.

Amiodarona

- A amiodarona é uma das medicações antiarrítmicas mais efetivas para arritmias atriais e ventriculares por uma gama de diferentes mecanismos, incluindo automaticidade e reentrada

Capítulo 19 Eletrofisiologia e Terapia Antiarrítmica — 253

- Está disponível em formulações orais e IV; a forma oral possui alta biodisponibilidade
- Apresenta poucos efeitos pró-arrítmicos e não causa prolongamento significativo de QT
- Essas características a tornam um fármaco muito útil para o tratamento de arritmias, particularmente em pacientes em estado crítico
- A amiodarona tem o potencial de causar múltiplos efeitos colaterais, alguns dos quais podem ser sérios e causar risco de morte
- A amiodarona é classificada como um medicamento de classe III devido à sua capacidade de bloquear IK_r e IK_s, levando ao prolongamento do potencial de ação e aumento dos períodos refratários em tecidos atriais e ventriculares
- Ela também diminui a conversão periférica de T4 em T3, além de prejudicar a ligação de T3 aos miócitos, o que leva a hipotireoidismo celular
- A magnitude de vários efeitos é diferente nas formulações oral *versus* IV, sendo que a forma oral demonstra diminuição da automaticidade, aumento da duração do PA e prolongamento do intervalo QT.

Indicações

- A amiodarona é eficaz em converter e suprimir FAs, assim como no tratamento agudo de arritmias ventriculares, embora seja aprovada pelo US Food and Drug Administration somente para o tratamento de arritmias ventriculares
- A amiodarona faz parte das diretrizes de suporte à vida cardíacas avançadas para o tratamento de fibrilação ventricular e TV sem pulso
- Entretanto, a amiodarona tem sido estudada para múltiplas condições durante as últimas décadas e as declarações das diretrizes para o tratamento de FA e TV incluem a amiodarona como opção terapêutica
- É importante notar que a amiodarona, ao contrário de outros fármacos antiarrítmicos, é um vasodilatador e não é um inotrópico negativo; dessa forma, pode ser utilizada com segurança em casos de DAC ou disfunção VE
- Em situações agudas, a amiodarona IV é o pilar para o tratamento de arritmias ventriculares letais na maioria das situações
- A amiodarona é claramente superior a outros medicamentos antiarrítmicos para o tratamento de FA
- A restauração do ritmo sinusal pode melhorar a hemodinâmica em alguns pacientes com IC, insuficiência renal ou sepse
- A amiodarona demonstrou diminuir a ocorrência de FA no período pós-cirúrgico em pacientes submetidos à cirurgia cardíaca.

Efeitos eletrocardiográficos

- São comuns bradicardia sinusal e prolongamento do PR
- Ademais, discreto alargamento do QRS pode ser observado
- O prolongamento do QTc também pode ser observado, mas em geral é discreto e raramente pró-arrítmico
- Embora a administração da maioria dos medicamentos de classe III necessite de monitoramento do intervalo QT durante a internação, a amiodarona pode ser iniciada em um paciente fora do ambiente hospitalar.

Efeitos colaterais

- Os efeitos colaterais da amiodarona ocorrem em sua maior parte em situações de administração oral a longo prazo
- Na situação de internação, entretanto, os efeitos colaterais mais significativos envolvem o desenvolvimento de hipotensão, bradicardia ou pró-arritmias durante administração intravenosa
- A Tabela 19.6 lista as interações mais comuns de fármacos com a amiodarona.

254 Manual de Cardiologia Intensiva

TABELA 19.6 ■ Interações de fármacos com a amiodarona.

Fármaco	Resultado	Riscos	Mecanismo de interação
Apixaban	Aumenta os níveis do apixaban	Aumenta o risco de hemorragia	Inibe CYP3A4 Glicoproteína-P
Ciclosporina	Aumenta os níveis da ciclosporina	Aumenta o risco de efeitos colaterais do SNC e GI, hipertensão	Inibe CYP3A4 Glicoproteína-P
Dabigatrana	Aumenta os níveis do dabigatrana	Aumenta o risco de hemorragia	Glicoproteína-P
Digoxina	Aumenta os níveis da digoxina	Aumenta o risco de arritmias e efeitos colaterais do SNC e GI	Glicoproteína-P
Rivaroxaban	Aumenta os níveis do rivaroxaban	Aumenta o risco de hemorragia	Inibe CYP3A4 Glicoproteína-P
Sinvastatina	Aumenta os níveis da estatina	Aumenta o risco de toxicidade hepática e rabdomiólise	Inibe CYP3A4
Varfarina	Aumenta o INR	Aumenta o risco de hemorragia	Inibe CYP2CP Inibe CYP1A2

GI, gastrintestinal; *INR*, razão normalizada internacional; *SNC*, sistema nervoso central.

Administração

- Para o tratamento agudo das arritmias, uma dose de ataque IV de 150 mg é administrada durante 10 minutos
- Após, uma infusão IV de 1 mg/minuto é administrada durante 6 horas seguida por uma infusão de 0,5 mg/minuto, que fornece um total de um pouco mais de 1 g de amiodarona em 24 horas
- Uma infusão de manutenção de 0,5 mg/minuto ou doses de ataque IV intermitentes podem ser mantidas para pacientes que não toleraram medicamentos orais
- A formulação oral da amiodarona é muito lipofílica e, dessa forma, tem um volume de distribuição muito grande, o que faz com que demore vários dias para fazer efeito e que a meia-vida seja extremamente longa
- Para atingir um estado estável, um paciente deve ter um montante de 10 g para saturar os compartimentos
- A amiodarona é inteiramente metabolizada pelo fígado e intestino, que é outra vantagem para pacientes em estado crítico que podem ter insuficiência renal aguda
- O metabólito hepático desetilamiodarona é ativo e possui meia-vida muito longa
- Deve haver ajuste da dose para pacientes com disfunção hepática; os testes de função hepática devem ser monitorados intimamente.

Ibutilida[1]

- A ibutilida bloqueia o Ik_r, o que leva ao aumento na duração da PA e à refratariedade atrial e ventricular. Está disponível somente na formulação IV.

Indicações

- A ibutilida é indicada somente para a conversão aguda da FA e *flutter* atrial em ritmo sinusal

---

[1]N.R.T.: a ibutilida não está disponível para uso comercial no Brasil.

- É mais efetiva para o *flutter* atrial do que para a FA, e é mais efetiva para episódios de duração mais curta
- A ibutilida também pode ser utilizada para facilitar a cardioversão elétrica em pacientes com FA refratária a cardioversões elétricas prévias.

Efeitos eletrocardiográficos
A ibutilida pode ser um agente prolongador de QT muito potente, com riscos resultantes de *torsade de pointes*.

Efeitos colaterais
- A ibutilida possui poucos efeitos colaterais além do prolongamento de QT
- O risco de *torsade de pointes* não é significativo, com ocorrência entre 3,6 a 8,3%; o monitoramento muito próximo é necessário para administração desse medicamento.

Administração
- A ibutilida deve ser administrada em uma situação controlada com pacientes em monitoramento contínuo
- Um desfibrilador externo deve estar imediatamente disponível
- Os níveis de potássio e magnésio devem ser otimizados
- A dose usual é de 1 mg infundida durante 10 minutos
- A infusão deve ser interrompida se ocorrer prolongamento marcante de QT ou cardioversão
- Uma segunda dose pode ser administrada após 10 minutos se nada do que foi descrito anteriormente ocorrer
- O fármaco possui metabolização hepática e excreção renal, com meia-vida que varia de 2 a 12 horas
- A telemetria continua por pelo menos 4 horas após a infusão com monitoramento mais prolongado em pacientes com disfunção hepática.

CLASSE IV
- Os BCCs verapamil e diltiazem fazem parte dessa classe
- Essas medicações retardam a condução da fase 4 e diminuem as velocidades de condução no NSA e NAV.

Indicações
- A principal utilização é para o tratamento de arritmias atriais
- Tanto o diltiazem IV como o verapamil diminuem a resposta ventricular da FA e *flutter* atrial
- Eles também podem suprimir as formas de TSV, particularmente a TRNAV
- Assim como outros bloqueadores de NAV, eles não devem ser utilizados na síndrome de Wolff-Parkinson-White
- A TV da via de saída de ventrículo direito e TV polimórfica catecolaminérgica familiar podem ser tratadas com BCCs.

Efeitos eletrocardiográficos
- Para pacientes em ritmo sinusal, os BCCs retardam a frequência sinusal, levando à bradicardia e ao prolongamento de PR.

Efeitos colaterais
- Tanto o diltiazem como o verapamil podem causar hipotensão e ruborização devido aos efeitos vasodilatadores

256 Manual de Cardiologia Intensiva

- Eles devem ser utilizados com precaução em conjunto com outros fármacos que possuem efeitos eletrofisiológicos semelhantes, particularmente betabloqueadores e digoxina
- O verapamil não pode ser utilizado com a dofetilida, pois o verapamil afeta a depuração renal deste fármaco e pode levar ao prolongamento grave de QT, além de interagir com a amiodarona, causando profunda bradicardia
- Assim, quando medicamentos de controle da frequência são necessários, betabloqueadores são preferíveis ante os BCCs na UTIC.

Administração

- O verapamil e o diltiazem são frequentemente administrados na formulação IV porque sofrem eliminação significativa de primeira passagem
- O verapamil pode ser administrado em uma dose de ataque de 5 a 20 mg durante vários minutos
- Uma infusão de manutenção na taxa de 0,005 mg/kg/min é fornecida quando os pacientes são incapazes de receber medicamentos orais
- O diltiazem pode ser utilizado em uma dose de ataque de 20 mg em bólus, os quais podem ser administrados repetidamente assim como infusões de manutenção.

ANTIARRÍTMICOS ATÍPICOS (CLASSE V)

Digoxina[2]

- A digoxina é um glicosídeo cardíaco que possui vários efeitos eletrofisiológicos, sendo que os mais importantes deles são autonômicos, aumentando a atividade do sistema nervoso parassimpático e diminuindo a atividade do sistema nervoso simpático
- Ela também diminui a automaticidade no NSA e aumenta a refratariedade do NAV.

Indicações

- A única indicação é como um agente de segunda linha para o controle da frequência da FA ou *flutter* atrial, quando betabloqueadores e BCCs não forem completamente efetivos, mas ao contrário destes, a digoxina não causa hipotensão.

Efeitos eletrocardiográficos

- Pacientes frequentemente desenvolvem segmento ST em curva descendente, conhecido como efeito digoxina
- Em doses tóxicas, os pacientes podem ter uma série de arritmias, incluindo bloqueio AV, taquicardias atriais, taquicardias juncionais e TV bidirecional.

Efeitos colaterais

- A eliminação é substancialmente afetada pela função renal, e os pacientes podem se intoxicar facilmente, com alterações na função renal
- Baixos níveis de potássio aumentam o risco de intoxicação, já que a digoxina compete com o potássio pelo sítio de ligação na Na^+/K^+-adenosina trifosfatase (ATPase)
- Em níveis tóxicos, a digoxina causa uma ampla variedade de efeitos colaterais não cardíacos, que incluem náuseas, êmese, cefaleias e distúrbios visuais
- A digoxina possui uma série de interações farmacológicas
  - Uma das mais importantes é a interação com a amiodarona. A digoxina é um substrato para o sistema glicoproteína-P, do qual a amiodarona é um potente inibidor

---

[2]N.R.T.: a digoxina sob apresentação intravenosa não está disponível para uso clínico no Brasil.

Capítulo 19 Eletrofisiologia e Terapia Antiarrítmica

- A administração de digoxina e amiodarona em conjunto pode aumentar os níveis de digoxina dramaticamente pelo aumento da biodisponibilidade e diminuição da eliminação
- O tratamento da intoxicação por digoxina é urgente
  - O medicamento deve ser interrompido e os níveis de eletrólitos corrigidos, embora possa ocorrer pseudo-hiperpotassemia devido ao deslocamento do potássio a partir dos miócitos
  - A única exceção a isso é a administração de cálcio, que deve ser evitada já que pode precipitar arritmias devido ao bloqueio da Na^+/K^+-ATPase
  - Em situações urgentes, o anticorpo digoxina imune FAB pode ser administrado
- A digoxina não é removida por diálise.

Administração

- A digoxina é excretada principalmente pelos rins, assim, a insuficiência renal coloca os pacientes em maior risco de toxicidade em razão de reduções no volume de distribuição e depuração, o que faz com que as doses tenham de ser diminuídas
- O monitoramento regular dos níveis de digoxina é importante para prevenção da toxicidade
- De forma geral, as concentrações séricas de digoxina devem ser menores que 2 ng/mℓ
- Para pacientes com IC, elas devem ser menores que 1 ng/mℓ
- Se efeitos rápidos forem necessários, a digoxina pode ser administrada em dose de ataque IV
  - Até 1 mg pode ser infundido em doses divididas durante 24 horas
  - Devido ao tempo relativamente longo de distribuição, a estratégia de dosagem recomendada é administração de 50% da dose de ataque total seguida por 25% para as duas doses subsequentes, com intervalo de 6 horas
- Doses orais de manutenção devem ser de 0,125 mg ou 0,25 mg/dia, dependendo da função renal.

Adenosina

- A adenosina é um nucleosídio endógeno que afeta os canais de potássio e cálcio através de receptores α_1 e α_2, além das proteínas G
- A meia-vida é de somente alguns segundos, e a atividade primária da adenosina no tecido atrial é promover a corrente de potássio para o lado externo da membrana celular
- Ela inibe o canal I_f, que diminui o influxo de sódio no NSA e NAV, resultando em efeito cronotrópico negativo
- A adenosina retarda a automaticidade e a condução no NSA e NAV.

Indicações

- A indicação primária da adenosina é a interrupção de TSVs que dependem do NAV para um circuito de reentrada
- Isso incluiria a TRNAV e taquicardia por reentrada atrioventricular
- A adenosina deve ser utilizada com precaução em pacientes com taquicardia por reentrada AV, pois pode induzir FA, com risco de morte na condução rápida pela via acessória
- A adenosina pode cessar algumas taquicardias atriais devido a seus efeitos no tecido atrial
- Supostamente cerca de 10% das taquicardias atriais podem ser responsivas à adenosina
- A taquicardia da via de saída de ventrículo direito pode responder também à adenosina
- A adenosina também pode ser utilizada para propósitos diagnósticos quando houver suspeita de *flutter* atrial ou FA
- Para esses ritmos, os bloqueios do NAV e a ausência de complexos QRS permitem a avaliação dos formatos de onda atriais subjacentes, particularmente as ondas *flutter*
- A adenosina é algumas vezes utilizada para diferenciar a TV da TSV com aberrância, mas essa medida pode ser confusa e insegura.

Efeitos eletrocardiográficos
- A adenosina causa bloqueio AV transitório
- Isso leva à interrupção de arritmias por reentrada dependentes do NAV ou retardo da resposta ventricular em casos de FA ou *flutter* atrial.

Efeitos colaterais
- A meia-vida extremamente curta da adenosina torna os efeitos colaterais muito limitados
- A ruborização facial e dor no peito podem ocorrer devido aos efeitos vasodilatadores
- Ela também pode causar broncospasmo em pacientes com vias respiratórias reativas
- Há uma chance de aproximadamente 10% de indução de FA pela administração de adenosina.

Administração
- A adenosina precisa ser administrada como um rápido bólus IV a fim de ser efetiva
- Preferivelmente, deve ser administrada através de acesso IV central
- Doses de 6 a 12 mg podem ser administradas como um bólus rápido seguido por uma lavagem com solução salina
- Se não forem observadas evidências de bloqueio do NAV, outro grande bólus, de até 18 mg, pode ser administrado
- A meia-vida é tão curta que doses repetidas podem ser administradas em 30 segundos.

CAPÍTULO 20

Procedimentos para Acesso Venoso Central e Arterial

Equívocos comuns

- O teste de Allen permite a avaliação acurada do suprimento sanguíneo arterial da mão
- A cor escura do sangue e a ausência de pulsação são suficientes para confirmar o acesso venoso
- A ausência de um hematoma femoral descarta a possibilidade de hemorragia retroperitoneal.

Acesso venoso central: princípios gerais e preparação

- Pacientes na unidade de terapia intensiva cardiovascular (UTIC) necessitam de acesso intravenoso confiável
- O acesso venoso central é indicado para administração de vasopressores, monitoramento hemodinâmico, implante de marca-passo temporário transvenoso e hemodiálise
- As contraindicações são relativas, dependendo das opções alternativas e urgência clínica
- A distorção anatômica, infecção local e equipamentos existentes justificam evitar locais específicos quando possível
- A coagulopatia não é uma contraindicação absoluta, mas o risco e os benefícios devem ser cuidadosamente pesados
- Embora seja preciso consentimento antes de se tentar o acesso venoso central, com frequência ele é necessário e urgente, e a obtenção de consentimento pode não ser prática
  - É importante discutir sobre infecções, hemorragia, lesão arterial, trombose venosa e pneumotórax
- A maioria dos cateteres venosos centrais em situação não emergenciais na UTIC são implantados na veia jugular interna ou subclávia
- O uso do ultrassom como guia é recomendado, e o local deve ser investigado antes da preparação da pele e proteção
- A anatomia vascular anormal ou coágulos visíveis podem desqualificar um local preferido
- A posição de Trendelenburg é recomendada para acesso subclávio e jugular se o paciente puder tolerar o reposicionamento de forma segura
- Assim que o local for selecionado e o paciente posicionado, a pele deve ser limpa, idealmente com solução à base de clorexidina
- Precauções estéreis completas devem ser utilizadas para todos os procedimentos de acesso central
- O *kit* de acesso central deve ser ergonomicamente posicionado em uma mesa grande, mas não sobre a bandagem estéril, pois os pacientes podem se movimentar de forma inesperada
- O local de inserção deve ser anestesiado com lidocaína 1%.

Técnica

- A técnica de Seldinger modificada é padrão para procedimentos de acesso central
- A punção do vaso é obtida por agulha introdutora de diâmetro 18, de grosso calibre, ou conjunto de cateter e mandril
- A trajetória e profundidade da agulha devem ser monitoradas de perto durante todo o procedimento
- Pressão negativa continua é aplicada à seringa de aspiração durante o avanço da agulha e remoção
- A confirmação da punção venosa é importante para procedimentos de acesso venoso central para evitar canulação arterial inadvertida
- A cor do sangue, pulsação e visualização ultrassonográfica podem enganar
- Um equipo de pressão com 30 cm de comprimento pode ser conectado à agulha do acesso e utilizado para converter a pressão venosa antes da introdução do fio
- O fio-guia é então inserido através da agulha introdutora até aproximadamente 20 cm
- A agulha deve permanecer estacionária antes da inserção do fio
- O fio-guia deve passar facilmente com mínima resistência; caso contrário, remova-o, reconfirme a aspiração do sangue ou reposicione a trajetória da agulha ou orientação do fio-guia com ponta em J antes de reinseri-lo
- Com o fio estabilizado em 20 cm, a agulha é removida e uma pequena incisão perfurante no local de saída do fio-guia é realizada com um bisturi nº 11
- Enquanto o fio-guia é estabilizado, o dilatador da via tecidual avança sobre o fio-guia através da pele e do tecido conjuntivo até o vaso
- Deve haver cuidado para evitar o avanço em conjunto do fio e do dilatador, porque isso pode dobrar o fio e lesionar o vaso
- O fio deve sempre deslizar facilmente dentro do dilatador
- Depois, o dilatador é removido enquanto se mantém o fio estacionário e a hemostasia com pressão firme
- O cateter vascular então avança até a posição sobre o fio-guia
- Finalmente, o fio-guia é removido, os lúmens do cateter são lavados e o cateter é fixado à pele na profundidade apropriada (em geral 15 a 20 cm, dependendo do local de acesso e tamanho do paciente).

Canulação venosa jugular interna

ANATOMIA RELEVANTE

- A veia jugular interna é originada no forame jugular e desce até se unir à veia subclávia
- No meio do trajeto até a região cervical inferior, ela situa-se lateral e depois anterolateralmente à artéria carótida
- Na altura da cartilagem tireoideana, a veia segue profundamente ao músculo esternocleidomastóideo
- O vaso emerge por trás do músculo no triângulo criado pelas inserções esternal e clavicular do músculo esternocleidomastóideo, logo acima da clavícula
- A canulação jugular do lado direito é preferida devido ao trajeto direto para a veia cava superior e para evitar o risco do ducto torácico do lado esquerdo.

TÉCNICA GUIADA PELO ULTRASSOM

- A implantação de acesso central guiado pelo ultrassom ajuda a identificar variações anatômicas e está associada a maior sucesso e redução das complicações

COMPLICAÇÕES

- O ultrassom dinâmico em tempo real permite que o operador visualize a ponta da agulha durante a inserção, o que é importante porque a haste da agulha e ponta têm aparência semelhante
- Monitore vigilantemente a profundidade da inserção da agulha durante o procedimento.

COMPLICAÇÕES

- A punção da artéria carótida com remoção imediata da agulha e aplicação de pressão firme em geral não tem complicações
- Uma hemorragia importante pode levar à hematoma cervical e comprometimento das vias respiratórias
- A canulação arterial, entretanto, pode resultar em insuficiência cerebrovascular, trombose ou pseudoaneurisma
  - Se isso ocorrer, deixe o cateter no local e consulte um cirurgião vascular.

Canulação venosa subclávia

- O acesso venoso subclávio é um local de acesso frequentemente preferido com base no baixo risco de complicações
  - Contraindicações incluem distorção da clavícula ou equipamentos locais (*i. e.*, marca-passos) e coagulopatia grave no local sem possibilidade de compressão.

TÉCNICA

- Os passos para implantação de acesso venoso central subclávio são demonstrados na Figura 20.1
- A veia subclávia esquerda é preferida devido à baixa incidência de mau posicionamento do cateter e trajetória direta de inserção para implante de marca-passo transvenoso de emergência ou cateter em artéria pulmonar
- Prepare o acesso central conforme descrito anteriormente com posicionamento adequado e equipamento estéril completo
- Considere ter a possibilidade de um assistente aplicar tração caudal suave no braço ipsilateral
- O uso do ultrassom como guia para canulação subclávia não é padrão, mas é descrito
- Aplique lidocaína 1% no local de injeção para anestesia
- A agulha introdutora é inserida 2 cm lateral e inferiormente ao ponto médio clavicular
- Mire na incisura supraesternal e passe por baixo da clavícula
- O contato intencional com a clavícula para "transportar" a agulha pela clavícula ajuda a manter esta em um plano paralelo ao assoalho para reduzir o risco de pneumotórax
- Após a punção do vaso, use a técnica de Seldinger para inserir o cateter conforme descrito anteriormente.

COMPLICAÇÕES

- Pneumotórax e punção arterial subclávia são preocupações comuns, mas a taxa de complicação mecânica permanece baixa.

Canulação venosa femoral

- Cateteres venosos femorais ainda possuem papel em determinadas situações, como em cenários emergenciais e para acesso de hemodiálise quando a veia jugular interna direita não for uma opção

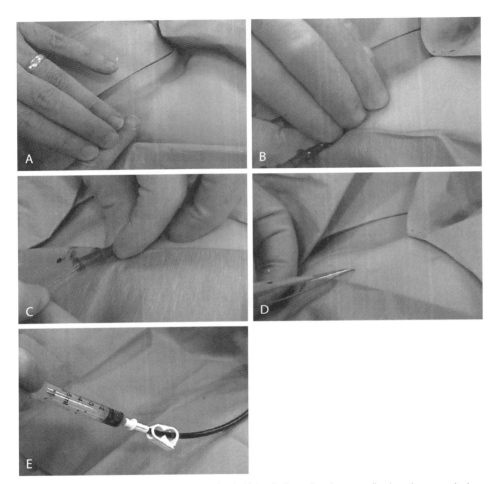

Figura 20.1 Implante de acesso venoso central subclávio. **A.** A agulha deve ser direcionada para a incisura esternal, mas sempre angulada distante dos pulmões. Se a agulha precisar ser deprimida, pressione o topo com três dedos de forma que a agulha toda desça plana, como uma unidade, e não apenas com a ponta para baixo. **B.** A agulha está na clavícula, e os dedos estão pressionando-a como uma unidade, de forma que ela desça, mas que continue inclinada, distante dos pulmões. **C.** Assim que a agulha é inserida, a área subclávia tem uma vantagem sobre a área da veia jugular interna, conforme a agulha é mantida entre a clavícula e a primeira costela e é melhor fixada. **D.** Conecte, corte, dilate e injete uma solução. Não vá muito medialmente para evitar ficar preso entre a primeira costela e a clavícula. **E.** Aspire, injete uma solução, suture e cubra.

- A localização femoral historicamente tem sido associada a um aumento do risco de infecções e trombose venosa
- Os passos para inserção de acesso venoso central femoral são demonstrados na Figura 20.2
- A perna ipsilateral deve ser discretamente abduzida e rotacionada externamente para exposição do local de acesso
- A agulha introdutora é inserida 1 a 2 cm abaixo da prega inguinal com o objetivo de puncionar a veia femoral conforme ela emerge sob o ligamento inguinal
- A agulha é avançada em um ângulo de 20 a 30° em relação à pele, em direção ao local de pulsação arterial.

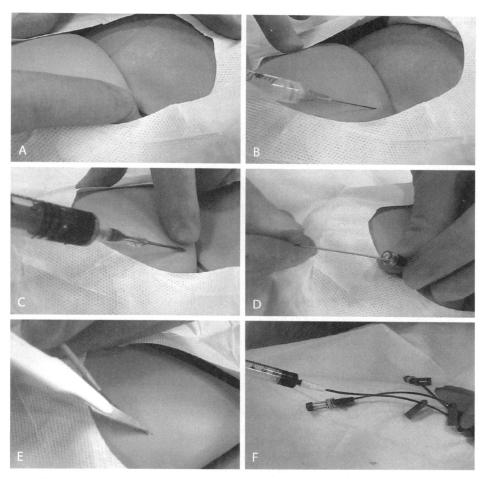

Figura 20.2 Implantação do acesso venoso central femoral. **A.** O mnemônico NAVEL é muito útil para revisão dos principais pontos anatômicos (*n*ervo, *a*rtéria, *v*eia, *e*spaço vazio, *l*infáticos). **B.** Aplique anestesia local generosamente. **C.** Utilizando a agulha oca, avance até que o sangue venoso escuro seja observado. **D.** Segure firme a agulha, conecte e proceda utilizando a técnica padrão de Seldinger. **E.** Corte a pele, dilate e passe o acesso. **F.** Aspire, lave com solução, suture e aplique bandagem.

COMPLICAÇÕES

- A punção do vaso e instrumentação acima do ligamento inguinal ocasiona riscos de hemorragia retroperitoneal por lesão do vaso posterior sem qualquer evidência de hemorragia superficial ou formação de hematoma e pode passar desapercebida.

Canulação arterial radial

- O acesso arterial invasivo contínuo é indicado para monitoramento da pressão arterial e coleta de amostras seriadas para hemogasometria
- A artéria radial é o local mais comumente selecionado
- Esse local é contraindicado em casos de insuficiência arterial preexistente nas mãos.

EQUIPAMENTO

- O equipamento para implantação de acesso arterial radial inclui:
  - Preparação cutânea antisséptica
  - Placa para o punho
  - Fita
  - Lidocaína 1% em uma pequena seringa com agulha de diâmetro 25
  - Cânula vascular de diâmetro 20 – um conjunto de cateter com mandril arterial pré-fabricado com fio-guia e bainha conectados
  - Transdutor e equipo de pressão.

TÉCNICA

- Os passos para inserção de acesso arterial radial são demonstrados na Figura 20.3
- Arrume todo o equipamento antes de iniciar o procedimento
- Sentar-se em uma posição confortável ao lado do leito é mais recomendado do que ficar em pé e se curvar sobre o local
- Estenda o local escolhido no punho 20° para aplanar a eminência tenar e expor o local
- Fixe a mão para manter a posição
- Aplique solução de preparação cutânea antisséptica à base de clorexidina e deixe secar, depois realize a infiltração de anestésico local no ponto pretendido da punção
- Mire no vaso distal imediatamente proximal à prega flexora
- Puncione a pele e avance lentamente a agulha ou o conjunto de cateter com mandril em um ângulo de 15 a 30° através do eixo longo do vaso alvo
- O vaso situa-se a menos de 0,5 cm de profundidade na maioria das situações
- Assim que inserido além da profundidade pretendida, remova lentamente a agulha com muito cuidado, monitorando o surgimento do sangue
- Assim que puncionado, o sangue arterial pressurizado deve fluir do cateter ou até a bainha conectada
- Um fio-guia reto flexível é inserido sobre o fio para manter o acesso ao vaso

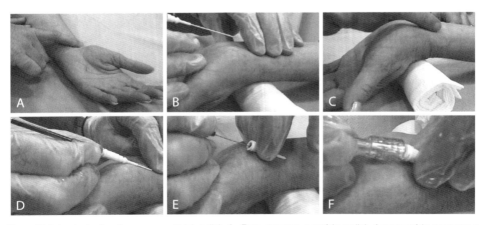

Figura 20.3 Implantação de acesso arterial radial. **A.** Para acessar a artéria radial, é necessário preparar a eminência tenar. **B.** A extensão do punho permite uma tentativa direta para a artéria radial. **C.** Aproxime-se em um ângulo superficial para introduzir a agulha, então deslize um pouco mais para introduzir também o cateter. **D.** Certifique-se de que o sangue continua fluindo conforme o cateter é inserido. **E.** Introduza o cateter, então segure o acesso para que o sangue não verta. **F.** É recomendado utilizar um Luer-Lok para evitar a desconexão do acesso.

Em seguida, um cateter de diâmetro 20 é inserido sobre o fio-guia, e a agulha e o fio-guia são removidos
Após confirmação da saída de sangue arterial, conecte o equipo de pressão ao cateter
Verifique o traçado arterial para garantir um formato de onda apropriado
Fixe o cateter e a posição do punho com uma placa
Se a primeira tentativa falhar, aplique pressão para manter a hemostasia e reinsira no mesmo local ou proximal a ele.

COMPLICAÇÕES

Isquemia arterial distal é a complicação mais temida, mas é incomum
Apesar da tradição, o teste de Allen não é um bom teste de triagem para colateralização arterial da mão
Outras complicações importantes incluem infecções, dissecção, vasospasmo, aneurisma arterial e esclerose vascular.

Canulação arterial femoral

INDICAÇÕES E CONTRAINDICAÇÕES

O acesso arterial femoral é indicado para monitoramento íntimo da pressão arterial e acesso arterial para coletas frequentes de sangue
A localização femoral é frequentemente selecionada para pacientes em choque ou com ausência ou diminuição de pulsos radiais
Esse local é contraindicado em pacientes com cirurgia arterial femoral ou ilíaca recente, infecção local e doença aorto-ilíaca grave.

EQUIPAMENTO

O equipamento para implantação de acesso arterial femoral inclui o seguinte:
Preparação cutânea antisséptica e equipamento de barreira estéril
Lidocaína 1% em uma seringa pequena com agulha de diâmetro 25
Cânula de lúmen único de diâmetro 18 ou 16 – frequentemente contida em *kits* de acesso arterial ou venoso pré-fabricados
Transdutor e equipo de pressão.

TÉCNICA

Os passos para inserção de acesso arterial femoral são demonstrados na Figura 20.4
Se o operador for destro, a artéria femoral direita é mais fácil de abordar
Prepare e aplique bandagem de forma estéril, e tenha um assistente por perto
Aplique anestésico local
A perna ipsilateral deve ser abduzida de forma discreta e rotacionada externamente para exposição do local de acesso
A agulha é inserida 1 a 2 cm abaixo da prega inguinal antes de puncionar a artéria femoral conforme ela emerge sob o ligamento inguinal
A punção com a agulha acima do ligamento inguinal causa riscos de hemorragia relacionada ao procedimento que pode ser oculta no retroperitônio e não pode sofrer compressão
A agulha é inserida em um ângulo de 20 a 30° em relação à pele, em direção ao local de pulsação arterial
Após punção arterial, a cânula arterial é inserida pela técnica de Seldinger conforme descrito anteriormente.

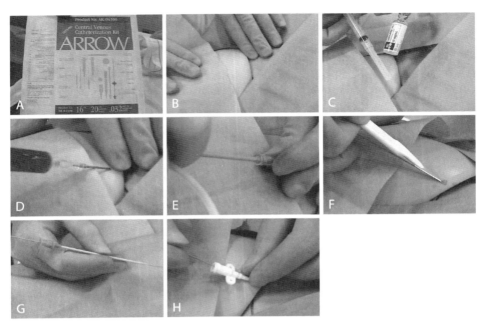

Figura 20.4 Implantação de acesso arterial femoral. **A.** Um bom *kit* para acesso arterial femoral. A agulha é de ponta macia, de forma que não sofra desgaste e cause hemorragia retroperitoneal. **B.** Palpe o pulso femoral e lembre-se do mnemônico NAVEL para estruturas anatômicas que vão da região lateral para medial (*n*ervo, *a*rtéria, *v*eia, *e*spaço vazio, *l*infáticos). **C.** Aplique generosamente anestésico local. **D.** Utilizando a agulha oca grande, avance até que o sangue brilhante seja observado. **E.** Assim que a agulha for inserida, proceda com a técnica de Seldinger, garantindo que o guia avance facilmente. **F.** Uma pequena abertura é suficiente para que o cateter de diâmetro 16 seja facilmente inserido. **G.** Dilate com cuidado para evitar uma hemorragia importante. **H.** Deslize o cateter, verifique novamente a localização, conecte o equipo, suture no local e aplique bandagem.

COMPLICAÇÕES

- Complicações vasculares – incluindo hemorragia, trombose arterial, pseudoaneurisma, dissecção e fístula arteriovenosa – são raras, mas bem reconhecidas
- A ausência de formação de hematoma superficial não exclui a presença de hemorragia retroperitoneal.

CAPÍTULO 21

Marca-Passo Cardíaco Temporário

Equívocos comuns

- A indicação para um marca-passo é baseada unicamente na frequência cardíaca do paciente
- O marca-passo transcutâneo pode ser implantado em pacientes conscientes, sem sedação
- Um marca-passo temporário transvenoso pode ser implantado a partir da veia femoral sem ser guiado por fluoroscopia.

Bradiarritmias

- As bradiarritmias podem ser classificadas em cinco grupos:
  - Bradicardia sinusal
  - Pausa sinusal
  - Ritmo juncional
  - Bloqueio da saída sinoatrial (SA)
  - Ritmo idioventricular (Tabela 21.1)
- Bloqueios de condução atrioventricular (AV) podem também resultar em bradicardia e necessitam de implante de marca-passo
  - Bloqueios AV são definidos em três grupos (Tabela 21.2).

SINAIS E SINTOMAS DE BRADIARRITMIAS

- A decisão de implantar um marca-passo depende das consequências hemodinâmicas da bradicardia, como hipotensão em conjunto com:
  - Tontura
  - Dispneia
  - Fadiga
  - Confusão mental
  - Síncope.

Marca-passo cardíaco permanente *versus* temporário

- Todas as indicações para marca-passo cardíaco permanente são indicações para marca-passo cardíaco temporário (ver Tabela 21.2), mas quando a causa é reversível ou desconhecida, um marca-passo temporário é preferido.

Tipos/formas de marca-passo temporário

- Marca-passos transcutâneo e transvenoso são mais comumente utilizados (Tabela 21.3)
- Marca-passo epicárdicos são utilizados após cirurgia cardiotorácica na qual os guias do marca-passo são ligados ao epicárdio do átrio e/ou ventrículo.

268 Manual de Cardiologia Intensiva

TABELA 21.1 ■ Diferentes tipos de bradiarritmias.

Bradiarritmias	Definição	Alterações no ECG
Bradicardia sinusal	• Frequência: < 60 bpm • Ritmo: regular • Ondas P: morfologia e duração normais • Intervalo PR: entre 0,12 e 0,20 s	> 1 segundo
Pausa sinusal	• O nodo sinusal não consegue gerar um impulso • Sem onda P ou seu complexo QRS e onda T associados • Duração de 2 s a vários minutos	
Ritmo juncional	• nodo AV se torna o principal marca-passo • Frequência: 40 a 60 bpm	
Ritmo idioventricular	• O ventrículo se torna o principal marca-passo • Complexos QRS amplos (> 120 ms) • Frequência: menor, entre 20 e 40 bpm	
Bloqueio da saída sinoatrial[a]		
Bloqueio AV de segundo grau tipo 1	• Encurtamento do intervalo PP até que um complexo P-QRS-T não ocorra • Leva progressivamente mais tempo para cada impulso do nodo SA sair dele, até que não saia mais nenhum impulso	
Bloqueio AV de segundo grau tipo 2	• Impulso gerado no nodo SA ocasionalmente não é propagado para os átrios, mas surge como um complexo P-QRS-T ausente • O intervalo PP ao redor dos complexos ausentes é duas (ou várias) vezes a duração do intervalo PP basal	
Bloqueio AV de terceiro grau	• Nenhum dos impulsos gerados sai do nodo SA • Pausa ou ritmo juncional	> 1,5 segundo

[a]Bloqueio AV de primeiro grau, que é um atraso entre a geração do impulso no nodo SA e sua saída do nodo, não é detectado no ECG superficial. *AV*, atrioventricular; *ECG*, eletrocardiograma; *SA*, sinoatrial.

MARCA-PASSO TRANSCUTÂNEO

■ O marca-passo transcutâneo é o método mais rápido para iniciar o marca-passo cardíaco temporário

■ Como o marca-passo cardíaco transcutâneo pode estar associado a uma sensação de queimação e/ou contrações musculares esqueléticas, pacientes conscientes devem ser sedados

Capítulo 21 Marca-Passo Cardíaco Temporário 269

TABELA 21.2 ■ **Indicações e contraindicações para o marca-passo cardíaco permanente e o temporário baseadas em causas.**

	Indicações	Contraindicações
Marca-passo cardíaco permanente	• Qualquer bradicardia sintomática • Disfunção do nodo sinusal • Bloqueio atrioventricular Mobitz II ou de terceiro grau adquirido em adultos • Síndrome do seio carotídeo hipersensível e síncope neurogênica grave • Após transplante cardíaco • Marca-passo para prevenir taquicardia ventricular • Pacientes com cardiopatia congênita	• Infecção local na localização do implante • Infecção sistêmica ativa com bacteriemia • Tendências hemorrágicas graves (contraindicação relativa) • Terapia anticoagulante ativa (contraindicação relativa)
Marca-passo cardíaco temporário	• Lesão reversível ao nodo sinusal ou outras partes do sistema de condução após cirurgia cardíaca (p. ex., lesões, derivação pós-coronariana) • Trauma torácico e cardíaco associado à disfunção temporária do nodo sinusal ou AV • Desequilíbrio metabólico e/ou eletrolítico (p. ex., hiperpotassemia) • Bradiarritmias induzida por fármacos (p. ex., intoxicação digitálica) • Doenças infecciosas (p. ex., doença de Lyme ou endocardite bacteriana)	• Paciente assintomático com ritmo estável (p. ex., um bloqueio AV de primeiro grau ou Mobitz 1, ou ritmo de escape estável)

AV, atrioventricular.

TABELA 21.3 ■ **Vantagens e desvantagens de diferentes tipos de marca-passos temporários.**

	Vantagens	Desvantagens
Marca-passo transcutâneo	• Método de escolha em caso de emergências (assistolia ou sintomas cardíacos)	• Menor confiabilidade • Menos conveniente • Formigamento, queimação da pele • Contrações musculoesqueléticas
Marca-passo transvenoso	• Ganho em conforto do paciente • Maior confiabilidade • Capacidade de ditar o ritmo do átrio • Estabilidade do sistema de marca-passo	• Requer acesso venoso central • Complicações que resultam da obtenção de acesso venoso (trombose venosa, punção arterial inadvertida)
Marca-passo transvenoso temporário e permanente	• Maior estabilidade • Fornece dados por interrogação	• Caro

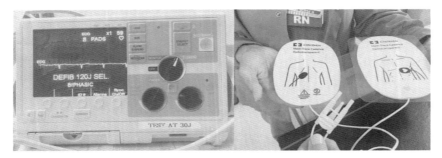

Figura 21.1 Desfibrilador externo e sistema de marca-passo transcutâneo. Três botões no sistema de marca-passo permitem ajustar o dispositivo para marca-passo, escolher a frequência e, em seguida, a corrente de saída para uma captura cardíaca apropriada. Dois eletrodos externos são ligados à região apropriada do peito e das costas do paciente, como indicado neles.

- O equipamento do marca-passo cardíaco transcutâneo consiste em uma unidade marca-passo, pás (eletrodos cardíacos) e um monitor cardíaco (Figura 21.1)
  - Primeiro, limpe a pele do paciente com álcool e raspe os pelos cuidadosamente
  - O eletrodo anterior possui polaridade negativa e deve ser posicionado sobre o ápice cardíaco ou na posição da derivação V_3
  - O eletrodo posterior, que possui polaridade positiva, deve ser posicionado abaixo da escápula, ou entre a escápula direita ou esquerda e a coluna
  - O marca-passo é ligado e o modo selecionado
  - Se o paciente estiver em parada cardíaca com bradicardia ou assistolia, o marca-passo deve ser iniciado na corrente de saída máxima para garantir que a captura seja alcançada o mais precocemente possível
  - Então, a corrente pode ser gradativamente reduzida para 5 a 10 mA acima do limiar para captura
  - Um complexo QRS largo após cada estímulo do marca-passo sugere captura, mas isso só é confirmado pela avaliação do pulso, pressão arterial e estado clínico do paciente
  - O limiar do marca-passo é em geral menor que 80 mA, mas pode ser aumentado em casos de obesidade, isquemia miocárdica, desequilíbrios metabólicos, pneumotórax e por mau contato com o eletrodo.

MARCA-PASSO TRANSVENOSO

- O marca-passo transvenoso requer acesso venoso central (ver Capítulo 20)
- Esse método possui várias vantagens sobre o método transcutâneo, como conforto e estabilidade do paciente, mas não pode ser iniciado tão rapidamente como o marca-passo transcutâneo
- Os requerimentos para implante do marca-passo transvenoso são um *kit* de acesso venoso, um guia para o marca-passo, um gerador do ritmo transvenoso externo temporário e desfibrilador externo, em conjunto com o seguinte:
  - Avental, luvas e gorro estéreis, e máscara de proteção facial
  - Ataduras ou toalhas para preparação da pele
  - Lidocaína, gaze estéril, seringas, bisturi, solução salina, cateter, dilatador, agulha, guia, fio de sutura, condutor da agulha
  - A fluoroscopia é comumente utilizada para implante do guia intracardíaco
  - Se a fluoroscopia não estiver disponível, o direcionamento eletrocardiográfico (ECG) ou ecocardiográfico pode ser utilizado

Capítulo 21 Marca-Passo Cardíaco Temporário **271**

- O primeiro passo na implante do marca-passo transvenoso é a obtenção de acesso venoso
- O local de acesso mais comum é a veia femoral direita com direcionamento fluoroscópico ou veias jugular interna e subclávia sem guia fluoroscópico
- Os passos seguintes são realizados para inserção do marca-passo temporário no leito utilizando guia ECG, sendo que a inserção de um marca-passo temporário sob guia fluoroscópico é mais direta
  - Um cateter com ponta em balão é inserido através da bainha na veia a uma profundidade de 20 cm. Em seguida, é inflado para ser avançado com o fluxo sanguíneo
  - Os eletrodos distais do cateter são conectados à derivação V_1 do dispositivo ECG para registar um ECG unipolar
  - Isso permite a detecção dos ECGs atrial e ventricular conforme o guia adentra essas câmaras
  - O cateter avança pela veia até que alcance o átrio direito (AD)
  - Quando o cateter entra no AD, as ondas atriais são registradas para confirmar a posição do cateter ou, se o guia for ligado em corrente máxima, então a posição atrial do guia é confirmada pela captura atrial no ECG
  - Avançando mais, quando o cateter passa a valva tricúspide e adentra o ventrículo direito (VD), e o cateter está em contato com o endocárdio VD, o sinal ventricular é muito grande (em geral > 4 mV) e produz elevação do segmento ST como uma indicação de uma lesão pela corrente
  - A partir da morfologia do QRS originado do marca-passo no ECG superficial, a posição do cateter pode ser determinada dentro do VD
  - Em uma emergência, deve-se começar usando a corrente mais alta; então, ela deve ser gradativamente reduzida até que a captura seja perdida e o limiar do marca-passo seja determinado
  - Se a situação não for uma emergência, a frequência é ajustada em 10 a 20 bpm acima da frequência cardíaca intrínseca e a corrente é ajustada para baixa a princípio, e depois aumentada gradativamente até que ocorra a captura
  - A corrente deve ser ajustada em um valor pelo menos três vezes maior que o limiar para garantir uma margem segura para qualquer alteração que ocorra no limiar de captura
  - O limiar de captura ideal é menor que 1 mA
  - O guia e a bainha são fixados na pele com sutura e uma bandagem transparente aplicada
  - O paciente é reavaliado diariamente, verificando-se infecções e testando o limiar e o ECG.

MARCA-PASSO TEMPORÁRIO TRANSVENOSO

- O marca-passo temporário transvenoso (MPTV) é um sistema de marca-passo permanente com um guia de fixação ativo utilizado para propósitos temporários com o guia externalizado através da pele até um gerador de pulso padronizado para o marca-passo
- O MPTV é indicado quando o marca-passo temporário é necessário por um período mais longo
- Pacientes com MPTV possuem sistema de marca-passo mais estável e confiável, e podem, portanto, ser monitorados e tratados fora da Unidade de Terapia Intensiva Cardiológica
- Com esse método, o guia em geral é implantado pela veia jugular interna ou veia subclávia sob guia fluoroscópico (Figura 21.2):
  - Uma bainha removível é utilizada para obter acesso venoso
  - A fluoroscopia é necessária para inserção do guia de fixação ativo, que é então inserido através da bainha e avançado até o VD
  - A posição ideal em geral é na porção média a apical do septo VD

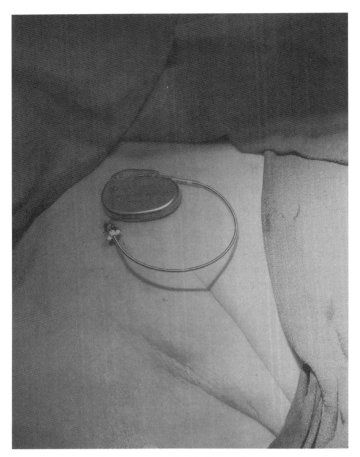

Figura 21.2 Um marca-passo temporário transvenoso é utilizado para ditar o ritmo por mais tempo que as indicações usuais e quando é necessária maior estabilidade. O guia de fixação ativa é inserido no ventrículo direito sob direcionamento fluoroscópico. A luva do guia é suturada na pele, e o gerador de pulsos é conectado ao guia e então coberto por uma bandagem.

- O mecanismo de ponta rosqueada é ativado para fixar o guia na posição apropriada
- Após mensurar a sensibilidade, impedância e limiar do marca-passo, e achar uma posição com mensurações satisfatórias, a bainha é removida, avança-se a luva da sutura do guia até o local da punção e sutura-se o guia sobre a luva na pele
- O guia é, então, conectado a um gerador de pulso padronizado do marca-passo
- O marca-passo pode ser preso ao pescoço ou à região superior do tórax com fita, dependendo do local de acesso
- As utilizações do MPTV incluem o implante após substituição da valva aórtica transcateter, na qual pacientes podem desenvolver bloqueio cardíaco completo transitório após o procedimento, ou pacientes que sejam dependentes de marca-passo com infecções por este nos quais o sistema permanente infectado é removido e precisam de marca-passo temporário seguro e estável.

CAPÍTULO 22

Tamponamento Pericárdico

Equívocos comuns

- O tamponamento pericárdico é um diagnóstico ecocardiográfico
- Grandes derrames pericárdicos crônicos e estáveis não progredirão para tamponamento cardíaco
- O tamanho é um fator crítico para determinar o efeito hemodinâmico de um derrame pericárdico.

Apresentação clínica

- A apresentação clínica depende da acuidade da apresentação, etiologia, das comorbidades subjacentes do paciente (p. ex., disfunção ventricular, *status* volêmico, doença valvar) e da capacidade de sustentar uma resposta fisiológica compensatória
- Pacientes com derrame pericárdico hemodinamicamente significativo em geral apresentam dor no peito, falta de ar e sensação de saciedade, em conjunto com sinais e sintomas relacionados à função cardíaca prejudicada – como fadiga, dispneia, hipotensão, pulso paradoxal, pressão venosa jugular (PVJ) elevada e edema –, os quais também podem estar presentes em cardiomiopatias ou processos mórbidos que afetam o lado direito do coração
- A tríade clássica de hipotensão, PVJ elevada e diminuição das bulhas cardíacas (uma das tríades de Beck) está presente somente em uma minoria dos pacientes
- Menos comumente, a compressão de estruturas intratorácicas adjacentes resulta em rouquidão, soluço e náuseas
- É importante estar atento sobre as formas pelas quais a doença pericárdica também pode estimular síndromes isquêmicas, listadas na Tabela 22.1
- No exame físico, pacientes com tamponamento pericárdico em geral parecem ansiosos e desconfortáveis.

TABELA 22.1 ■ **Principais formas pelas quais a doença pericárdica pode estimular síndromes isquêmicas.**

Dor isquêmica simulando dor pericárdica
Desvio de segmento ST sugerindo isquemia miocárdica
Síndrome de Dressler confundida com reinfarto
Tamponamento cardíaco mal interpretado como insuficiência cardíaca
Tamponamento grave confundido com choque cardiogênico
Atrito pericárdico confundido com sopro de insuficiência mitral aguda
Atrito pericárdico confundido com sopro de ruptura do septo ventricular

274 Manual de Cardiologia Intensiva

- Dependendo dos efeitos hemodinâmicos do derrame pericárdico, sinais como taquicardia, taquipneia, PVJ elevado, pulso paradoxal e diminuição da pressão de pulso podem estar presentes
- Um atrito pericárdico pode ser detectado com um pequeno derrame no cenário de pericardite
- Se o fluido pericárdico comprimir o pulmão adjacente, som maciço à percussão, egofonia e sons respiratórios brônquicos no ângulo da escápula esquerda podem ser identificados (sinal de Ewart).

Fisiopatologia

- O pericárdio normal consiste em um saco membranoso de camada dupla que envelopa o coração e as porções proximais dos grandes vasos
- A camada externa, ou pericárdio proximal (fibroso), serve para ancorar o coração no tórax e se torna contíguo com a adventícia dos grandes vasos
- A camada interna, ou pericárdio visceral, é uma monocamada serosa que adere firmemente ao epicárdio; é rebatida sobre a origem dos grandes vasos, o que cria os seios oblíquo e transverso, além dos recessos pericárdicos (importantes contribuintes para o volume de reserva pericárdico); e se funde com a camada parietal rígida e fibrosa
- Sob condições fisiológicas normais, existe tipicamente menos que 50 mℓ de fluido pericárdico (amplamente um ultrafiltrado do plasma) entre as camadas pericárdicas
- O pericárdio limita a distensão das câmaras cardíacas, facilita a interação ventricular e o acoplamento dos átrios e ventrículos, equaliza as forças físicas por toda a superfície miocárdica, minimiza a fricção com as estruturas circundantes e fornece uma barreira anatômica para impedir a disseminação de infecções
- O acúmulo de fluido pericárdico ocorre em geral devido à inflamação ou à infecção do pericárdio e de estruturas adjacentes
- O *hemopericárdio* pode resultar espontaneamente de anormalidades de coagulação ou como resultado de complicações cirúrgicas, trauma, dissecção de um aneurisma aórtico ou ruptura miocárdica
- O *quilopericárdio* é um derrame pericárdico composto de linfa, um fluido branco leitoso e opaco, com nível de triglicerídeos maior que 500 mg/ℓ e relação colesterol/triglicerídeos menor que 1
- Embora o conteúdo de colesterol seja alto, o quilopericárdio não deve ser confundido com pericardite por colesterol, na qual o fluido é claro e contém cristais de colesterol, células espumosas, macrófagos e células gigantes
  - O quilopericárdio primário é raro
  - O quilopericárdio secundário pode ocorrer devido à radiação, trombose da veia subclávia, infecções (p. ex., tuberculose), tumores mediastinais, após cirurgias cardíacas ou aortopulmonares, ou a partir de qualquer processo que lese o ducto torácico
- O *pneumopericárdio* é raro, e ocorre em situações de trauma torácico, após intervenções médicas (p. ex., ablação por cateter de arritmias), formação de fístulas e uma série de infecções formadoras de gás
- A Tabela 22.2 resume as causas mais importantes de derrame pericárdico
- A taxa de acúmulo de fluido é o fator crítico para determinar os efeitos hemodinâmicos, sinais clínicos e sintomas associados
- Um acúmulo lento de uma grande quantidade de líquido no pericárdio pode não ter efeito hemodinâmico significativo, enquanto um derrame pericárdico agudo, mesmo um pequeno volume, pode resultar em fisiopatologia de tamponamento
- O tamponamento cardíaco é uma condição hemodinâmica geralmente caracterizada por uma elevação igual das pressões atrial (pressão da artéria pulmonar ocluída e atrial direita) e pericárdica, uma diminuição inspiratória exagerada (> 10 mmHg) na pressão sistólica aórtica (pulso paradoxal) e hipotensão ou taquicardia (Figura 22.1)

Capítulo 22 Tamponamento Pericárdico **275**

TABELA 22.2 ■ **Causas de derrame pericárdico.**

Categorias	Exemplos
Idiopática	
Infecções	• Bacteriana (p. ex., estafilococos, estreptococos, pneumococos, *Haemophilus influenzae*, espécies de *Mycoplasma*, espécies de *Neisseria*, *Borrelia burgdorferi*, espécies de *Chlamydia*, espécies de *Legionella*, espécies de *Salmonella*, *Mycobacterium tuberculosis*, *Mycobacterium avium*) • Viral (p. ex., vírus Coxsackie, adenovírus, vírus Epstein-Barr, Vírus ECHO, citomegalovirus, mononucleose infecciosa, parvovírus B19, influenza, caxumba, varicela, hepatite B, HIV) • Fúngica (p. ex., histoplasmose, aspergilose, blastomicose, coccidioidomicose, espécies de *Candida*, espécies de *Nocardia*) • Organismos riquetsiais • Parasitária (toxoplasmose, amebíase)
Neoplasia	• Metastática (p. ex., carcinoma pulmonar ou de mama, linfoma, leucemia, melanoma) • Primária (p. ex., rabdomiossarcoma, lipoma, teratoma, fibroma, fibrossarcoma, angioma, angiossarcoma, mesotelioma)
Infarto do miocárdio	• Ruptura de aneurisma ventricular
Fármacos	• Procainamida • Hidralazina • Varfarina • Heparina • Trombolíticos • Metisergida • Isoniazida • Ciclosporina
Doenças autoimunes	• Lúpus eritematoso sistêmico • Artrite reumatoide • Esclerodermia • Poliarterite nodosa • Arterite temporal • Distúrbio misto de tecido conjuntivo • Doenças inflamatórias intestinais • Sarcoidose • Doença de Behçet • Miastenia gravis
Trauma	• Obtuso • Penetrante • Iatrogênico (p. ex., perfuração causada por inserção de cateter ou implante de marca-passo, *status* pós-reanimação cardiopulmonar)
Outros	• Hipotireoidismo • Amiloidose e doenças autoimunes • Quilopericárdio • Uremia • Radiação • Pneumopericárdio • Pós-cirurgia cardiotorácica • Púrpura trombocitopênica idiopática • Síndrome pós-pericardiotomia • Aneurisma aórtico dissecante

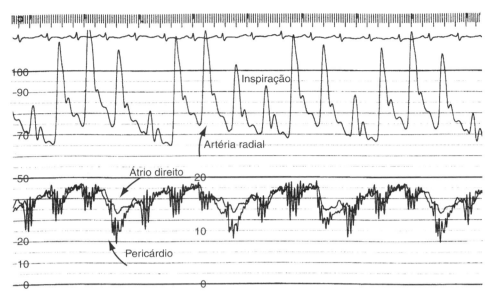

Figura 22.1 Tamponamento cardíaco hiperagudo causado por penetração de enxerto de via safena durante angioplastia do enxerto. O traçado arterial radial revela taquicardia e pulso paradoxal extremo. As pressões atrial direita e pericárdica estão equilibradas em um nível muito alto. O volume de sangue no pericárdio era pequeno.

- Embora o pericárdio tenha certo grau de elasticidade (parte do volume de reserva pericárdico), assim que o limite elástico for alcançado, o coração deve competir com o fluido intrapericárdico por um volume intrapericárdico fixo
- Conforme o volume pericárdico total atinge a porção rígida de sua relação pressão-volume, o tamponamento rapidamente ocorre
- Conforme o tamponamento cardíaco progride, as câmaras cardíacas se tornam menores, as pressões transmurais da câmara (*i. e.*, pré-carga) diminuem, e a complacência diastólica da câmara e o enchimento ventricular diminuem devido ao aumento da interdependência ventricular, o que leva à elevação característica e à equalização das pressões de enchimento diastólicas, além de diminuições do volume sistólico e da pressão arterial.

INVESTIGAÇÕES

- A radiografia torácica pode revelar aumento da silhueta cardíaca (com frequência em formato de pera), tipicamente observado quando há acúmulo de pelo menos 250 mℓ de fluido
    - Os pulmões estão em geral limpos a menos que o paciente esteja em insuficiência cardíaca esquerda ou tenha pneumopatia adicional
- Sinais eletrocardiográficos (ECG) de pericardite aguda na forma de elevação difusa do segmento ST e depressão do segmento PR podem ser observados
    - A principal característica ECG do derrame pericárdico envolve complexos QRS de baixa voltagem (amplitude de QRS < 0,5 mV nas derivações dos membros e < 1 mV nas derivações precordiais), o que reflete o isolamento elétrico do fluido pericárdico, mas isso não é um sinal sensível ou específico de derrame pericárdico; portanto, não deve ser utilizado para confirmar ou refutar um diagnóstico em progresso de derrame pericárdico

- Alternância elétrica, a variação entre batimentos da amplitude da voltagem de QRS, é outro achado ECG sugestivo de grande derrame pericárdico ou tamponamento cardíaco
- Exames laboratoriais de rotina antes da pericardiocentese devem incluir hemograma completo, tempo de protrombina/razão internacional normalizada, tempo de tromboplastina parcial ativado e um painel metabólico básico
- Exames rotineiros do fluido pericárdico frequentemente incluem contagem celular com diferencial, lactato-desidrogenase, proteína, glicose, coloração de Gram, e culturas bacterianas rotineiras
    - Esfregaços para bacilos álcool-resistentes; adenosina-desaminase; culturas micobacterianas, fúngicas e virais; e citologia são indicadas, dependendo do grau de suspeita para infecções específicas ou etiologias neoplásicas
    - A maioria dos derrames pericárdicos é exsudato, mas nenhum parâmetro bioquímico ou de contagem celular é útil para diferenciar dentre causas individuais de distúrbios pericárdicos
- O ecodopplercardiograma é o melhor método para confirmação do diagnóstico de derrame pericárdico, e o fluido pericárdico é observado como um espaço ecolucente entre o pericárdio e o epicárdio (Figura 22.2)
- O ecodopplercardiograma pode detectar um derrame pericárdico em um volume tão pequeno quanto 30 mℓ. Os derrames pericárdicos são classificados de acordo com seu início, tamanho, distribuição, impacto hemodinâmico e composição
- A detecção de um derrame pericárdico frequentemente tem implicações importantes para o diagnóstico (p. ex., pericardite aguda após infarto do miocárdio), prognóstico (p. ex., pacientes com câncer), ou ambos (p. ex., dissecção aórtica aguda)
- Pequenos derrames pericárdicos não loculados em geral estão presentes no espaço pericárdico posterior com o paciente em posição supinada. Conforme o derrame aumenta, ele começa a acumular anterior e lateralmente
- Grandes derrames são em geral circunferenciais, permitindo movimentação livre do coração no fluido (balanço do coração)
- Importantes achados ecocardiográficos podem incluir colapso do átrio direito (AD), colapso do ventrículo direito (VD), alterações recíprocas no volume do ventrículo direito e

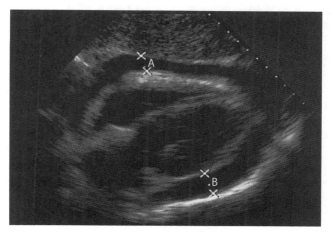

Figura 22.2 Ecodopplercardiograma demonstrando um grande derrame pericárdico circunferencial. Aspectos anterior (A) e posterior (B) dos derrames são demonstrados. (De Shabetai R. Pericardial disease. In: Brown DL, ed. *Cardiac Intensive Care*. Philadelphia: Saunders; 1988:469-475.)

esquerdo, bem como velocidades de fluxo transvalvar e dilatação da veia cava inferior com reduzida alteração respiratória na dimensão
- O colapso da câmara cardíaca ocorre quando a pressão intrapericárdica excede a pressão intracardíaca em determinada câmara; a parede livre VD cede ou sofre invaginação na diástole inicial quando a pressão VD está em seu nível mínimo
- Isso frequentemente é melhor visualizado na vista subcostal com cursor em modo M pela parede da câmara afetada para determinar o momento dentro do ciclo cardíaco
- O colapso VD no início da diástole é altamente específico para o tamponamento, embora outras condições possam reproduzir esse achado na ausência de derrame hemodinamicamente significativo
- No fim da diástole, quando a pressão AD está em seu ponto máximo, a pressão do fluido pericárdico excede a pressão atrial direita, resultando em colapso AD, geralmente melhor apreciado na projeção em quatro câmaras (Figura 22.3)
- Se persistente por mais de um terço da diástole, a sensibilidade, a especificidade e os valores preditivos positivos se aproximam de 100% em pacientes com tamponamento
- O grau de invaginação não tem valor preditivo para a presença de tamponamento
- É importante notar que a ausência de qualquer colapso de câmara tem um valor preditivo negativo de 90% para tamponamento clinicamente significativo
- O colapso do átrio esquerdo e do ventrículo esquerdo são menos comuns, este ocorre em geral na presença de pressão do ventrículo direito e sobrecarga volêmica ou quando o tamponamento é regional (p. ex., após cirurgia cardíaca)
- Em indivíduos normais, existe variação mínima na velocidade de fluxo durante a respiração normal
- No tamponamento, a variação respiratória exagerada nas velocidades transvalvares resulta da interdependência ventricular aumentada e sugere a presença de pulso paradoxal
  - Com a inspiração, a velocidade de fluxo tricúspide aumenta de forma marcante, com diminuição concomitante na velocidade de fluxo mitral. Pelo consenso recente, a porcentagem

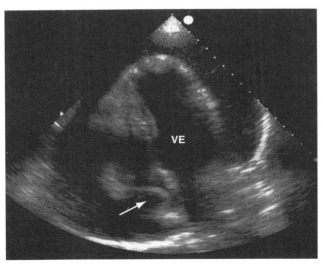

Figura 22.3 Ecodopplercardiograma demonstrando grave compressão atrial direita (*seta*) em um paciente cujo derrame pericárdico causou tamponamento cardíaco. *VE*, ventrículo esquerdo. (De Shabetai R. Pericardial disease. In: Brown DL, ed. *Cardiac Intensive Care*. Philadelphia: Saunders; 1988:469-475.)

Capítulo 22 Tamponamento Pericárdico

de variação respiratória para influxo mitral e tricúspide é calculada como: 100 × (expiração – inspiração)/expiração

- No tamponamento, o fluxo tricúspide em geral excede 60%, enquanto o fluxo mitral excede 30%
- É importante notar que a velocidade de fluxo transvalvar não deve ser o único critério utilizado para o diagnóstico de tamponamento
- A pletora da veia cava inferior está presente em vários pacientes com tamponamento, embora esse achado seja altamente sensível, falta especificidade, pois várias outras condições estão associadas ao aumento da pressão AD e têm o mesmo achado ecocardiográfico.

Tratamento

- A escolha entre pericardiocentese e drenagem cirúrgica aberta é baseada na preferência local e experiência, etiologia, *status* hemodinâmico do paciente, e características do derrame/conteúdo pericárdico
  - Geralmente, para a maioria dos derrames de fluxo livre ou descomplicados, a drenagem percutânea guiada pelo ecocardiograma é preferida nas mãos de um operador experiente
  - Ao contrário, a presença de fluido loculado ou organizado, hemopericárdio, etiologia traumática do derrame ou preocupação com relação à dissecção aórtica pode ser melhor tratada pela evacuação cirúrgica do pericárdio
- A pericardiocentese pode ser realizada sob guia fluoroscópico ou ecocardiográfico
- O último permite que o operador selecione a via mais curta para o derrame e o local da punção com a maior acúmulo de fluido
- Nas maiores séries publicadas, a localização para-apical foi utilizada em 66%, enquanto a localização subxifoide foi ideal em somente 15%
- A pericardiectomia cirúrgica com drenagem, embora menos realizada do que a pericardiocentese, é recomendada pelas diretrizes de 2015 da European Society of Cardiology (ESC) somente em pacientes com derrames sintomáticos nos quais a terapia medicamentosa e pericardiocenteses repetidas não obtiveram sucesso
- Pacientes diagnosticados com um grande derrame pericárdico com mínima ou nenhuma evidência de comprometimento hemodinâmico podem ser tratados de modo conservador com monitoramento hemodinâmico cuidadoso, exames ecocardiográficos seriados, suspensão do uso de diuréticos e vasodilatadores (uma recomendação IIIC) e terapia focada na causa subjacente do derrame pericárdico
- Derrames que aumentam progressivamente, levando à piora dos sintomas sugerindo tamponamento cardíaco, ou que são outrora refratários à abordagem conservadora, devem ser tratados pela drenagem do fluido pericárdico
- Não existem função para a terapia medicamentosa do tamponamento cardíaco, mas a reanimação hídrica pode ser útil durante a preparação para a drenagem pericárdica
- A ventilação mecânica deve ser evitada sempre que possível
- Em pacientes assintomáticos, a pericardiocentese raramente é indicada
- Além disso, se a quantidade de fluido pericárdico for pequena, pode ser muito difícil acessá-lo e drená-lo
- Ocasionalmente, a drenagem do fluido pericárdico é necessária para propósitos diagnósticos mesmo se o paciente estiver assintomático do derrame
- As indicações para pericardiocentese são as seguintes:
  - Tamponamento pericárdico ou grandes derrames pericárdicos
  - Derrames pericárdicos sintomáticos
  - Suspeita de pericardite purulenta
  - Derrames de etiologia incerta
  - Derrames pericárdicos que comprimem outros órgãos (p. ex., traqueia, pulmão).

Procedimento de pericardiocentese

- A pericardiocentese eletiva ou urgente deve ser realizada por indivíduos experientes, caso contrário, a abordagem cirúrgica deve ser executada
- Um ecocardiograma deve ser realizado antes do procedimento de pericardiocentese para confirmar que o derrame é de tamanho pelo menos moderado e não é loculado
- A pericardiocentese guiada por ecodopplercardiografia pode ser realizada no leito hospitalar sem exposição à radiação pela fluoroscopia
- Se a situação clínica permitir, qualquer anormalidade de coagulação deve ser corrigida
- A bandeja de pericardiocentese e o equipamento associado devem incluir:
  - Uma agulha cardíaca de diâmetro 18 a 20 ou cateter venoso central longo com introdutor de agulha
  - Uma torneira de três vias
  - Seringas (10, 20 e 60 mℓ)
  - Clorexidina e álcool antissépticos ou solução de iodopovidina
  - Monitor ECG
  - Tubos para coleta de amostra para análise e culturas do fluido, receptáculo do fluido (frasco a vácuo de 1 ℓ)
  - Agulha de pequeno calibre para anestesia local e lidocaína 1 a 2%
  - Luvas estéreis, máscara, gorro, vestimenta (avental plástico transparente estéril) e gazes
  - Lâmina cirúrgica (nº 11)
  - Solução de cloreto de sódio isotônica (para lavagem do cateter)
  - Medicações de emergência (p. ex., atropina, lidocaína, epinefrina)
  - Desfibrilador com monitor
  - Fios de seda 4 a 0 e porta-agulha
- Posicione o paciente em um ângulo de 30 a 45° com a cabeça para cima, para permitir que o fluido pericárdico fique alojado na superfície inferior do coração
- Palpe o processo subxifoide, cerca de um dedo de largura abaixo da borda da costela. Essa localização evita dificuldades para avançar o cateter através do tecido fibroso mais próximo da porção inferior do esterno
- Utilizando a probe do ecocardiograma, primeiro encontre o derrame máximo, que determinará a posição e angulação da agulha, meça a distância da probe até a pele e depois da probe até o miocárdio (na diástole), o que determinará a profundida que você almeja e a zona de tamponamento
- Prepare o local de forma estéril e cubra tudo, com exceção de uma pequena área ao redor do processo subxifoide
- Após infiltração da pele e dos tecidos subcutâneos com lidocaína, faça uma pequena incisão (cerca de 5 mm) para diminuir a resistência durante a inserção da agulha
- Avance a agulha pericárdica através da pele, primeiro perpendicularmente até o peito e então em um ângulo menor até um plano quase paralelo com o assoalho, movimentando sob o processo subxifoide em direção ao ombro esquerdo
- Mais lidocaína pode ser aplicada pela agulha pericárdica conforme esta avança
- Se o paciente for obeso, uma agulha mais longa e certa força podem ser necessárias para inserir a ponta da seringa sob o processo subxifoide em direção ao coração
- Avance a agulha em direção ao espaço pericárdico
- A passagem da agulha através da pele faz com que a agulha seja ocluída por tecido subcutâneo
- Lave qualquer tecido que possa ter se acumulado durante a passagem antes de adentrar o pericárdio, uma membrana fibrosa rígida
- Tenha cuidado ao avançar a agulha através do diafragma, a pressão excessiva para a frente pode resultar em um pulo súbito através do pericárdio em direção a uma câmara cardíaca

Capítulo 22 Tamponamento Pericárdico **281**

- Confirme a posição intrapericárdica pelo ecocardiograma contrastado. Conforme a agulha é avançada, fluido colorido ou sangue na seringa sinalizam a provável entrada no pericárdio (note que derrames crônicos são frequentemente amarelo-claros, ocasionalmente serossanguinolentos ou, menos comumente, marrom-escuros)
- Derrames agudos resultantes de trauma, câncer, ruptura miocárdica ou dissecção aórtica são francamente sanguinolentos
- Após adentrar o espaço pericárdico, uma injeção de 5 a 10 mℓ de salina agitada através da agulha aparece como um contraste de microbolhas e confirma a posição intrapericárdica da agulha
- Se a ponta da agulha estiver no VD, as bolhas serão observadas na cavidade do VD e serão rapidamente dispersas pela sístole do VD
- Quando a ponta da agulha estiver dentro do espaço pericárdico, um fio-guia de ponta macia é passado através da agulha
- Este fio-guia deve ser avançado posteriormente ao redor do coração
- Essa posição do fio é importante para garantir que a agulha não perfure o coração e que o fio não seja inserido no VD, caso em que o fio subirá pela via de saída VD e induzirá contrações ventriculares prematuras frequentes ou taquicardia ventricular
- A agulha é trocada por um cateter de drenagem pericárdica com múltiplos orifícios laterais
- Se o cateter não drenar ou a posição exata do cateter for incerta, uma quantidade adicional de meio de contraste ecocardiográfico pode ser injetada para avaliar o problema
- O meio de contraste é acumulado na porção dependente do espaço pericárdico, mas é rapidamente levado para um espaço vascular
- Fluido pericárdico sanguinolento pode ocorrer devido à doença crônica ou a trauma agudo durante o procedimento, e tem valor de hematócrito inferior ao sangue e não coagulará tão rapidamente
- Fixe o cateter no local com suturas de ancoragem utilizando fio de seda 4.0
- Realize ecocardiogramas seriados antes e após a remoção do cateter de drenagem pericárdica para confirmar a ausência de reacúmulo de fluido
- Na ausência de reacúmulo significativo de fluido, o dreno pericárdico pode ser em geral removido após 24 a 48 horas
- Se houver um derrame grande ou hemodinamicamente significativo, considere uma janela pericárdica cirúrgica.

Complicações

- Complicações potenciais da pericardiocentese incluem:
  - Punção ventricular
  - Parada cardíaca
  - Pneumotórax
  - Laceração hepática
  - Laceração de artéria ou veia coronariana
  - Hemorragia
  - Arritmias ventriculares e atriais
- Contraindicações para a pericardiocentese incluem:
  - Ruptura miocárdica
  - Dissecção aórtica
  - Infecção cutânea no local de acesso
  - Distúrbio hemorrágico grave.

CAPÍTULO 23

Monitoramento Hemodinâmico Invasivo

Equívocos comuns

- O monitoramento hemodinâmico invasivo deve ser utilizado em todos os pacientes na Unidade de Terapia Intensiva Cardiológica (UTIC)
- A pressão da artéria pulmonar ocluída é sempre um substituto para a pressão diastólica final do ventrículo esquerdo
- A saturação de oxigênio venoso mista pode ser coletada a partir de qualquer câmara cardíaca direita.

- A hemodinâmica é a hidrodinâmica derivada, a física da movimentação e ação da água
- As dimensões da hemodinâmica incluem fluxo, pressão, resistência estática, impedância dinâmica, reflexão e complacência, efeitos de ramificação, viscosidade, fricção do fluido, turbulência e outras características físicas
- Os objetivos da avaliação hemodinâmica e da manipulação no paciente em estado crítico são garantir fluxo sanguíneo adequado aos órgãos e suprimento de oxigênio, melhorando, assim, a sobrevida
- Parâmetros não invasivos para mensurar a perfusão dos órgãos incluem pressão arterial sistólica e diastólica, temperatura corporal, frequência cardíaca, débito urinário e frequência respiratória
- O desenvolvimento de procedimentos de cateterização intravascular ao lado do leito permitiu, pela primeira vez, a aplicação substancial de monitoramento hemodinâmico no cuidado de pacientes selecionados em estado crítico.

Pressão arterial sistêmica

- A mensuração contínua da pressão arterial é essencial para o monitoramento hemodinâmico de pacientes em estado crítico
- A pressão arterial é a pressão de entrada para a perfusão de órgãos
- Na UTIC, a inserção de cateter arterial no braço (localização braquial ou radial) ou virilha (localização arterial femoral) é frequentemente utilizada para fornecer monitoramento mais preciso da pressão arterial medida
- As vantagens da cateterização arterial sobre as técnicas não invasivas são o monitoramento contínuo de pressão arterial e seu formato de onda, bem como o fornecimento de um local para coletas repetidas de sangue
- A pressão arterial é uma função do tônus vasomotor e do débito cardíaco (DC)
- Demandas metabólicas locais determinam o tônus vasomotor local que, por sua vez, determina a distribuição do fluxo sanguíneo

284 Manual de Cardiologia Intensiva

- A pressão de perfusão e a resistência vascular local determinam a perfusão de órgãos de todos os leitos capilares
- O fluxo é proporcional à demanda metabólica local se não houver instabilidade hemodinâmica para causar aumento do tônus simpático
- O DC determina primariamente a pressão arterial em situações de graus variados de fluxo sanguíneo local e, por ser proporcional à demanda metabólica local, não há um valor normal em um paciente metabolicamente ativo e instável
- A literatura atualmente sugere a manutenção de pacientes que previamente não eram hipertensos em uma pressão arterial média (PAM) de 65 mmHg, consistente com a PAM inicial alvo recomendada pelas Surviving Sepse Guidelines
- Em um estudo clínico que examinou os efeitos da reanimação com fluido e vasopressores em pacientes com choque circulatório para diversos alvos da PAM, variando de 60 a 90 mmHg, não pode ser determinado nenhum aumento do fluxo sanguíneo nos órgãos com uma PAM acima de 65 mmHg
- Entretanto, evidências na literatura sobre choque séptico indicam que uma PAM de 75 a 85 mmHg pode reduzir o desenvolvimento de lesão renal aguda em pacientes com hipertensão arterial crônica
- Como resultado, foi sugerido considerar alvos mais individualizados para pacientes idosos com hipertensão ou aterosclerose e em pacientes com choque séptico
- As indicações para cateterização arterial (Tabela 23.1)
- Na maioria dos casos, a escolha da localização para inserção do cateter é a artéria radial porque a canulação da artéria femoral é mais frequentemente associada a deslocamento durante a movimentação do paciente e hemorragia de difícil controle
- Embora a cateterização arterial seja um procedimento invasivo com riscos inerentes (oclusão vascular temporária em 20% e hematoma em 14%), a maioria das complicações não são graves, com lesões isquêmicas permanentes, sepse e pseudoaneurisma ocorrendo em menos de 1% dos casos.

TABELA 23.1 ▪ Cateterização arterial.

Indicações prováveis para cateterização arterial
- Guia para manejo de infusões de fármacos vasodilatadores potentes para prevenir hipotensão sistêmica
- Guia para manejo de infusões de fármacos vasodilatadores potentes para manter uma pressão arterial média almejada
- Como uma porta para coletas rápidas e repetidas de sangue arterial em pacientes nos quais coletas múltiplas de sangue arterial são indicadas
- Como um monitor da deterioração cardiovascular em pacientes com risco de instabilidade cardiovascular

Aplicações úteis do monitoramento da pressão arterial para o diagnóstico de insuficiência cardíaca
- Diferenciação entre tamponamento cardíaco (pulso paradoxal) e oscilações induzidas pela respiração na pressão arterial sistólica; o tamponamento reduz a pressão de pulso, mas mantém constante a pressão diastólica. A respiração rediz igualmente as pressões sistólica e diastólica, de forma que a pressão de pulso é constante
- Diferenciação entre hipovolemia e disfunção cardíaca como causa da instabilidade hemodinâmica. A pressão arterial sistólica diminui mais após pressão positiva durante a respiração quando comparada à apneia basal durante hipovolemia. A pressão arterial sistólica aumenta mais durante a pressão positiva durante a inspiração quando a contratilidade do ventrículo esquerdo (VE) estiver reduzida.

Modificada de Polanco PM, Pinsky MR. Practical issues of hemodynamic monitoring at the bedside. *Surg Clin North Am*. 2006;86(6):1431-1456.

Cateterização da artéria pulmonar

- A cateterização da artéria pulmonar (AP) permite mensurações adicionais do DC, e das pressões do lado direito do coração e pulmonar, o que torna possível calcular outros parâmetros hemodinâmicos derivados, como os índices de carga cardíaca e as resistências vasculares sistêmica e pulmonar
- Essas variáveis hemodinâmicas fundamentais ajudam a descrever melhor o estado fisiológico desordenado com precisão suficiente para melhorar as decisões de manejo e auxiliam no cuidado de pacientes em estado crítico
- A cateterização da AP permite a determinação de vários parâmetros hemodinâmicos fundamentais, incluindo mensuração do DC por termodiluição (TD), pressões atrial direita (AD), ventricular direita (VD), AP e da artéria pulmonar ocluída (PAPO), bem como coleta de sangue a partir da AP, VD e AD
- A resistência vascular pulmonar e sistêmica, assim como a carga sistólica VD e ventricular esquerda (VE), podem então ser derivados.

Cateter para artéria pulmonar

- O cateter para AP mais comumente utilizado é um cateter radiopaco, de calibre 7,5 Fr, de lúmen triplo, de termodiluição, com comprimento de 110 cm, composto por policloreto de vinila
- A maioria dos cateteres são revestidos por heparina para reduzir a trombogenicidade
- A parte de fora é marcada com anéis pretos a cada 10 cm desde a ponta, o que permite a determinação sem fluoroscopia do comprimento apropriado do cateter no qual o balão distal deve ser inflado
- O lúmen distal termina na ponta do cateter, enquanto o lúmen AD termina 30 cm proximal à ponta. Existe um lúmen de infusão venoso 1 cm proximal ao lúmen do AD
- Um termistor localizado 3 a 5 cm da ponta é ligado a um conector de termistor externo por um fio
- O termistor externo é, por sua vez, ligado a um computador que permite a determinação do DC pelo método de TD
- Um balão de látex macio com capacidade de insuflação máxima de 1 a 1,5 mℓ é afixado na ponta distal do cateter da AP
- Após insuflação, o balão circunda a ponta do cateter, amortecendo a força transmitida, limitando a lesão das superfícies endocárdicas e reduzindo a frequência de arritmias
- O balão inflado facilita o avanço direcionado pelo fluxo do cateter através do lado direito do coração em direção à AP
- Assim que inflado em um ramo distal da AP, o balão oclui o vaso e permite a mensuração da PAPO pela ponta do cateter
- O cateter pode servir para múltiplas funções, incluindo a mensuração do DC por TD, temperatura da AP e pressões intracardíacas (AD, VD, AP, PAPO)
- A coleta de sangue pode ser realizada através dos lúmens ativos do cateter.

EQUIPAMENTO E CALIBRAÇÃO DO SINAL

- O cateter na AP preenchido por fluido é conectado por um equipo de pressão semirrígido aos transdutores de pressão
- Esses transdutores consistem em uma cúpula preenchida por fluido, um diafragma e um arranjo em ponte de Wheatstone com medidor de tensão
- Uma corrente elétrica diretamente proporcional à movimentação do fluido é amplificada e transmitida ao equipamento osciloscópico para demonstração

- O sistema deve ter uma resposta em frequência de placa de 15 a 20 Hz para ser considerado adequado para estudos humanos
- Formatos de onda de pressão não são confiáveis em pacientes com frequências cardíacas excessivamente rápidas maiores que 180 bpm
- O comprimento do equipo de pressão determina a frequência natural dos sistemas preenchidos por fluido
- Equipos excessivamente longos abaixarão a frequência natural para abaixo da faixa fisiológica, causando uma amplificação excessiva do sinal, o que resulta em leituras de pressão falsamente elevadas
- O comprimento recomendado do equipo de pressão é de 90 a 120 cm
- A atenuação é o efeito oposto, com perda de sinal fisiológico que mais comumente resulta do ar aprisionado no circuito
- A atenuação do sinal de pressão da AP torna difícil discerni-la do traçado da PAPO
- Artefatos do equipamento do cateter oriundos de movimentação transmitida ao cateter em cada contração cardíaca podem ser eliminados por filtros de alta frequência
- Sinais de pressão mensurados de forma acurada necessitam de calibração apropriada do sistema de monitoramento
  - Com o paciente em posição supinada, o transdutor de pressão é alinhado com o quarto espaço intercostal no meio do trajeto entre a parte anterior e posterior do tórax
  - Essa localização serve como ponto de referência zero padrão
  - A calibração do monitor envolve a introdução de um sinal de pressão conhecido, que pode ser feito interna ou externamente
  - A referência zero e a calibração devem ser verificadas em todos os dias de monitoramento hemodinâmico
- O equipamento necessário para inserção do cateter em AP (Tabela 23.2).

INSERÇÃO DO CATETER

- O equipamento do cateter deve ser inspecionado e calibrado
- Todos os lúmens devem ser lavados com salina normal e não devem conter ar
- Locais potenciais para inserção incluem as veias jugular interna, subclávia e femoral (Tabela 23.3)
- A veia jugular interna direita é a via de acesso preferível devido ao trajeto direto até a veia cava superior
- A inserção guiada por ultrassom da agulha e um sistema de micropunção são comumente utilizados para reduzir ainda mais as complicações
- A preparação meticulosa do local escolhido com técnica asséptica é crucial
- O operador e quaisquer assistentes devem vestir aventais, luvas, máscaras faciais e gorros estéreis
- O paciente deve ser preparado apropriadamente, coberto e colocado na posição de Trendelenburg
- O local é então acessado por via percutânea pela técnica modificada de Seldinger
- Após anestesia local, uma agulha de Cook de 7,6 cm de comprimento e calibre 18 com seringa conectada é inserida com bisel para cima em um ângulo de aproximadamente 45° entre as cabeças dos músculos esternocleidomastóideos em direção ao mamilo ipsilateral, ao mesmo tempo em que a artéria carótida ipsilateral é palpada
- Após obtenção de sangue venoso de fluxo livre, a seringa é desconectada da agulha e um fio-guia longo de 40 cm com ponta em J é inserido pela agulha e passado gentilmente até a veia
- O fio-guia deve passar sem qualquer resistência e nunca deve ser avançado se for encontrada qualquer resistência

Capítulo 23 Monitoramento Hemodinâmico Invasivo

TABELA 23.2 ■ Equipamento necessário para inserção de cateter na artéria pulmonar.

Cateter de AP apropriado
Conjunto dilatador, agulha e bainha
Torneira de três vias
Equipo de pressão
Transdutores
Agulha de Cook de calibre 18 de paredes finas
Aventais, ataduras e luvas estéreis
Lidocaína 1%
Salina heparinizada
Fio-guia com ponta em J
Pinças de campos, seringas, material de sutura
Equipamento eletrocardiográfico e de monitoramento de pressão
Acesso intravenoso
Atropina
Aparelho desfibrilador
Conjunto de acesso por micropunção (Cook Medical)
Ultrassom

TABELA 23.3 ■ Comparação das vias de acesso venoso.

Veia	Vantagens	Desvantagens
Jugular interna	Acesso rápido Não interfere na RCP Fornece uma via direta para o coração Menos restritiva à movimentação do paciente	Embolia gasosa, punção da artéria carótida e lesão traqueal podem ocorrer Pneumotórax (mais comum na jugular interna esquerda do que na direita) Lesão do ducto torácico (somente na veia jugular interna esquerda)
Subclávia	Acesso rápido Permite movimentação livre do pescoço e braço Mais fácil para manter estéril	Embolia gasosa, pneumotórax e hemotórax mais frequentes; punção da artéria subclávia; pode ocorrer lesão no feixe de nervos
Femoral	Acesso rápido Não interfere na RCP	Podem ocorrer sepse, trombose *in situ*, e embolia pulmonar Em geral requer fluoroscopia

RCP, reanimação cardiopulmonar.

- A agulha é, então, removida, e a punção da pele é aumentada com uma lâmina de bisturi
- O sistema do dilatador de bainha avança sobre o fio-guia até a veia com um movimento gentil de rotação
- Assim que a bainha for apropriadamente posicionada, o fio e o dilatador devem ser removidos, e a bainha suturada no local
- Antes da inserção, o cateter da AP deve ser inspecionado em busca de dobras e curvas, e o balão testado por insuflação de ar debaixo d'água para avaliar vazamentos
- O cateter deve, em seguida, ser conectado com o equipo de pressão aos transdutores de pressão calibrados
- Finalmente, um conector plástico é posicionado sobre o cateter para preservar estéril o comprimento do cateter fora do corpo para manipulação futura

- O cateter é inserido e avançado aproximadamente 10 cm antes da insuflação do balão com 1 a 1,5 mℓ de ar
- Na maioria dos pacientes, o cateter alcançará o AD 10 a 15 cm a partir da veia jugular interna ou subclávia
- Assim que estiver no AD, o cateter deve ser avançado rapidamente sob pressão contínua e monitoramento eletrocardiográfico passando através da valva tricúspide, do VD, AP e em direção à posição para PAPO
- O cateter deve alcançar a AP a aproximadamente 50 a 55 cm a partir da veia jugular interna
- Formas típicas de onda de pressão (Figura 23.1)
- Após alcançar a posição em cunha, a deflação do balão deve permitir que o cateter recue até a AP proximal
- O balão deve ser lentamente insuflado enquanto a pressão da AP é continuamente monitorada
- Após insuflação, o cateter deve então flutuar até uma posição em cunha
- O objetivo é a oclusão de um ramo da artéria pulmonar distal que impeça o fluxo sanguíneo para aquela área
- Os traçados da PAPO sem insuflação do balão distal indicam a migração distal do cateter
  - Se ocorrer migração distal, o cateter deve ser reposicionado com uma remoção lenta de 1 a 2 cm quando o balão estiver vazio
- A incapacidade de garantir um traçado apropriado de PAPO pode ser causada pela movimentação do paciente, ventilação mecânica, pressão expiratória final positiva (PEEP) e insuflação excêntrica do balão
- A posição do cateter deve ser verificada rotineiramente por radiografias torácicas
- Para minimizar o risco de lesão endotelial à AP, ruptura dela, ou infarto pulmonar, o tempo na posição em cunha deve ser mantido no máximo em cerca de 10 segundos

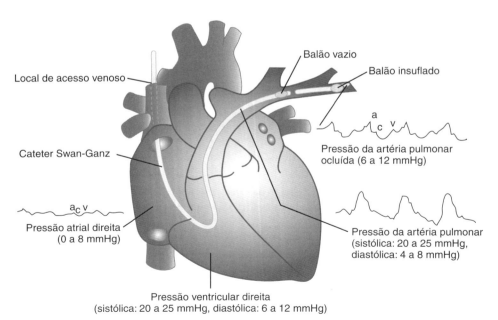

Figura 23.1 Pressões hemodinâmicas normais. (Modificada de Swan HC. The pulmonary artery catheter. Dis Mon. 1991;37:518.)

- As pressões diastólicas da AP ao final da expiração devem se aproximar da PAPO média na ausência de resistência arteriolar pulmonar aumentada, como em casos de hipertensão pulmonar ou embolia pulmonar
- Assumindo que não existam interrupções anatômicas ou funcionais, a pressão registrada por um cateter em cunha com orifício no fim é aquela do próximo sistema vascular ativo, o qual, na maioria das circunstâncias, é o átrio esquerdo (AE) ou VE no fim da diástole
- O posicionamento ideal do cateter é a zona inferior do pulmão
  - Na zona 3, a porção mais dependente, as pressões da AP e venosa excedem a pressão alveolar, mantendo um sistema vascular aberto a partir da ponta do cateter até o AE
  - Na região superior do pulmão, ou zona 1, a pressão alveolar excede as pressões da AP e venosa, mantendo os capilares fechados, alterando o sistema e impedindo a mensuração acurada das pressões do AE
  - As pressões arteriais na porção central do pulmão, ou zona 2, devem exceder a pressão alveolar, mas a baixa pressão venosa pulmonar pode impedir a transmissão retrógrada das pressões a partir do AE
  - Felizmente, a maior parte do pulmão na posição supinada está na zona 3 e os cateteres guiados pelo fluxo em geral adentrarão essa zona. Uma radiografia torácica lateral pode confirmar a posição da ponta do cateter abaixo do AE.

Pressão da artéria pulmonar ocluída

- A PAPO é uma versão de fase retardada e amplitude atenuada da pressão AE
- Durante a diástole com uma valva mitral sem estenose, o sistema venoso pulmonar, AE e VE formam um circuito contínuo e a PAPO reflete, então, a pressão diastólica VE
  - A PAPO fornece a mensuração da pressão hidrostática que é responsável por forçar o fluido para fora do espaço vascular pulmonar
  - Além disso, a pressão capilar está diretamente relacionada ao estiramento da fibra diastólica de acordo com o princípio de Starling, que afirma que a força de contração é proporcional ao comprimento da fibra miocárdica/volume VE
  - Quando aplicada para construir uma curva de função cardíaca, é frequentemente denominada como pressão de enchimento VE ou como pré-carga
- A oscilação natural na pressão intratorácica associada à respiração afeta diretamente a pressão vascular pulmonar intraluminal
  - Durante a respiração espontânea, as maiores pressões pulmonares ocorrem no fim da expiração
  - Isso é o oposto da ventilação mecânica por pressão positiva, na qual as menores pressões pulmonares ocorrem no fim da expiração
  - Para minimizar esse artefato, as pressões registradas devem ser realizadas no fim da expiração
  - Mesmo no fim da expiração, as mensurações da PAPO ainda podem ser sobrestimadas se as pressões pleurais estiverem elevadas
  - Fatores como hiperinsuflação, aprisionamento de ar e PEEP em relação à complacência pulmonar e da parede torácica aumentam a pressão pleural em graus variados.

Débito cardíaco e consumo de oxigênio venoso misto

- Embora o DC possa ser mensurado por diversas técnicas, as duas mais utilizadas são a técnica de termodiluição com indicador e a técnica de oxigênio de Fick
- Ambas se baseiam no princípio teórico desenvolvido por Adolf Flick em 1870, que afirma que a captação ou liberação total de qualquer substância por um órgão é o produto do fluxo sanguíneo ao órgão e a diferença de concentração arteriovenosa (AV) da substância.

MÉTODO DE DILUIÇÃO COM INDICADOR

- O indicador mais utilizado hoje é o indicador "frio" no método de TD
- Essa técnica mensura a alteração na temperatura do sangue causada pela introdução de uma quantidade conhecida de líquido frio na direção ascendente a partir de um ponto de mensuração de temperatura
- Tipicamente, a salina fria injetada em direção ao AD resulta no resfriamento do sangue que é mensurado na direção descendente por um termistor, o que produz uma curva de TD
- A área sob a curva representa a integral da temperatura de mistura instantânea no ponto sensível (Figura 23.2)
- O DC é automaticamente computado a partir dessas mensurações utilizando um pequeno microprocessador
- A validade dos resultados depende da precisão da técnica
- A técnica de injeção deve ser tranquila e rápida para evitar dispersão do líquido injetado
- Múltiplas mensurações devem ser realizadas e calculada a média para evitar padrões específicos do ciclo ventilatório.

MÉTODO DE FICK

- Com o método de Fick para mensuração de DC, o fluxo sanguíneo pulmonar é determinado pela mensuração da diferença AV do oxigênio através dos pulmões e a taxa de captação pelo sangue através dos pulmões
- Se não existirem desvios intracardíacos, os fluxos sanguíneo pulmonar e sistêmico devem ser iguais, e o DC é igual ao consumo de oxigênio dividido pela diferença de oxigênio AV

$$DC \text{ (volume/tempo)} = \frac{\text{consumo de } O_2 \text{ (massa/tempo)}}{[\text{conteúdo de } O_2 \text{ arterial} - \text{venoso}] \text{ (massa/volume)}}$$

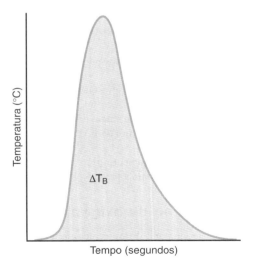

Figura 23.2 Curva de amostra de termodiluição revela a alteração na temperatura mista instantânea no ponto sensível (termistor) *versus* tempo. (Modificada de Ehlers KC, Mylrea KC, Waterston CK, et al. Cardiac output measurements: a review of current techniques and research. Ann Biomed Eng. 1986;14:219-239.)

- O consumo de oxigênio pode ser diretamente mensurado ou calculado
  - A mensuração direta é realizada pela análise do ar exalado utilizando um espirômetro, como o medidor da taxa metabólica ou Deltatrac II (Datax-Ohmeda)
  - Em um estado estável, o consumo de oxigênio pode ser determinado fazendo com que o paciente respire oxigênio puro a partir do espirômetro com absorvente de dióxido de carbono e mensurando a captação de oxigênio diretamente pelo fluxo de gás resultante
  - O consumo de oxigênio normal em um indivíduo em repouso é de aproximadamente 250 mℓ O_2/min
- O cálculo de $\dot{V}/O_2$ pode ser feito pelo rearranjo da equação de Fick: $\dot{V}/O_2$ (mℓ O_2/min) = DC × (Ca_{O2} – Cv_{O2}), onde Ca_{O2} é o conteúdo de oxigênio arterial e Cv_{O2} é o conteúdo no sangue venoso misto
  - Ca_{O2} e Cv_{O2} normais são de 20 mℓ O_2/dℓ e 15 mℓ O_2/dℓ, respectivamente
- O consumo de oxigênio também pode ser estimado por um nomograma baseado na idade, sexo, altura e peso
- A diferença AV é calculada pela obtenção de sangue a partir de uma artéria periférica e da artéria pulmonar para uma amostra venosa mista
- A saturação de oxigênio é então multiplicada pela capacidade teórica de carreamento de oxigênio para resultar no conteúdo de oxigênio da amostra (Figura 23.3)
- A saturação de oxigênio venosa mista (Sv_{O2}) reflete a relação entre o consumo de oxigênio ($\dot{V}/O_2$) e a distribuição de oxigênio (D_{O2})
- Deve ser mensurada a partir do sangue coletado da ponta distal do cateter na AP para permitir a mistura adequada das amostras da veia cava superior, veia cava inferior e do seio coronariano

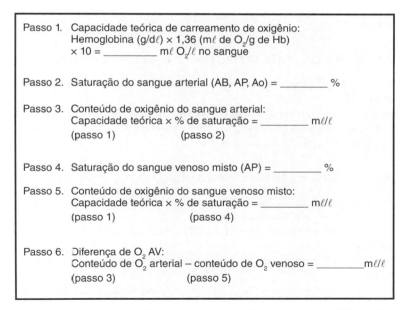

Figura 23.3 Cálculo do conteúdo de oxigênio e diferença de oxigênio arteriovenoso (AV) ao utilizar o método de oximetria reflexiva. *AB*, artéria braquial; *Ao*, aorta; *AP*, artéria pulmonar. (Modificada de Baim DS, ed. Grossman's Cardiac Catheterization, Angiography, and Intervention, ed 7. Philadelphia: Lippincott Williams & Wilkins; 2006:154.)

- A faixa normal de Sv_{O_2} é de 60 a 80%
  - Se a Sv_{O_2} estiver normal, pode-se supor que a perfusão tecidual é adequada, enquanto valores altos ou baixos refletem um desequilíbrio entre suprimento e demanda de oxigênio
  - Uma Sv_{O_2} baixa reflete distribuição diminuída de oxigênio (*i. e.*, hemoglobina [Hb] diminuída, Sa_{O_2} ou débito cardíaco) ou aumento da demanda por oxigênio
  - Ao contrário, a Sv_{O_2} alta reflete aumento do fornecimento de oxigênio ou diminuição da demanda por oxigênio, como no caso de sepse ou, mais geralmente, na síndrome da resposta inflamatória sistêmica.

Resistência vascular pulmonar e sistêmica

- A resistência vascular pulmonar (RVP) e a resistência vascular sistêmica (RVS) são valores computados pela utilização de mensurações a partir do cateter na AP

$$RVP \text{ (dina} \times \text{s/cm}^5) = 80 \times \frac{PAP \text{ média} - PAPO}{DC}$$

$$RVS \text{ (dina} \times \text{s/cm}^5) = 80 \times \frac{PAM - AD}{DC}$$

- A RVP normal é menor que 250 dina $\times$ s/cm^5
- Se a hipertensão pulmonar estiver associada ao aumento da RVP, as causas primariamente estão dentro do pulmão, como embolia pulmonar, fibrose pulmonar, hipertensão pulmonar essencial ou doença veno-oclusiva pulmonar
- A RVP normal em situações de hipertensão pulmonar é mais indicativa de elevação das pressões de enchimento do VE
- A RVS normal varia de 800 a 1200 dina $\times$ s/cm^5
  - A RVS baixa indica um estado vasoplégico, enquanto o aumento da RVS indica vasoconstrição.

Complicações da cateterização da artéria pulmonar

- Como em qualquer procedimento invasivo, as complicações são um risco inerente da cateterização da AP
- Complicações ocorrem pela inserção do cateter (pneumotórax, arritmia, bloqueio atrioventricular) e após ele estar posicionado (infarto pulmonar, trombose local, ruptura da artéria pulmonar, infecção relacionada ao cateter.

Indicações para cateterização da artéria pulmonar

- Os dados hemodinâmicos derivados da cateterização da AP podem auxiliar no diagnóstico, assim como direcionar o tratamento
- Apesar do uso disseminado de cateteres na AP, o efeito sobre o resultado do paciente permanece controverso
- As indicações aceitas para cateterização da AP têm sido amplamente baseadas na opinião de especialistas
- A decisão de implantar um cateter na AP deve se basear em uma questão clínica relacionada ao *status* hemodinâmico do paciente que não pode ser respondida pela avaliação não invasiva (Tabela 23.4)
- Dados hemodinâmicos obtidos cuidadosamente podem influenciar na escolha da terapia (Tabela 23.5).

Capítulo 23 Monitoramento Hemodinâmico Invasivo

TABELA 23.4 ■ **Como os perfis hemodinâmicos diferenciam os distúrbios cardiopulmonares.**

Distúrbio	Perfil hemodinâmico	Comentários
Disfunção VD isquêmica aguda	Aumento da PADM, diminuição do VS, diminuição do DC, diminuição da PAM, PADM maior ou igual a PAPO	*y* íngreme e descendente Mergulho e platô diastólico VD (sinal de raiz quadrada) Carga volêmica pode desmascarar as alterações hemodinâmicas
Insuficiência mitral aguda	Aumento da PAPO, ondas *v* proeminentes, refletindo algumas vezes para o traçado da AP também	Ondas *v* podem nem sempre diferenciar a insuficiência mitral da ruptura do septo ventricular
Ruptura do septo ventricular aguda	Incremento do oxigênio do AD para VD e AP	Débito adiante do VD excede o débito adiante do VE Recirculação precoce da curva de termodiluição
Choque		
Ventriculopênico	Aumento da PADM, diminuição do VS, diminuição do DC, diminuição da PAM, aumento da RVS	
Hipovolêmico	PAPO diminuída ou no limite inferior, diminuição do VS, diminuição do DC, diminuição da PAM, aumento da RVS	Taquicardia ortostática
Séptico inicial	Aumento da PAPM, aumento da RVP, aumento do DC, diminuição da PAM, diminuição da RVS	RVS está elevada e o débito cardíaco diminuído em estágios tardios
Edema pulmonar não cardiogênico	PAPO normal	Tamanho cardíaco normal
Embolia pulmonar massiva aguda	Diminuição do VS, diminuição do DC, diminuição da PAM, aumento da PAPM, aumento da RVP, PAPO normal	PAPO normal apesar de elevação das pressões sistólica e diastólica da artéria pulmonar
Hipertensão pulmonar pré-capilar crônica	Aumento da PADM, aumento da pressão sistólica VD, aumento da PAPM, aumento da RVP, PAPO normal	Pressões do lado esquerdo do coração frequentemente normais Pressões sistólicas da AP e VD podem alcançar níveis sistêmicos
Tamponamento cardíaco agudo	Aumento da PADM, aumento da PAPO, PADM igual à PAPO, diminuição do VS, diminuição do DC, diminuição da PAM	Pulso paradoxal *y* diminuída e descendente *x* proeminente e descendente no traçado do AD
Pericardite constritiva	Aumento da PADM, aumento da PAPO, mergulho e platô na pressão VD, pressão venosa jugular com formato de M ou W com *x* preservado e *y* descendente e íngreme	Pulso paradoxal raro Sinal de Kussmaul positivo comum Pode similar disfunção isquêmica do VD ou cardiomiopatia restritiva
Cardiomiopatia restritiva	Achados são semelhantes àqueles descritos para pericardite constritiva, mas a PAPO pode ser maior que a PADM; a diferença entre PCP e PADM pode ser exagerada pelo exercício	Simula a pericardite constritiva; entretanto, a pressão sistólica na AP é em geral > 50 mmHg e o platô diastólico é menor que um terço do pico da pressão sistólica do VD. Dessa forma, outros testes geralmente são necessários para diferenciação da pericardite constritiva
Insuficiência tricúspide	Aumento da PADM, aumento da pressão diastólica final VD	*x* diminuído e descendente, onda *v* proeminente, *y* íngreme e descendente Ventricularização da pressão do AD

DC, débito cardíaco; *PADM*, pressão atrial direita média; *PAM*, pressão arterial média; *PAPM*, pressão arterial pulmonar média; *PAPO*, pressão da artéria pulmonar ocluída; *PVD*, pressão ventricular direita; *PVE*, pressão ventricular esquerda; *RVP*, resistência vascular pulmonar; *RVS*, resistência vascular sistêmica; *VS*, volume sistólico.

294 Manual de Cardiologia Intensiva

TABELA 23.5 ■ Utilização de dados hemodinâmicos para a escolha da terapia.

Diagnóstico clínico	Dados hemodinâmicos	Terapia sugerida
Edema pulmonar agudo	Aumento da PAPO, diminuição do DC	Diuréticos, vasodilatadores Hemofiltração/diálise se o edema estiver associado à oligúria ou anúria Suporte com balão intra-aórtico por contrapulsação em circunstâncias especiais
Síndromes de baixo débito ou choque		
Hipovolemia absoluta ou relativa	Diminuição da PAPO	Expansão volêmica
Disfunção ventricular direita isquêmica	Aumento da PADM, PAPO normal, PAPM normal	Expansão volêmica com ou sem agentes inotrópicos
Sepse inicial	Aumento do DC, diminuição da RVS, diminuição da PAM	Carga volêmica Fármacos vasopressores/inotrópicos Tratamento específico para o organismo causador
Ventriculopenia	Aumento da PAPO, aumento da PAPM, diminuição do DC, diminuição da PAM	Reduzir a pré-carga com diuréticos e/ou vasodilatadores Agentes inotrópicos e balão intra-aórtico por contrapulsação em circunstâncias especiais
Embolia pulmonar	Aumento da PADM, diminuição do DC, diminuição da PAM, aumento da PAPM, PAPO normal	Terapia trombolítica ou anticoagulante após confirmação cintilográfica ou angiográfica
Tamponamento cardíaco	Aumento da PADM, PADM igual à PAPO, pulso paradoxal	Confirmação ecocardiográfica, se o tempo permitir Pericardiocentese

DC, débito cardíaco; *PADM*, pressão atrial direita média; *PAM*, pressão arterial média; *PAPM*, pressão arterial pulmonar média; *PAPO*, pressão da artéria pulmonar ocluída; *RVS*, resistência vascular sistêmica.

CONTROVÉRSIAS

■ O cateter para AP se tornou um dispositivo de monitoramento amplamente utilizado em pacientes em estado crítico após sua introdução em 1971, mas seu uso inicial foi baseado somente em benefícios pressupostos e no desejo de compreender os perfis hemodinâmicos de vários estados mórbidos

■ Análises retrospectivas a partir de 1980 que estudaram o uso da cateterização da AP em casos de infarto agudo do miocárdio não encontraram diferenças na mortalidade após ajuste à gravidade da doença

■ Em 1996, um estudo observacional retrospectivo de mais de 5.500 pacientes em estado crítico, cardiopatas ou não, concluiu que após o ajuste de acordo com as tendências de seleção terapêutica, o uso de um cateter na AP foi de fato associado com aumento da mortalidade e duração da hospitalização

■ Em 2005, dois grandes estudos multicêntricos randomizados foram publicados examinando a efetividade da cateterização da AP no tratamento de pacientes em estado crítico

■ O primeiro relatou mais de mil pacientes em estado crítico agrupados entre 2001 e 2004

■ Os pacientes foram randomizados para inserção ou não de cateter na AP

- Não houve diferença estatística na mortalidade hospitalar entre os grupos (68 *versus* 66%; razão ajustada de risco, 1,09; intervalo de confiança de 95%, 0,94 a 1,27; $P = 0,39$)
- A taxa de complicação menor que 10% não levou diretamente a um aumento na mortalidade. No segundo estudo, os pacientes admitidos com insuficiência cardíaca grave sintomática e recorrente de 2000 a 2003 foram randomizados nos grupos de inserção ou não do cateter na AP
- Os autores observaram que a terapia em ambos os grupos levou à redução substancial dos sintomas, pressão venosa jugular e edema
- O uso de um cateter na AP não afetou de forma significativa o desfecho primário da mortalidade em 6 meses, indicando que o fato de basear a decisão de administrar terapia vasodilatadora e diurética nos dados do CAP associado ao julgamento clínico não foi superior às decisões baseadas somente no julgamento clínico
- Finalmente, os dados oriundos de ambos os estudos observaram que o uso do cateter na AP foi seguro e não fundamentou os relatos retrospectivos prévios de mortalidade excessiva associada ao uso do cateter na AP
- O uso seguro e efetivo do cateter na AP deve ser baseado no implante cuidadoso do cateter, atenção às técnicas de mensuração, cuidado meticuloso do cateter e interpretação ponderada dos dados.

CAPÍTULO 24

Dispositivos Temporários de Suporte Circulatório Mecânico

Equívocos comuns

- O balão intra-aórtico deve ser implantado em todos os pacientes com infarto agudo do miocárdio complicado por choque
- O Impella demonstrou em estudos controlados randomizados melhorar a sobrevida em casos de choque cardiogênico
- O Impella demonstrou em estudos controlados randomizados melhorar a sobrevida em casos de intervenção coronariana percutânea de alto risco.

- Os clínicos envolvidos na unidade de cuidado intensivo cardiovascular são desafiados com pacientes cada vez mais complexos, que frequentemente necessitam de suporte hemodinâmico para melhorar a perfusão de órgãos-alvo e reduzir a mortalidade
- Foram desenvolvidos diversos dispositivos para aumentar o débito cardíaco (DC) ventricular esquerdo ou direito com implementação cirúrgica ou percutânea (Figura 24.1)
- Cada abordagem tem características específicas do dispositivo (Tabela 24.1)
- Cada dispositivo tem efeitos diferentes sobre a hemodinâmica (Tabela 24.2)
- Os diferentes perfis de complicação de cada dispositivo devem ser levados em consideração ao selecionar o melhor tipo de suporte hemodinâmico para cada paciente (Tabela 24.3).

Balão intra-aórtico

- O balão intra-aórtico (BIA) é um dos dispositivos de suporte circulatório mecânico mais frequentemente implantados

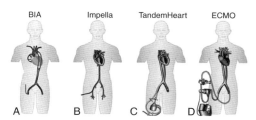

Figura 24.1 A. Balão intra-aórtico (BIA). **B.** Impella. **C.** TandemHeart. **D.** Oxigenação por membrana extracorpórea (ECMO) venoarterial (VA). (De Werdan K, Gielen S, Ebelt H, et al. Mechanical circulatory support in cardiogenic shock. Eur Heart J 2013;35(3):156-67.) *(Esta figura encontra-se reproduzida em cores no Encarte.)*

298 Manual de Cardiologia Intensiva

TABELA 24.1 ■ Características dos dispositivos temporários de suporte circulatório mecânico.

Características do dispositivo	BIA	Impella	TandemHeart	ECMO VA
Mecanismo da bomba	Pneumático	Fluxo axial	Centrífugo	Centrífugo
Tamanho da cânula	8 Fr	13 a 23 Fr	21 Fr de influxo, 15 a 17 Fr de efluxo	18 a 21 Fr de influxo, 15 a 17 Fr de efluxo
Inserção	Percutânea	Percutânea ou dissecção cirúrgica	Percutânea	Percutânea e cirúrgica
Duração máxima do implante	7 a 10 dias	7 a 21 dias (dependente do modelo)	14 a 21 dias	21 a 28 dias
Fluxo fornecido	0,5 a 1 ℓ/min	1,5 a 5 ℓ/min (dependente do modelo)	4 ℓ/min	3 a 6 ℓ/min

BIA, balão intra-aórtico; ECMO VA, oxigenação por membrana extracorpórea venoarterial. (De Combes A, Brodie D, Chen Y, et al. The ICM research agenda on extracorporeal life support. *Intensive Care Med*. 2017;43:1306-1318.)

TABELA 24.2 ■ Efeito dos dispositivos temporários de suporte circulatório mecânico sobre a hemodinâmica.

Parâmetro hemodinâmico	BIA	Impella	TandemHeart	ECMO VA
PAM	Aumentada	Aumentada	Aumentada	Aumentada
Pós-carga	Reduzida	Neutra	Aumentada	Aumentada
Perfusão coronariana	Discretamente aumentada	Desconhecido	Desconhecido	Desconhecido
Volume sistólico VE	Discretamente aumentado	Reduzido	Reduzido	Reduzido
Pré-carga VE	Discretamente reduzida	Discretamente reduzida	Reduzida	Reduzida
PDFVE	Discretamente reduzida	Reduzida	Reduzida	Aumentada
Perfusão tecidual periférica	Neutra	Melhora	Melhora	Melhora

BIA, balão intra-aórtico; ECMO VA, oxigenação por membrana extracorpórea venoarterial; PAM, pressão arterial média; PDFVE, pressão diastólica final ventricular esquerda; VE, ventricular esquerdo. (Modificada de Werdan K, Gielen S, Ebelet H, et al. Mechanical circulatory support in cardiogenic shock. *Eur Heart J*. 2014;35:156-167; and Combes A, Brodie D, Chen Y, et al. The ICM research agenda on extracorporeal life support. *Intensive Care Med*. 2017;43:1306-1318.)

TABELA 24.3 ■ Complicações dos dispositivos temporários de suporte circulatório mecânico.

Complicação	BIA	Impella	TandemHeart	ECMO VA
Isquemia de membro	+	++	+++	+++
Hemólise	+	++	++	++
Hemorragia	+	++	+++	+++

BIA, balão intra-aórtico; ECMO VA, oxigenação por membrana extracorpórea venoarterial. (De Combes A, Brodie D, Chen Y, et al. The ICM research agenda on extracorporeal life support. *Intensive Care Med*. 2017;43:1306-1318.)

- O BIA é utilizado no tratamento do choque cardiogênico, angina intratável, isquemia miocárdica, durante intervenção coronariana percutânea (ICP) de alto risco, na cirurgia cardíaca e para pacientes com insuficiência cardíaca refratária ou arritmias que aguardam por terapia definitiva
- Ele se baseia no conceito de melhora da função diastólica e redução da pós-carga para melhorar a função do miocárdio isquêmico e/ou insuficiente.

PRINCÍPIOS FISIOLÓGICOS

- O objetivo primário da contrapulsação por BIA é aumentar o suprimento miocárdico de oxigênio ao mesmo tempo em que diminui a demanda por oxigênio
- Durante a diástole, o balão infla, resultando em um volume de sangue que é deslocado em direção à aorta proximal
- Durante a sístole, o balão se esvazia rapidamente, criando um efeito de vácuo que resulta em diminuição da pós-carga ventricular esquerda (VE) e redução da pós-carga miocárdica
- Para otimizar esses dois efeitos hemodinâmicos, o BIA deve inflar e se esvaziar em sincronia com o ciclo cardíaco
- O determinante mais importante da contrapulsação efetiva é a sincronização do BIA com relação ao ciclo cardíaco
- Assim que a sincronização apropriada for estabelecida, a contrapulsação por BIA melhora a oferta de oxigênio para o miocárdio pelo aumento da pressão de perfusão coronária, reduz o trabalho cardíaco pela diminuição da pressão arterial sistólica e pós-carga, e melhora o fluxo sanguíneo ejetado em pacientes com função contrátil cardíaca prejudicada
- A maioria dos pacientes exibe diminuição da pressão sistólica, aumento da pressão diastólica (que pode subsequentemente aumentar o fluxo sanguíneo coronariano para um território perfundido por uma artéria com estenose crítica), redução da frequência cardíaca, diminuição da pressão da artéria pulmonar ocluída (PAPO) média e aumento do DC de 0,5 a 1 ℓ/min
- Dois índices mensurados durante a contrapulsação por BIA são o índice tensão-tempo (ITT), que é o tempo integral das pressões do VE durante a sístole, e o índice pressão diastólica-tempo (IPDT), que é o tempo integral das pressões aórticas proximais durante a diástole
- A insuflação apropriada do balão aumenta a pressão diastólica (*i. e.*, aumenta a IPDT), enquanto o esvaziamento rápido do balão diminui a pós-carga VE (*i. e.*, diminui a ITT)
- A relação da viabilidade endocárdica (IPDT:ITT), que reflete a relação entre o suprimento e a demanda miocárdica de oxigênio, aumentará com a contrapulsação por BIA em seu melhor funcionamento.

MONITORAMENTO DA CONTRAPULSAÇÃO POR BALÃO INTRA-AÓRTICO

- A sincronização apropriada entre a contrapulsação por balão e os eventos mecânicos do ciclo cardíaco deve ser monitorada para garantir que o paciente está obtendo o máximo benefício hemodinâmico (Figura 24.2)
- Para maximizar a melhora da função diastólica, o balão deve inflar no fim da sístole, imediatamente após o fechamento da valva aórtica
- A pressão diastólica média se correlaciona bem com a perfusão coronariana e, assim, com o fornecimento de oxigênio
- A perfusão coronariana máxima ocorre quando a insuflação do balão coincide com o final da sístole
- O momento do esvaziamento do balão, que diminui o consumo de oxigênio pelo VE, deve ocorrer no fim da diástole

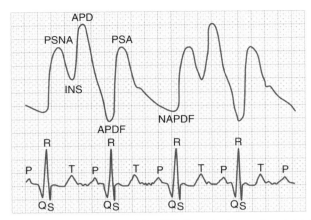

Figura 24.2 Sincronização ótima do balão intra-aórtico (BIA). Traçado da pressão arterial de um paciente com BIA. O balão foi ajustado em 2:1 para avaliar a sincronização. A insuflação (INS) foi sincronizada com a incisura dicrótica para acompanhar o fechamento da valva aórtica. Existe aumento da pressão diastólica (APD) e redução da pressão diastólica final com aumento dos batimentos (APDF) comparada com a pressão diastólica final que não aumentou (NAPDF). A pressão sistólica aumentada (PSA), em geral, também é inferior à pressão sistólica que não aumenta (PSNA). (Modificada de Hollenberg S, Saltzberg M, Soble J, Parrillo J. Heart failure and cardiomyopathy. In: Crawford MH, Dimarco JP, Paulus WJ, eds. Cardiology. London: Mosby; 2001.)

- A perda do efeito hemodinâmico excelente ocorre quando a contrapulsação por BIA não está apropriadamente sincronizada com os eventos mecânicos do ciclo cardíaco
- Têm sido descritos quatro diferentes cenários que envolvem o acoplamento imperfeito da contrapulsação por BIA com o ciclo cardíaco (Figura 24.3)
  - Durante a insuflação precoce, o balão é inflado antes do fechamento da valva aórtica. O aumento da pressão é, assim, sobreposto ao traçado da pressão aórtica sistólica, levando à diminuição do esvaziamento do VE (uma diminuição do volume sistólico), diminuição do débito cardíaco, aumento da pós-carga VE, e aumento geral no consumo miocárdico de oxigênio
  - Nesse cenário, há perda do pico sistólico distinto do formato de onda da pressão aórtica central e perda da incisura dicrótica (ver Figura 24.3A)
  - Para correção da insuflação precoce, o intervalo de tempo deve ser lentamente aumentado até que o início da insuflação ocorra na incisura dicrótica
  - Durante a insuflação tardia, a incisura dicrótica sobre o formato de onda da pressão aórtica é claramente visualizada
  - O balão infla bem além do fechamento da valva aórtica. Nesse cenário, o aumento da função diastólica da pressão aórtica central é menor, enquanto a pós-carga do VE é minimamente afetada
  - O achado morfológico clássico no traçado de pressão aórtica central é a presença de uma incisura dicrótica distinta, com aumento da onda de pressão diastólica ocorrendo bem depois (ver Figura 24.3B)
  - Para corrigir a insuflação tardia do BIA, o intervalo de tempo deve ser gradativamente diminuído até que o início da insuflação coincida com a incisura dicrótica no formato de onda da pressão arterial
  - Durante o esvaziamento precoce, o balão esvazia prematuramente, consequentemente, os benefícios do aumento da função diastólica são perdidos
  - A análise do traçado da pressão arterial revela a presença de aumento da onda diastólica em pico em conjunto com uma onda em formato de U que precede o início da sístole (ver Figura 24.3C)

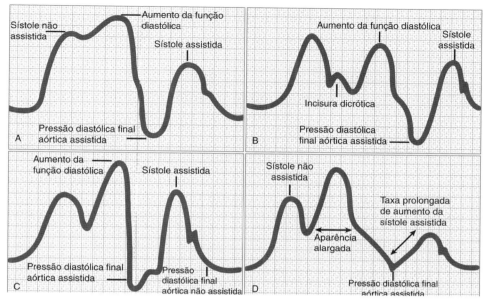

Figura 24.3 Sincronização incorreta da contrapulsação por balão intra-aórtico. **A.** Insuflação precoce: perda da incisura dicrótica e pico sistólico distinto do formato de pressão aórtica. **B.** Insuflação tardia: incisura dicrótica é claramente visualizada com a ocorrência da curva de pressão diastólica aumentada bem depois. **C.** Esvaziamento precoce: onda diastólica aumentada em pico em conjunto com a onda em formato de U precedendo o início da sístole. **D.** Esvaziamento tardio: perda de uma depressão distinta representando a pressão diastólica final antes do formato de onda sistólico aórtico central. (De Krishna M, Zacharowski K. Principles of intra-aortic balloon pump counterpulsation. Continuing education in anaesthesia. Crit Care Pain. 2009;9(1):24-28. Reproduzida com permissão da Datascope.)

- Para corrigir o esvaziamento precoce, o intervalo de tempo deve ser aumentado até que a onda diastólica aumentada se torne apropriada
- Durante o esvaziamento tardio, o balão é esvaziado após o início da sístole e abertura da valva aórtica
- O perfil hemodinâmico resultante é como aquele observado em caso de insuflação precoce: a pós-carga é aumentada, o que leva ao aumento do trabalho do VE e consumo miocárdico de oxigênio em conjunto com a redução do volume sistólico e DC
- A análise do traçado da pressão arterial em geral revela a perda de uma depressão distinta representando a pressão diastólica final antes da onda sistólica aórtica central (ver Figura 24.3D)
- Para corrigir o esvaziamento tardio, o intervalo de tempo deve ser gradativamente diminuído até que o balão se esvazie antes do início da sístole.

CONTRAINDICAÇÕES PARA A CONTRAPULSAÇÃO POR BALÃO INTRA-AÓRTICO

- As contraindicações absolutas incluem insuficiência aórtica, suspeita de dissecção aórtica, aneurisma aórtico abdominal ou torácico clinicamente significativo, oclusão ou grave estenose aórtica distal, e cardiopatia crônica em estágio terminal sem expectativa de recuperação
- As contraindicações relativas incluem doença arterial periférica (DAP), contraindicações para anticoagulação, sepse descontrolada e taquiarritmias sustentadas (frequência cardíaca > 160 bpm).

INSERÇÃO, REMOÇÃO E COMPLICAÇÕES

- A abordagem mais utilizada para implante percutâneo é a canulação da artéria femoral (Tabela 24.4)
- Assim que for concluído que o paciente não precisa mais de suporte circulatório, a remoção do BIA também é um processo simples (Tabela 24.5)
- Nenhum dado conclusivo apoia a necessidade de anticoagulação intravenosa durante o uso do BIA
- Um estudo com 153 pacientes não encontrou diferenças com relação a complicações vasculares em pacientes submetidos à terapia com BIA com ou sem anticoagulação por heparina
- As diretrizes industriais não necessitam de terapia contínua de anticoagulação, especialmente quando o dispositivo é ajustado em uma relação de assistência de 1:1
- Atualmente, é razoável utilizar heparina intravenosa com o objetivo de manter um tempo de tromboplastina parcial ativada de 60 a 75 segundos em um paciente sem contraindicações para anticoagulação e quando a terapia com contrapulsação por BIA for planejada por um período maior que 24 horas, ou com razões de assistência menores
- Embora não existam dados conclusivos na literatura, algumas autoridades recomendam o desmame gradativo do balão antes que ele seja finalmente removido
- Em pacientes nos quais o BIA foi implantado para tratar a instabilidade hemodinâmica, uma redução gradativa na razão de assistência de 1:1 para 1:2, e então para 1:3 durante várias horas é frequentemente empregada
- Se a estabilidade hemodinâmica for demonstrada em razões de assistência menores, o dispositivo pode ser removido de forma segura
- As complicações que surgem da terapia com contrapulsação por BIA podem ser categorizadas em eventos vasculares e não vasculares
- Em dois estudos com quase 40 mil pacientes, a taxa de morte diretamente causada pelo implante de um BIA ou pelo próprio dispositivo foi menor que 0,05%
- As principais complicações – que incluem isquemia importante de membro, hemorragia grave, vazamento do balão e morte relacionada diretamente à inserção do dispositivo ou à falha dele – ocorreram em 2,6 % dos pacientes (ver Tabela 24.3)
- As complicações vasculares permanecem como as complicações sérias mais comuns em pacientes com BIA
  - Os tipos mais comuns de complicações vasculares incluem isquemia de membros, laceração vascular que necessita de reparo cirúrgico e hemorragia importante
  - A obstrução arterial e a isquemia de membro podem ocorrer quando o BIA for posicionado de forma inadvertida seja na artéria femoral superficial ou profunda, em vez da artéria femoral comum, pois essas artérias são, em geral, muito pequenas para acomodar o BIA sem comprometer o fluxo sanguíneo para a perna
  - A remoção imediata do dispositivo e inserção contralateral (evitando uma punção excessivamente baixa com a agulha) é recomendada
  - A dissecção arterial pode ocorrer pelo avanço impróprio de um fio-guia com subsequente inserção do BIA em um lúmen falso
  - Complicações vasculares menos comuns incluem isquemia de medula espinal ou de órgãos viscerais, embolia por colesterol, acidente vascular cerebral, sepse e ruptura do balão
  - A presença de DAP (incluindo histórico de claudicação de membro, hematoma em artéria femoral ou ausência de pulsações) tem sido o preditor clínico mais consistente de complicações
  - Essas complicações são mais comuns em mulheres (relacionadas ao tamanho dos vasos) e pacientes com histórico de diabetes melito e hipertensão, os quais mais provavelmente terão DAP

Capítulo 24 Dispositivos Temporários de Suporte Circulatório Mecânico 303

TABELA 24.4 ■ Inserção do balão intra-aórtico.

A inserção de um balão intra-aórtico envolve os seguintes passos:

1. Um exame físico que foca na vasculatura periférica deve ser realizado, incluindo palpação e demarcação dos pulsos femoral, poplíteo, podal dorsal e tibial posterior, além de auscultação dos sons femoral e abdominal
2. O lado com melhores pulsações arteriais deve ser selecionado para inserção
3. A região inguinal deve ser inspecionada em busca de pontos de referência e a artéria femoral deve ser identificada
4. A região inguinal deve ser preparada e coberta de forma estéril
5. Após administração de um agente anestésico local, uma incisão de pele é realizada 2 a 3 cm abaixo do ligamento inguinal
6. Utilizando uma técnica modificada de Seldinger, a artéria femoral é canulada com uma agulha e um fio-guia com ponta em J é, então, inserido através da agulha após confirmação de fluxo vigoroso de sangue arterial
7. O fio-guia deve avançar até a altura da aorta descendente sob direcionamento fluoroscópico
8. Um dilatador é inserido e removido até que uma bainha arterial possa ser implantada com segurança
9. O balão intra-aórtico é passado sobre o fio-guia até uma posição imediatamente distal à origem da artéria subclávia esquerda
10. O fio-guia é subsequentemente removido e o lúmen do cateter é aspirado para remover qualquer ar residual ou trombo
11. O balão intra-aórtico é conectado ao console do sistema de acionamento e a contrapulsação pode começar em seguida
12. O traçado hemodinâmico deve ser inspecionado para a sincronização apropriada
13. Uma radiografia torácica deve ser obtida para documentar o posicionamento correto
14. O cateter do balão intra-aórtico e a bainha femoral devem ser fixados com suturas.

TABELA 24.5 ■ Remoção do balão intra-aórtico.

1. A anticoagulação deve ser interrompida; confirme que o tempo de coagulação ativada é menor que 108 s ou que o tempo de tromboplastina parcial ativada é menor que 40 s
2. Pacientes conscientes devem receber agentes narcóticos e/ou analgésicos em baixa dose
3. As suturas de fixação são cortadas
4. O console do sistema de acionamento é desligado
5. O balão intra-aórtico é completamente esvaziado por aspiração com uma seringa de 20 mℓ ligada à porta de insuflação do balão
6. A bainha e o cateter do balão intra-aórtico são puxados como uma única unidade
7. É permitido que o sangue flua a partir do local de acesso arterial por alguns segundos para remover qualquer trombo
8. A pressão manual é aplicada acima do local de punção por 30 min ou mais se a hemostasia não for atingida. Um dispositivo de compressão mecânica também pode ser utilizado para ajudar a aplicar pressão a fim de promover a hemostasia
9. As pulsações arteriais distais são palpadas
10. O paciente deve permanecer em decúbito por um mínimo de 6 h para prevenir qualquer hemorragia subsequente ou complicações vasculares no local de acesso arterial.

- Como o gás hélio utilizado para inflar o balão é insolúvel no sangue, a embolia por hélio pode causar isquemia prolongada ou derrame
- Esses pacientes podem ser tratados com oxigênio hiperbárico para manter a viabilidade tecidual.

EFICÁCIA CLÍNICA E INDICAÇÕES

- A terapia com contrapulsação por BIA melhora as disfunções hemodinâmicas e metabólicas que resultam do colapso circulatório
- Historicamente, essa modalidade tem sido mais utilizada em situações de síndromes isquêmicas agudas associadas à descompensação hemodinâmica.

Infarto agudo do miocárdio

- O uso rotineiro de contrapulsação por BIA em pacientes com infarto agudo do miocárdio (IAM), incluindo o IAM com elevação de segmento ST (IAMEST), não é indicado, embora possa haver pacientes que sejam beneficiados pelo seu uso
- Uma meta-análise sobre o uso de BIA em pacientes com IAM na ausência de choque cardiogênico não demonstrou benefícios sobre a mortalidade
- O uso rotineiro do BIA por contrapulsação em pacientes com IAM, incluindo IAMEST, não é indicado.

Choque cardiogênico

- O uso precoce de BIA no IAM complicado por choque cardiogênico foi baseado predominantemente em pequenos estudos retrospectivos realizados na era trombolítica que sugeriram resultados melhores
- O estudo Intra-aortic Balloon Pump in Cardiogenic Shock II (IABP-SHOCK II) foi um dos primeiros grandes estudos multicêntricos randomizados a comparar a contrapulsação por BIA e a terapia medicamentosa padronizada solo em pacientes com IAM complicado por choque cardiogênico e tratados com revascularização precoce
- Seiscentos pacientes foram randomizados entre BIA e tratamento padrão
- Todos os pacientes foram submetidos à revascularização precoce (por ICP ou enxerto para derivação de artéria coronariana) e receberam terapia medicamentosa otimizada
- Com 30 dias, 119 pacientes no grupo do BIA e 123 pacientes no grupo de controle morreram (39,7 *versus* 41,3%; $P = 0,69$)
- Não foram observadas diferenças significativas nos desfechos secundários, incluindo período de permanência na unidade de terapia intensiva, duração da terapia com catecolaminérgicos e função renal
- Nenhuma diferença foi observada na mortalidade em 1 ano (52 *versus* 51%; $P = 0,91$) entre os grupos
- Com base nos estudos clínicos, o uso rotineiro do BIA em pacientes com IAM e choque cardiogênico não é indicado.

Intervenção coronariana percutânea de alto risco

- Um BIA é frequentemente utilizado para suporte circulatório mecânico em pacientes submetidos à ICP de alto risco
- Esses pacientes frequentemente sofrem maior risco de morbidade e mortalidade pelo procedimento, devido à disfunção VE grave, doença arterial coronariana em múltiplos vasos ou angina descontrolada
- Nesse subgrupo de pacientes, o implante de um BIA antes da intervenção pode ser benéfica pelo ganho de pressão de perfusão coronariana e pela estabilização de parâmetros hemodinâmicos
- O BIA também pode permitir que eles tolerem melhor as complicações dos procedimentos, como dissecção de artéria coronariana ou desenvolvimento de ausência de reperfusão
- Entretanto, nenhum dado demonstra benefício do implante de BIA como um adjuvante da ICP de alto risco.

Outras indicações

- Em pacientes com cardiomiopatia grave em estágio terminal com insuficiência cardíaca refratária que aguardam transplante cardíaco ou implante de dispositivo de assistência VE, a contrapulsação por BIA pode ser utilizada como uma modalidade ponte
- A contrapulsação por BIA nessa situação diminui a pressão sistólica aórtica e a impedância; assim, pode promover diminuição da sobrecarga sistólica do VE, o que leva ao aumento do volume sistólico
- O uso da contrapulsação por BIA também demonstrou melhorar a insuficiência ventricular direita (VD), assim como a diminuição da sobrecarga do VE pode melhorar a performance do VD e os resultados em pacientes cuidadosamente selecionados
- Taquiarritmias ventriculares incessantes são ocasionalmente tratadas com contrapulsação por BIA para diminuir a sobrecarga do VE ou melhorar a perfusão para o miocárdio isquêmico.

Dispositivos de suporte do ventrículo esquerdo para a aorta

- O Impella® (Abiomed, Inc.) é uma bomba de fluxo axial em miniatura ligada a um cateter (Figura 24.4)
- Em geral, os dispositivos são inseridos de forma percutânea ou cirurgicamente para posicionar a bomba através da valva aórtica com o influxo no VE e o efluxo na aorta (Figura 24.5)
- O Impella inclui uma família de dispositivos utilizados para suporte cardíaco durante procedimentos percutâneos de alto risco, suporte VE no choque cardiogênico e, mais recentemente, para assistência circulatória em situações de insuficiência VD
- Os modelos atuais de dispositivos incluem o Impella 2.5, Impella CP, Impella 5.0, Impella 5.5 com SmartAssist, e Impella RP
- Todos os dispositivos, com exceção do Impella RP, fornecem suporte circulatório VE
- O Impella RP fornece suporte circulatório VD.

FISIOLOGIA E MONITORAMENTO

- Os dispositivos Impella contêm uma bomba em miniatura com impulsor em rotação baseado no princípio do Parafuso de Arquimedes
- A bomba é montada em um cateter flexível e inserida de forma percutânea ou cirúrgica através de um sistema arterial e avançada até a extremidade distal da bomba no ápice VE com a extremidade proximal na aorta ascendente
- O sangue é aspirado fora do VE e ejetado na aorta. Os dispositivos são mais comumente inseridos através da artéria femoral, mas locais alternativos de acesso, como as artérias subclávia e axilar, têm sido descritos (ver Tabela 24.1)
- Ao contrário do BIA, os sistemas Impella não necessitam de sincronização ou gatilho baseado no eletrocardiograma ou pressão arterial
- Pela remoção da sobrecarga VE, a bomba reduz o consumo miocárdico de oxigênio, melhora a pressão arterial média e reduz a PAPO (ver Tabela 24.2)
- A função adequada VD é necessária para manter a pré-carga VE em casos de insuficiência biventricular ou arritmias ventriculares instáveis
- O Impella 2.5 de 12 Fr, Impella CP de 14 Fr, e o Impella 5.0 de 21 Fr e Impella 5.5 com SmartAssist de 19 Fr fornecem uma taxa de fluxo máximo de 2,5, 3 a 4, e 5 e 6 ℓ/min, respectivamente
- As bombas consistem em áreas de influxo e efluxo, um motor e um monitor de pressão da bomba

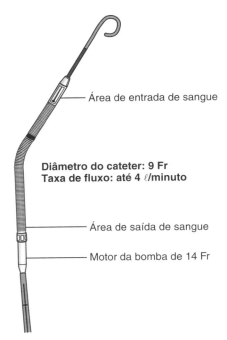

Figura 24.4 Componentes do dispositivo Impella CP. (Cortesia de Abiomed, Inc.)

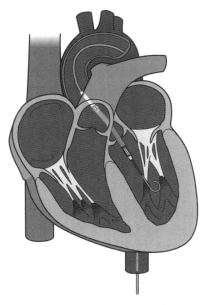

Figura 24.5 Ilustração de um dispositivo Impella posicionado através da valva aórtica. (De Thiele H, Smalling RW, Schuler GC. Percutaneous left ventricular assist devices in acute myocardial infarction complicated by cardiogenic shock. Eur Heart J. 2007;28:2057-2063.) *(Esta figura encontra-se reproduzida em cores no Encarte.)*

- Heparina e glicose são continuamente infundidas em direção ao compartimento do motor para impedir o fluxo retrógrado de sangue
- A bomba é conectada a um cateter de 9 Fr flexível que abriga os cabos de energia do motor, lúmens para mensuração de pressão e infusões de heparina
- A extremidade mais proximal do cateter contém um polo para conexão de um cabo do console e braços laterais para ligação do equipo de mensuração de pressão
- Os dispositivos Impella são utilizados com um controlador automático que pode ser operado com uma bateria recarregável incorporada ou cabo de energia elétrica
- O controlador contém um visor pelo qual o usuário interage para determinar o posicionamento da bomba e a qualidade da função de bombeamento
- O grau de suporte para pacientes pode ser ajustado alterando as rotações por minuto (rpm) em níveis configurados como P1 a P9 no controlador
- Além do uso de radiografia e ecocardiografia, o implante apropriado do Impella pode ser verificado pelo formato de onda de pressão gerado a partir do sensor de pressão na extremidade distal da bomba
- O sinal de implante é utilizado para verificar se a bomba Impella está corretamente posicionada no VE ou na aorta, pela avaliação do diferencial de pressão em um formato de onda pulsátil
- O implante apropriado também pode ser avaliado no visor utilizando o formato de onda da corrente motora, que é uma medida de entrada de energia da bomba Impella
- A energia utilizada pelo Impella varia de acordo com a velocidade do motor e a diferença de pressão entre as áreas de influxo e efluxo da bomba
- Quando o Impella é posicionado corretamente, com a área de entrada no VE e de saída na aorta ascendente, a corrente do motor deve ser pulsátil por causa da diferença de pressão entre as duas áreas
- Quando a entrada e saída estão do mesmo lado da valva aórtica, a corrente do motor será atenuada devido à ausência de diferencial de pressão
- Assim que o desmame for desejado, a energia da bomba pode ser reduzida lentamente com o passar do tempo para reduzir o nível de suporte cardíaco
- Se a hemodinâmica permanecer estável, o dispositivo pode ser empurrado na direção proximal em direção à aorta
- Se for observado que a estabilidade hemodinâmica está mantida, o dispositivo pode então ser removido inteiramente.

CONTRAINDICAÇÕES E COMPLICAÇÕES

- O exame físico cuidadoso e a tecnologia de imagem são necessários para avaliar a vasculatura do paciente e selecionar um local apropriado para o acesso arterial
- A angiografia tradicional, angiografia por ressonância magnética ou angiografia por tomografia computadorizada são frequentemente utilizadas para esse propósito
- O ecocardiograma é importante para avaliar a presença de trombo no VE, valvas aórticas mecânicas, estenose aórtica grave ou insuficiência aórtica
- A inserção de um cateter na artéria pulmonar também deve ser considerada para fornecer monitoramento hemodinâmico contínuo do débito cardíaco, pressões venosas centrais e saturação de oxigênio venosa mista (Sv_{O2})
- As contraindicações para o uso de dispositivos Impella incluem valvas aórticas mecânicas ou trombo no VE
- O dispositivo não deve ser implantado em pacientes com DAP grave devido ao risco de embolia durante a inserção
- Um diâmetro mínimo de 7 mm do vaso é necessário para o Impella 5.0 devido ao tamanho da cânula

- Defeitos septais preexistentes são considerados como uma contraindicação relativa já que, teoricamente, o dispositivo poderia piorar o desvio da direita para esquerda
- A estenose e insuficiência aórtica graves são consideradas indicações relativas, embora o uso do Impella em casos de estenose aórtica crítica tenha sido relatado
- A anticoagulação é necessária para prevenir a formação de trombos no local de abrigo da bomba e no cateter
- Portanto, o dispositivo não deve ser inserido em pacientes que não podem tolerar anticoagulação
- As complicações mais comuns incluem isquemia de membros, lesão vascular e hemorragias (ver Tabela 24.3)
  - Complicações vasculares incluem formação de hematomas ou pseudoaneurismas, criação de fístulas arteriovenosas e hemorragia retroperitoneal
  - A hemólise é relatada em até 10% dos pacientes com dispositivos Impella. A obstrução ao fluxo sanguíneo devido ao implante impróprio do dispositivo é a causa mais provável de hemólise no cenário clínico
  - O reposicionamento do dispositivo pode reduzir o grau de hemólise
  - Pacientes com hemólise persistente associada à lesão renal aguda devem ter o dispositivo removido.

EFICÁCIA CLÍNICA E INDICAÇÕES

- Embora numerosos relatos de caso, séries de casos e estudos observacionais com diversos dispositivos Impella demonstrem melhora da hemodinâmica e dos resultados, poucos estudos controlados randomizados estão disponíveis.

Choque cardiogênico

- Somente um estudo controlado randomizado avaliou a utilidade de um dispositivo Impella no choque cardiogênico
  - No estudo Efficacy Study of LV Assist Device to Treat Patients With Cardiogenic Shock (ISAR-SHOCK), 26 pacientes com choque cardiogênico após IAM foram randomizados entre grupos com Impella 2.5 e BIA
  - O resultado primário foi a alteração do índice cardíaco desde o nível basal até 30 minutos após implante
  - A mortalidade aos 30 dias foi um resultado secundário
  - O estudo demonstrou que o índice cardíaco foi significativamente maior no grupo Impella do que no grupo BIA (Impella ΔCI: 0,49 $\pm$ 0,46 ℓ/min/m^2; BIA ΔCI: 0,11 $\pm$ 0,31 ℓ/min/m^2; P = 0,02), mas não houve diferença na mortalidade entre os dois grupos.

Intervenção coronariana percutânea de alto risco

- Diversos estudos observacionais demonstraram a segurança e a eficácia do dispositivo Impella em situações de ICP de alto risco, mas somente um estudo controlado randomizado existe, o qual avalia a utilidade do Impella na ICP de alto risco
  - No estudo Prospective, Multicenter, Randomized Controlled Trial of Impella 2.5 *versus* Intra-aortic Balloon Pump in Patients Undergoing High-Risk Percutaneous Coronary Intervention (PROTECT II), pacientes com doença arterial coronariana complexa em três vasos sintomática ou doença da artéria coronariana principal esquerda desprotegida e função VE severamente deprimida submetidos à ICP de alto risco não emergencial foram divididos em grupos do Impella 2.5 (n = 225) *versus* BIA (n = 223)
  - O desfecho primário foi um evento adverso durante e após o procedimento de ICP no momento de alta ou acompanhamento em 30 dias, o que fosse o mais prolongado

Capítulo 24 Dispositivos Temporários de Suporte Circulatório Mecânico

- Os componentes do desfecho primário incluíram a mortalidade por todas as causas, IAM, acidente vascular cerebral ou ataque isquêmico transitório, procedimento repetido de revascularização, necessidade para cirurgia cardíaca ou vascular, insuficiência renal aguda, hipotensão grave durante o procedimento que necessitasse de terapia, reanimação cardiopulmonar, taquicardia ventricular que necessitasse de cardioversão, insuficiência aórtica ou falha angiográfica da ICP
  - O estudo demonstrou que, com relação ao BIA, o Impella forneceu débito cardíaco superior
  - Entretanto, não foi observada nenhuma diferença no resultado primário entre os dois grupos em 30 dias.

Dispositivos de suporte do átrio esquerdo para a aorta

- O dispositivo de assistência ventricular percutâneo TandemHeart® (Cardiac Assist, Inc.) é o único dispositivo de assistência do átrio esquerdo para aorta comercialmente disponível
- Esse dispositivo percutâneo bombeia sangue de forma extracorpórea desde o átrio esquerdo através de uma cânula inserida de forma transeptal para o sistema arterial ileofemoral, desviando, dessa forma, o VE (ver Tabela 24.1).

Fisiologia e monitoramento

- O TandemHeart tem quatro componentes: uma cânula transeptal, uma bomba centrífuga, uma cânula arterial femoral e um console de controle
- Uma cânula de 21 Fr é inserida em direção à veia femoral direita, avançada até o átrio direito, e finalmente em direção ao átrio esquerdo por uma punção transeptal
- A cânula fenestrada aspira sangue a partir do átrio esquerdo através de um grande orifício terminal e 14 orifícios laterais menores (Figura 24.6)
- O sangue flui para uma cânula de perfusão arterial de 15 a 19 Fr inserida na artéria femoral comum
- O fluxo de sangue é propelido por uma bomba centrífuga extracorpórea que contém um impulsor giratório
- A bomba tem uma câmera motora e uma câmara de sangue que são separadas por uma membrana de polímero
- Um motor eletromagnético rotaciona o impulsor entre 3.000 e 7.500 rpm
- O tamanho da cânula arterial determina a taxa de fluxo máximo
- A cânula arterial de 15 Fr pode suportar a taxa de fluxo de até 3,5 ℓ/min, enquanto a cânula arterial de 19 Fr pode atingir um fluxo de até 5 ℓ/min
- A salina heparinizada flui continuamente em direção à câmara inferior da bomba, fornecendo lubrificação e resfriamento, e impedindo a formação de trombos
- Um controlador externo monitora a bomba e contém uma bateria de reserva de 60 minutos em caso de falta de energia
- Os efeitos hemodinâmicos do TandemHeart são superiores ao BIA (ver Tabela 24.2)
- Semelhante ao dispositivo Impella e ao contrário do BIA, o TandemHeart não requer um gatilho ou sincronização baseados no ciclo cardíaco
- Como o TandemHeart trabalha em paralelo com o VE, qualquer DC intrínseco oriundo do VE é aditivo ao suporte do dispositivo
- Em razão da remoção da sobrecarga do VE, o TandemHeart resulta em aumento do DC, aumento da pressão atrial média, diminuição da PAPO e diminuição da pressão venosa central

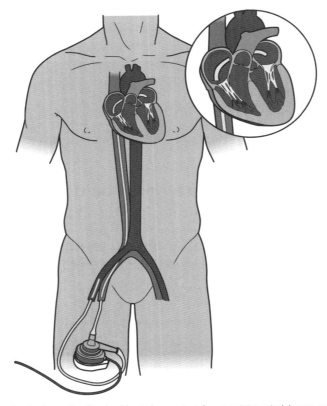

Figura 24.6 Ilustração do dispositivo TandemHeart demonstrando um cateter arterial e um cateter venoso transeptal conectados à bomba centrífuga. A inserção demonstra uma visão aproximada do cateter venoso fenestrado inserido de forma transeptal. (De Thiele H, Smalling RW, Schuler GC. Percutaneous left ventricular assist devices in acute myocardial infarction complicated by cardiogenic shock. Eur Heart J. 2007;28:2057-2063.)

- Tanto o VE como o VD têm as pressões de enchimento diminuídas, o que resulta na redução da sobrecarga ventricular e da demanda de oxigênio e no aumento do índice de força cardíaca
- Entretanto, devido ao aumento da pós-carga e à diminuição da pré-carga, a contração ventricular pode diminuir
- Como resultado, o VE frequentemente fornece somente uma contribuição mínima para o DC, resultando em um traçado de pressão arterial relativamente não pulsátil
- A quantidade de suporte cardíaco fornecido pelo TandemHeart pode ser aumentada ou diminuída pela alteração das rotações por minuto na bomba centrífuga
- O desmame é facilitado pelo monitoramento da estabilidade hemodinâmica enquanto as rotações por minuto são reduzidas lentamente na bomba centrífuga
- Se for confirmada a estabilidade hemodinâmica, a bomba pode ser desligada e removida.

CONTRAINDICAÇÕES E COMPLICAÇÕES

- As modalidades de imagem e exame físico são necessários para avaliar a vasculatura do paciente

Capítulo 24 Dispositivos Temporários de Suporte Circulatório Mecânico

- A experiência com a técnica de punção transeptal é necessária e frequentemente é uma barreira para a utilização do TandemHeart dado que a proficiência com essa técnica não é universal
- Após inserção da cânula transeptal, o implante apropriado deve ser verificado utilizando uma combinação de ecocardiograma, transdução de pressão e hemogasometria a partir da porta de acesso distal
- As contraindicações para o uso do TandemHeart incluem DAP grave, que pode impedir o implante da cânula arterial, contraindicações à anticoagulação e formação de trombo atrial esquerdo
- A função ou suporte VD adequados são necessários pata manter a pressão atrial esquerda apropriada para melhor funcionamento do dispositivo
- As complicações incluem dissecção arterial, hematoma na virilha, isquemia do membro, hemólise e tromboembolismo (ver Tabela 24.3)
- Complicações exclusivas da técnica de punção transeptal, como o tamponamento cardíaco, podem ser maiores em pacientes que estão em terapia anticoagulante
- Adicionalmente, o deslocamento da cânula atrial esquerda em direção ao átrio direito causará desvio da direita para esquerda e hipoxemia associada
- A cânula também pode migrar em direção à veia pulmonar e causar mau funcionamento do dispositivo.

EFICÁCIA CLÍNICA E INDICAÇÕES

Choque cardiogênico

- Um estudo controlado randomizado de 2006 com 42 pacientes em 12 centros comparou pacientes com choque cardiogênico randomizados para BIA (n = 14) ou TandemHeart (n = 19)
- Pacientes tratados com TandemHeart tiveram melhor hemodinâmica comparados àqueles tratados com BIA
- Entretanto, a sobrevida não diferiu entre os dois grupos aos 30 dias; o uso do TandemHeart foi associado a mais eventos adversos do que o do BIA.

Intervenção coronariana percutânea de alto risco

- Nenhum estudo controlado e randomizado comparou o TandemHeart aos outros dispositivos ou tratamento padrão.

Oxigenação por membrana extracorpórea

- As duas configurações básicas da oxigenação por membrana extracorpórea (ECMO) são a ECMO venovenosa (VV) e venoarterial (VA)
- A ECMO VV pode ser utilizada para oxigenar o sangue e remover o dióxido de carbono em pacientes com insuficiência respiratória
- A ECMO VA fornece suporte hemodinâmico e respiratório.

Princípios fisiológicos da ECMO

- O circuito ECMO consiste em uma bomba de sangue, membrana oxigenadora, equipo condutor e um trocador de calor (ver Tabela 24.1)
- Na ECMO VA, um cateter de drenagem é inserido na circulação venosa, que drena o sangue com um oxigenador e o devolve para o sistema arterial com uma bomba (Figura 24.7)
- A ECMO VA é uma terapia de suporte com o objetivo de melhorar o fornecimento de oxigênio e a remoção do dióxido de carbono, ao mesmo tempo que dá descanso ao coração e aos pulmões para facilitar a recuperação

- Quando a recuperação não for possível, a ECMO VA pode ser utilizada como ponte para a terapia definitiva com dispositivo de assistência ventricular permanente ou transplante cardíaco. O circuito da ECMO VA pode ser configurado de diferentes formas
- Embora outros vasos possam ser utilizados, em geral a artéria femoral e a veia são canuladas
- Independentemente da configuração, a cânula de drenagem é posicionada na veia cava ou no átrio direito, e a cânula de retorno é posicionada para fornecer sangue de forma retrógrada à aorta
- O sangue que flui de forma anterógrada a partir do VE encontrará resistência do sangue que flui de forma retrógrada oriundo do circuito ECMO
- Esta configuração não fisiológica tem efeitos diferentes sobre o VD e VE
    - Para o VD, a drenagem do sangue a partir do sistema venoso resulta em diminuição da pré-carga, redução do débito do VE e redução do fluxo sanguíneo pulmonar
    - Para o VE, o sangue fornecido de forma retrógrada em direção ao sistema arterial resulta em aumento da pressão arterial média e, consequentemente, aumento da pós-carga (ver Tabela 24.2)
    - O aumento resultante da pós-carga com frequência leva a reduções do volume sistólico do VE
    - O grau de redução depende da função residual do VE e da integridade das valvas aórtica e mitral
    - O aumento do suporte hemodinâmico pelo aumento do fluxo pelo circuito de ECMO VA aumenta ainda mais a pós-carga
    - Incrementos concomitantes na pressão diastólica final do VE podem causar dilatação do VE, diminuição do fluxo sanguíneo coronariano e redução da perfusão subendocárdica
    - A quantidade de suporte pode ser titulada pela alteração da taxa de fluxo na bomba de sangue
    - Embora taxas de até 10 ℓ/min possam ser acomodadas com cânulas de grande calibre, a ECMO geralmente fornece entre 3 e 6 ℓ/min de suporte
    - O alto fluxo também aumenta a pressão atrial esquerda e pode precipitar o edema pulmonar

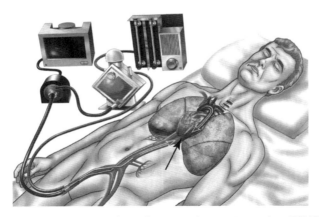

Figura 24.7 Ilustração de um paciente com oxigenação por membrana extracorpórea (ECMO) venoarterial (VA) femoral. O sangue venoso desoxigenado oriundo da veia femoral é infundido através do circuito ECMO, e o sangue oxigenado retorna de forma retrógrada até a artéria femoral. O sangue mal oxigenado que flui de forma anterógrada a partir do ventrículo esquerdo encontrará resistência do sangue que retorna de forma retrógrada do circuito ECMO. (De Abrams D, Combes A, Brodie D. Extracorporeal membrane oxygenation in cardiopulmonary disease in adults. J Am Coll Cardiol. 2014;63(25):2769-2778.) *(Esta figura encontra-se reproduzida em cortes no Encarte.)*

Capítulo 24 Dispositivos Temporários de Suporte Circulatório Mecânico

- Aumentos da pós-carga podem ser exacerbados ainda mais pelos efeitos vasoconstritores das medicações vasopressoras
- A hipertensão sistêmica é comum; o desmame de vasopressores e a adição de medicamentos anti-hipertensivos podem ser necessários para prevenir complicações
- A oxigenação e remoção do dióxido de carbono são facilitadas por um oxigenador que utiliza uma membrana semipermeável, como um pulmão artificial, para separar o gás do sangue
- Na ECMO VA, o sangue desoxigenado é puxado do sistema venoso e o sangue oxigenado retorna para o sistema arterial
- A oxigenação é determinada pela quantidade de fluxo sanguíneo no circuito ECMO, pelo fluxo de gás do oxigenador e pela contribuição a partir da função pulmonar do próprio paciente
- A taxa de remoção do dióxido de carbono é regulada pelo fluxo de sangue do circuito ECMO e pelo fluxo de gás do oxigenador, conhecida como taxa de fluxo de troca gasosa.

MONITORAMENTO DA OXIGENAÇÃO POR MEMBRANA EXTRACORPÓREA

- Com a canulação concluída e o paciente conectado à ECMO, o fluxo do circuito é lentamente titulado até atingir os índices respiratórios e hemodinâmicos adequados
- Ajustes frequentes podem ser necessários para atingir saturação de oxihemoglobina arterial, pressão arterial média e saturação de oxigênio venoso adequadas
- Pode ser necessária sedação leve para manter o conforto do paciente
- A anticoagulação é essencial durante a ECMO e normalmente é alcançada pelo uso da heparina não fracionada intravenosa
- A anticoagulação com os inibidores diretos da trombina argatrobana e a bivalirudina tem sido relatada e é utilizada no caso de trombocitopenia induzida pela heparina
- A anticoagulação em geral é titulada com base no tempo de coagulação ativado (TCA)
- Não existe protocolo de anticoagulação universalmente aceito, o TCA almejado varia entre as instituições
- O material artificial no circuito de ECMO resulta em ativação das vias de coagulação, fibrinolítica e complemento, que podem resultar em complicações hemorrágicas e trombóticas
- As plaquetas são continuamente consumidas; a prática atual envolve manter os níveis de plaquetas acima de 50.000/mℓ
- Hemólise, hemorragia e diminuição da produção pela medula óssea devido a doenças críticas podem resultar em diminuição da concentração de hemoglobina
- A hemoglobina é frequentemente mantida entre 12 e 14 mg/dℓ
- Para pacientes que estão sendo ventilados, as configurações do ventilador devem ser minimizadas assim que a oxigenação adequada e a remoção de dióxido de carbono sejam facilitadas com o circuito ECMO a fim de evitar lesões pulmonares associadas ao ventilador e toxicidade pelo oxigênio
- Uma estratégia pulmonar ultraprotetora com pressões de platô almejadas menores que 20 cm H_2O e Fi_{O2} menor que 0,5 é frequentemente utilizada para melhorar os resultados
- A redução nas configurações do ventilador diminui a pressão intratorácica, o que pode facilitar o retorno venoso e o DC
- Embora taxas de fluxo próximas ao máximo sejam tipicamente utilizadas para pacientes em ECMO VV, as taxas de fluxo utilizadas com pacientes em ECMO VA devem ser altas o suficiente para facilitar os objetivos hemodinâmicos e de oxigenação, mas baixas o bastante para permitir pré-carga suficiente para manter o DC intrínseco
- O débito do VE deve ser monitorado frequentemente devido ao risco de distensão do VE
- A diureticoterapia agressiva pode ser necessária

- A ultrafiltração também pode ser adicionada ao circuito ECMO para facilitar a remoção do volume
- O débito do VE é avaliado pela utilização da pulsatilidade no formato de onda do acesso arterial em combinação com o ecocardiograma
- Se o débito do VE não puder ser mantido, inotrópicos, um BIA ou um dispositivo Impella podem ser inseridos para melhor o fluxo adiante
- Se o débito cardíaco permanecer baixo apesar dessas intervenções, a descompressão do VE pode ser necessária
- Técnicas incluem septostomia por balão transatrial ou inserção cirúrgica de um cateter de drenagem no VE ou veia pulmonar superior direita.

CONTRAINDICAÇÕES PARA O USO DA OXIGENAÇÃO POR MEMBRANA EXTRACORPÓREA

- A ECMO não deve ser considerada para pacientes com condições preexistentes que sejam incompatíveis com a recuperação, como lesão neurológica grave e neoplasia em estágio avançado.

INSERÇÃO, REMOÇÃO E COMPLICAÇÕES

Inserção

- A ECMO requer uma equipe multiprofissional, incluindo um cirurgião, anestesista, perfusionista, cardiologista, pneumologista e intensivista. Assim que for decidido que a ECMO será iniciada, o paciente é anticoagulado e a cânula é inserida
- As cânulas são inseridas por via percutânea utilizando a técnica de Seldinger
- O tamanho da cânula escolhida é determinado com base na quantidade esperada de suporte circulatório necessário para o paciente com base na função residual do VE
- Para adultos, as cânulas de influxo estão disponíveis entre 18 e 21 Fr, e as cânulas de efluxo têm entre 15 e 22 Fr
- Na ECMO VA, uma cânula venosa é tipicamente posicionada na veia femoral e avançada até a junção venocaval
- A cânula arterial é tipicamente posicionada na artéria femoral comum
- Dados os grandes tamanhos de cânulas utilizados na ECMO, a isquemia do membro ipsilateral à cânula arterial é comum
- Para compensar, uma cânula arterial distal pode ser inserida na artéria tibial posterior a fim de fornecer fluxo para perfundir o membro inferior
- Se os vasos femorais estiverem incompatíveis para canulação devido à DAP grave ou derivação arterial prévia, outras artérias podem ser utilizadas, incluindo as artérias carótida direita, subclávia direita e axilar.

Remoção

- A duração do suporte por ECMO é tipicamente de 5 a 10 dias, com um tempo máximo de implante de 3 a 4 semanas
- Assim que os pacientes tenham se recuperado suficientemente para se considerar o desmame, este pode ser iniciado como uma série de tentativas onde o suporte fornecido pelo circuito ECMO é diminuído progressivamente enquanto se monitora a estabilidade hemodinâmica e respiratória
- Como a ECMO VA também ocasiona troca gasosa, o fluxo da bomba não pode ser diminuído sem a garantia de um suporte respiratório adequado

Capítulo 24 Dispositivos Temporários de Suporte Circulatório Mecânico 315

- O desligamento completo da bomba aumenta o risco de formação de trombos no circuito ECMO, mas curtos períodos de redução de fluxo para 1 ℓ/min podem ser realizados
- Como a avaliação da função VE pode ser comprometida quando o circuito ECMO VA está fornecendo suporte completo, propõe-se o monitoramento cardíaco durante o processo de desmame com ecocardiograma transtorácico ou transesofágico
- Se o desmame for realizado com sucesso e a decisão de descontinuar inteiramente a ECMO for confirmada, as cânulas são removidas, e os locais de acesso venoso e arterial são comprimidos manualmente por pelo menos 30 minutos até atingir hemostasia.

Complicações

- Complicações importantes incluem hemorragia, tromboembolismo, lesão neurológica e lesão relacionada à canulação (ver Tabela 24.3)
- A hemorragia é a complicação mais comum, ocorrendo em 27 a 50% dos pacientes, e pode ser grave o suficiente para necessitar de intervenção
- Tanto a anticoagulação como a disfunção plaquetária contribuem para a hemorragia
- A lesão relacionada à canulação inclui hemorragia, dissecção, isquemia distal e síndrome compartimental
- Hemorragias importantes oriundas das feridas cirúrgicas devem ser investigadas. Trombos podem ocorrer dentro do circuito ECMO ou na vasculatura do paciente com incidência de 8 a 16%
- A inspeção rotineira de todos os equipos e conectores em busca de sinais de formação de coágulos é necessária
- Alterações no gradiente de pressão através do oxigenador podem refletir a formação de trombos
- Grandes coágulos necessitam de troca imediata do circuito
- Se a anticoagulação precisar ser mantida ou se a preocupação com relação ao desenvolvimento de trombos aumentar, circuitos preparados com anticoagulante podem ser mantidos ao lado do leito para troca urgente
- A trombose intracardíaca também pode ocorrer se houver estase devido à má função do VE
- A lesão neurológica ocorre em até 50% dos pacientes com insuficiência cardíaca ou naqueles em que a ECMO é administrada durante reanimação cardiopulmonar
- Coma, encefalopatia, lesão cerebral anóxica, acidente vascular cerebral, morte cerebral e mioclonia foram observados
- A hipoxia cerebral é de particular preocupação para pacientes com canulação da artéria femoral
- O sangue oxigenado que retorna do circuito até a aorta preferencialmente perfundirá as vísceras abdominais em vez do cérebro, coração e membros superiores
- Para detectar essa complicação a saturação arterial de oxi-hemoglobina deve ser monitorada nos membros superiores
- Outras complicações incluem edema pulmonar e hemorragia pulmonar devido à elevação das pressões diastólica final e atrial esquerda, que podem justificar evacuação VE ou atrial esquerda
- Infecções relacionadas à canulação podem resultar em prolongamento da duração da ECMO ou aumento do período de hospitalização
- A trombocitopenia induzida pela heparina também pode ocorrer e deve levar à troca imediata do anticoagulante para um inibidor direto da trombina
- Hemólise, trombocitopenia, síndrome de von Willebrand adquirida, coagulação intravascular disseminada, lesão renal aguda e embolia gasosa foram relatados.

EFICÁCIA CLÍNICA E INDICAÇÕES

- Embora existam estudos controlados randomizados demonstrando a utilidade da ECMO em casos de insuficiência respiratória e síndrome do desconforto respiratório agudo (SDRA), não existem estudos para suporte cardíaco ou após parada cardiopulmonar
- Na prática, a ECMO é frequentemente utilizada no choque cardiogênico ou após parada cardiopulmonar como terapia de resgate ou como ponte temporária para a terapia definitiva com dispositivos de assistência ventricular ou transplante cardíaco.

INSUFICIÊNCIA VENTRICULAR DIREITA AGUDA

- Dispositivos implantados por via percutânea para insuficiência ventricular direita são relativamente novos e fornecem a oportunidade para intervenção precoce na insuficiência VD sem a necessidade de cirurgia
- Opções de dispositivos incluem oxigenação por membrana extracorpórea venoarterial (ECMO-VA), a bomba de fluxo centrífugo Protek Duo e o cateter de fluxo axial Impella RP (Figura 24.1)
- Esses dispositivos podem ser categorizados de acordo com seus mecanismos de ação como sistemas de desvio direto ou indireto do VD
  - O Impella RP e o Protek Duo deslocam sangue a partir do AD para a AP, desviando diretamente o VD. A ECMO-VA desloca e oxigena sangue a partir do AD para a artéria femoral, desviando indiretamente o VD
  - Assim, esses sistemas têm efeitos hemodinâmicos distintos, dependendo se o paciente apresenta insuficiência VD isolada ou insuficiência biventricular.

CAPÍTULO 25

Terapia com Dispositivo de Assistência Ventricular na Insuficiência Cardíaca Avançada

Equívocos comuns

- A recuperação ventricular esquerda é comum após implante de dispositivos de assistência ventricular esquerda (DAVE)
- Pacientes candidatos a transplante cardíaco nunca devem ter um DAVE implantado
- O encaminhamento para cuidados paliativos é inapropriado para pacientes considerados para terapia com DAVE.

- O desenvolvimento de dispositivos de assistência ventricular esquerda (DAVEs) confiáveis revolucionou o tratamento da insuficiência cardíaca (IC)
- No contexto da Unidade de Terapia Intensiva Cardiológica (UTIC), DAVEs são encontrados em três situações:
  - Seleção do paciente com insuficiência cardíaca indicado para suporte circulatório mecânico (SCM) e avaliação pré-cirúrgica
  - Tratamento desses pacientes no período perioperatório
  - Tratamento de complicações e prevenção de eventos adversos.

Tecnologia de dispositivos de assistência ventricular esquerda

- Os DAVEs iniciais eram bombas de deslocamento de volume conhecidas como dispositivos de fluxo pulsátil
- Entretanto, as bombas tinham diversas partes móveis, que incluíam rolamentos, válvulas e placas sujeitas a falhas
- Um desvio no paradigma no campo da circulação assistida ocorreu com a introdução de dispositivos de fluxo contínuo implantáveis e duráveis
- A razão para o fluxo contínuo foi a observação de que o fluxo pulsátil inicial na aorta é progressivamente atenuado, transformado em fluxo não pulsátil contínuo ao nível dos capilares (Figura 25.1)
- DAVEs de fluxo contínuo têm somente uma única parte móvel e propelam o sangue de forma estável e de maneira contínua com rotor axial ou centrífugo ou impulsor
- Com esse projeto simplificado, o risco de falha mecânica foi bastante reduzido
- Atualmente, o HeartMate II® (St. Jude Medical) e o HeartWare HVAD® (HeartWare) são os únicos DAVEs de fluxo contínuo aprovados pela US Food and Drug Administration (FDA) (Figura 25.2)

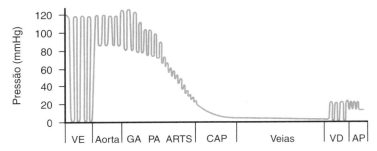

Figura 25.1 Distribuição da pressão e pulsatilidade na circulação sistêmica. *AP*, artéria pulmonar; *ARTS*, arteríolas; *CAP*, capilares; *GA*, grandes artérias; *PA*, pequenas artérias; *VD*, ventrículo direito; *VE*, ventrículo esquerdo.

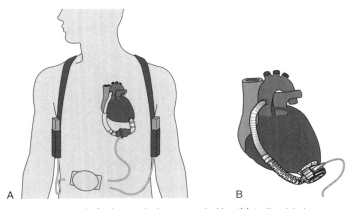

Figura 25.2 Dispositivos de assistência ventricular esquerda HeartMate II axial da empresa St. Jude (**A**) e HeartWare HVAD (**B**) centrífugo. *(Esta figura encontra-se disponível em cores no Encarte.)*

- O HeartMate II é capaz de fornecer até 10 ℓ/minuto de suporte e é cirurgicamente inserido em um bolsão pré-peritoneal (ver Figura 25.2 A)
- O sangue é ejetado para fora do VE em direção à cânula de influxo do VE, acelerado por um rotor, e então ejetado no enxerto da via de saída, que tem anastomose com a aorta ascendente
- Um transmissor percutâneo sai do abdome superior e conecta o dispositivo com um controlador portátil e duas baterias para operação móvel, ou a uma unidade de energia e uma tomada quando o paciente estiver parado durante várias horas (p. ex., ao dormir)
- O dispositivo fornece um fluxo constante de sangue com velocidade auxiliar utilizada em caso de queda súbita da pré-carga
- A faixa de velocidade operacional típica é de 8.600 a 9.600 rpm
- Apesar do revestimento antitrombótico com microesferas de titânio, a anticoagulação com razão normalizada internacional (RNI) almejada de 2 a 3 e ácido acetilsalicílico são recomendados
- Em distinção do HeartMate II de fluxo axial, o HVAD é uma bomba centrífuga em miniatura (ver Figura 25.2B)
- Como é um dispositivo menor, permite o implante no espaço pericárdico e, frequentemente, a operação é mais curta

Capítulo 25 Terapia com Dispositivo de Assistência Ventricular... **319**

- O invólucro contém um impulsor suspenso por imãs, e o dispositivo é capaz de fornecer fluxo de 10 ℓ/minuto
- A faixa de velocidade operacional usual é de 2.400 a 2.800 rpm
- A presença de um dispositivo de fluxo contínuo não elimina necessariamente a presença de um pulso palpável ao exame físico
- Isso tem uma importante consequência na medição da pressão arterial do paciente
- Na ausência de um pulso palpável, a pressão arterial média (PAM) é mensurada por Doppler
  - O manguito da pressão arterial é insuflado acima do nível em que os sons do Doppler são ouvidos e, em seguida, o retorno dos sons auscultados por Doppler é tido como a PAM
  - A PAM mensurada pelo Doppler superestima a pressão na presença de pulso palpável e não deve ser relatada
  - Em vez disso, a ausculta夹ção dos sons de Korotkoff deve ser realizada.

DAVE COMO PONTE PARA TRANSPLANTE

- A ponte para transplante (PPT) refere-se ao implante de um DAVE durável em um paciente com IC em estágio terminal, com a intenção de melhorar a hemodinâmica e a evolução clínica até que um doador de coração esteja disponível
- Como a escassez de doadores piorou, a proporção de receptores de transplante que necessitaram de ponte com DAVE durável aumentou de 26%, em 2004, para mais de 50%, em 2014
- Estudos iniciais em pacientes com uma PPT comprovaram que o implante imediato de um DAVE é a única chance significativa de sobrevivência disponível para os pacientes mais doentes
- Esses estudos também demonstraram uma reversibilidade substancial de danos aos órgãos, ou seja, o implante de DAVEs foi acompanhado por uma melhora significativa nos marcadores bioquímicos de lesão renal e hepática.

DAVE para terapia de destino

- A terapia de destino (TD) refere-se ao implante de um DAVE em um paciente com IC em estágio terminal que não seja candidato a transplante cardíaco ou que não queira ser submetido ao transplante
- É importante destacar que o transplante cardíaco atualmente permanece como o "padrão-ouro" para o tratamento da IC em estágio terminal
- Como resultado, os pacientes que recebem DAVE para TD são mais velhos e com mais comorbidades do que aqueles submetidos ao transplante cardíaco
- No estudo Randomized Evaluation of Mechanical Assistance for the Treatment of Congestive Heart Failure (REMATCH), considerado uma referência, os pacientes com IC em estágio terminal foram designados de forma randômica para implante do HeartMate I ou manutenção do tratamento medicamentoso
  - O principal achado do REMATCH foi uma sobrevida significativamente melhor de pacientes designados para o grupo do DAVE HeartMate I comparados àqueles tratados de forma medicamentosa
  - As estimativas de sobrevida com 1 e 2 anos foram de 52 e 23% no grupo do dispositivo, e 25 e 8% no grupo da terapia medicamentosa, respectivamente
  - A análise da mortalidade revelou que a sepse e a falha do DAVE foram as principais causas de morte
- Em 2009, Slaughter et al. publicaram os resultados do primeiro estudo randomizado que comparou dois DAVEs para TD

- Os pacientes foram agrupados para receber o HeartMate I de fluxo pulsátil ou HeartMate II de fluxo contínuo
- O desfecho primário do estudo, "sobrevida livre de acidente vascular cerebral incapacitante e nova cirurgia para reparo ou substituição do DAVE em 2 anos" foi atingido em 46 e 11% dos pacientes nos grupos HeartMate II e HeartMate I, respectivamente
- A sobrevida no grupo do HeartMate II foi melhor do que a sobrevida no grupo do Heart-Mate I (58 *versus* 24%)
- Ademais, o DAVE HeartMate II teve menor risco de eventos adversos comparado ao DAVE HeartMate I: a razão de risco (RR) de substituição da bomba, 0,12 (intervalo de confiança [IC] de 95%, 0,06 a 0,26); RR de insuficiência cardíaca direita, 0,30 (IC 95%, 0,16 a 0,57), RR de sepse, 0,35 (IC 95% CI, 0,21 a 0,57), e RR de arritmias cardíacas, 0,53 (IC 95%, 0,33 a 0,83)
- A qualidade de vida (QDV) melhora após implante do DAVE
  - No estudo HeartMate II DT, 80% dos pacientes que tinham um DAVE de fluxo contínuo estavam na classe I ou II da classificação da New York Heart Association (NYHA) 24 meses após implante com melhora impressionante de seus escores nos questionários Minnesota Living with Heart Failure e The Kansas City Cardiomyopathy
  - A melhora na capacidade de exercício, um dos componentes da avaliação da QDV, é frequentemente menor que o previsto devido às limitações relacionadas ao aumento subótimo do débito cardíaco (DC) durante o exercício e comorbidades associadas.

DAVE como ponte para recuperação

- Uma abordagem diferente para o manejo da IC consiste em uma combinação de SCM com terapia medicamentosa agressiva para promover recuperação do VE
- Se a função do VE normalizar, o dispositivo pode ser explantado
- O entusiasmo inicial com a ponte para recuperação (PPR) diminuiu após a conclusão de que somente uma pequena proporção (1 a 2%) dos pacientes em grandes conjuntos de dados conseguiriam deixar o SCM
- Idade mais jovem, etiologia não isquêmica e curta duração da IC estão associados à maior probabilidade de recuperação.

SELEÇÃO DO PACIENTE E AVALIAÇÃO

- Um dilema clínico comum envolve proceder com um implante de DAVE ou esperar pelo transplante cardíaco
- Se o paciente for um candidato para transplante cardíaco e se for previsto um tempo de espera prolongado por um doador, pode ser razoável proceder com um DAVE durável se não existirem contraindicações para garantir estabilidade hemodinâmica e clínica enquanto ele estiver na lista de espera
- É menos provável que pacientes com DAVEs percam condicionamento físico e massa muscular comparados àqueles com terapia inotrópica crônica
- Ao contrário, em um paciente estabilizado com tipo sanguíneo favorável e se for previsto um tempo de espera curto por um doador de coração, a melhor decisão seria aguardar pelo transplante primário sem ponte com DAVE
- No registro United Network of Organ Sharing (UNOS), a sobrevida geral pós-transplante de pacientes que necessitam de ponte com DAVE é a mesma de pacientes transplantados que não receberam um DAVE antes, sendo a única exceção pacientes com maior urgência do transplante devido à infecção do dispositivo, que possivelmente têm sobrevida menor
- Um sistema de estadiamento foi desenvolvido para o prognóstico e a avaliação rápida de pacientes com IC sintomática grave, conhecido como perfis INTERMACS

Capítulo 25 Terapia com Dispositivo de Assistência Ventricular... **321**

- O perfil I do INTERMACS ("falha completa") inclui os pacientes mais doentes com choque cardiogênico e hemodinamicamente instáveis apesar do uso de inotrópicos e/ou de balão intra-aórtico por contrapulsação
- A morte é iminente sem intensificação do suporte para esses pacientes
- Um SCM temporário pode ser uma boa opção para alguns desses pacientes enquanto é avaliada a reversibilidade potencial do dano ao VE e de órgãos terminais
- Se o dano ao VE não for recuperável (ou for improvável que se recupere sem o implante de DAVE durável) e a necessidade para circulação assistida persistir, deve-se avaliar a possibilidade de realizar um DAVE durável
- Quando ocorre o implante de um DAVE em pacientes com perfil I do INTERMACS, a sobrevivência até a alta hospitalar é de somente 70,4%
- Como resultado dessa observação, menos DAVEs são implantados agora em pacientes com perfil I da INTERMACS (somente 14,3% em 2014)
- Uma estratégia apropriada para esses pacientes muito doentes evoluiu para incluir o SCM temporário a fim de permitir a reversão do dano ao órgão terminal e a obtenção de estabilidade clínica antes de se prosseguir com o implante de um DAVE durável
- A maioria (66%) dos pacientes avaliados para implante de DAVEs são do perfil II ("em transição") e perfil III ("estável com inotrópicos") do INTERMACS; o benefício do implante do DAVE é bem comprovado nesses pacientes
- A terapia a longo prazo com inotrópicos está associada à sobrevida baixa, e é razoável proceder com uma avaliação para implante de DAVE durável assim que o paciente for declarado como dependente de inotrópicos
  - Quando um DAE for implantado em pacientes dos perfis II e III do INTERMACS, a sobrevivência até a alta aumenta para 93,5 e 95,8%, respectivamente
- Um quinto dos DAVEs são implantados em pacientes que não recebem inotrópicos ou têm SCM temporários (perfis IV a VII do INTERMACS)
- Um algoritmo proposto para avaliação do DAVE é apresentado na Figura 25.3.

CONTRAINDICAÇÕES ABSOLUTAS PARA IMPLANTAE DO DAVE

- As contraindicações absolutas para implante do DAVE envolvem quaisquer lesões irreversíveis em órgãos em estágio terminal que podem limitar a sobrevida após a cirurgia para esse implante
  - Isso inclui cirrose, hemodiálise permanente, demência ou acidente vascular cerebral grave, doença pulmonar obstrutiva crônica grave e neoplasia com expectativa de vida menor que 2 anos
  - No cenário da UTIC, adições importantes para essa lista incluem insuficiência múltipla de órgãos terminal, bacteriemia em curso, taquicardia ventricular incessante, anormalidades significativas de coagulação, alto risco hemorrágico, contraindicações para anticoagulação com varfarina, grave disfunção VD e gravidez
- Todos os DAVEs contemporâneos requerem a capacidade do paciente ou do cuidador compreender e atuar em alarmes do controlador, trocar baterias e limpar o local de saída do transmissor
  - Pacientes e cuidadores incapazes de cuidar do dispositivo devido a questões médicas ou psicossociais não podem ser considerados para implante de DAVE durável
- A decisão sobre terapias cardíacas avançadas em pacientes com histórico de câncer deve ser feita em conjunto com um oncologista.

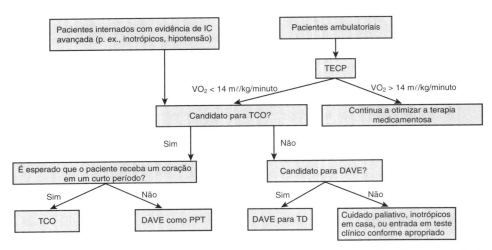

Figura 25.3 Um algoritmo simplificado da seleção de pacientes para suporte por dispositivo de assistência ventricular esquerda (DAVE). Atualmente, somente pacientes que não são candidatos para TCO devem ser considerados para DAVE TD. *PPT*, ponte para transplante; *TCO*, transplante cardíaco ortotópico; *TD*, terapia de destino; *TECP*, teste de exercício cardiopulmonar.

CONTRAINDICAÇÕES RELATIVAS PARA IMPLANTE DE DAVE

- As contraindicações relativas para implante de DAVE incluem doença vascular periférica grave, diabetes mal controlado com complicações, desnutrição grave, debilidade e ausência de um cuidador de suporte
- A disfunção renal crônica tradicionalmente pertence a esse grupo, entretanto, o valor para uma baixa taxa de filtração glomerular ou nível de creatinina elevado considerado como contraindicação é objeto de debate contínuo.

VANTAGENS DOS DAVES EM RELAÇÃO AO TRANSPLANTE CARDÍACO

- Indivíduos com resistência vascular pulmonar maior que 5 unidades Wood podem ter um DAVE implantado na ausência de insuficiência concomitante de VD
- A chamada hipertensão pulmonar fixa (hipertensão pulmonar que não melhora apesar da terapia medicamentosa), de fato, melhora após implante do DAVE
- A obesidade com índice de massa corporal maior que 35 kg/m^2 é somente uma contraindicação relativa para SCM
- A melhora da hemodinâmica e do estado clínico com um DAVE pode permitir que um paciente obeso mórbido seja submetido à cirurgia bariátrica e, assim, perca peso e se torne um candidato a transplante cardíaco
- Em pacientes incapazes de tolerar terapia imunossupressora devido a interações farmacológicas ou que não desejam ser submetidos ao transplante por motivos pessoais, o DAVE para TD oferece melhor sobrevida do que a terapia medicamentosa otimizada.

AVALIAÇÃO DO DAVE

- Uma análise mínima padronizada deve incluir avaliação por um especialista em insuficiência cardíaca, assistente social, psiquiatra, equipe de cuidados paliativos e um cirurgião cardiotorácico

Capítulo 25 Terapia com Dispositivo de Assistência Ventricular... **323**

- O encaminhamento para a equipe de cuidados paliativos para implantes para TD agora é mandatório para o Center for Medicare Services
- Como todos os DAVEs contemporâneos aprovados pela FDA requerem terapia antitrombótica, deve-se investigar e documentar um possível histórico de diátese hemorrágica
- Indivíduos com trombose venosa profunda prévia não provocada ou embolia pulmonar devem passar por uma análise completa sobre o estado de hipercoagulabilidade e por uma avaliação com um hematologista
- Para pacientes descompensados hospitalizados, o implante de um cateter na artéria pulmonar é necessário para otimização das pressões do lado direito antes da cirurgia (pressão atrial direita abaixo de 15 mmHg é um objetivo razoável)
- Para pacientes com histórico de cirurgia de enxerto para desvio de artéria coronariana, uma tomografia computadorizada (TC) torácica é indicada para mapear os enxertos e prevenir trauma no paciente durante a cirurgia
- A anatomia cardíaca e a presença de cardiopatia estrutural concomitante, incluindo trombos intracardíacos, devem ser avaliados com um ecocardiograma
- Defeitos septais atriais, incluindo forames ovais patentes, devem ser fechados durante o desvio cardiopulmonar
- Sua ausência deve ser confirmada por um estudo com microbolhas em todos os pacientes, porque sua presença no implante de um DAVE poderia inverter um desvio da esquerda para direita em um desvio da direita para esquerda e levar à hipoxia
- Como a insuficiência aórtica provavelmente progredirá após implante de um DAVE de fluxo contínuo, a valva deve ser substituída por uma bioprótese em pacientes com uma insuficiência aórtica pior do que discreta
- A presença de uma valva aórtica mecânica não é uma contraindicação para o DAVE; entretanto, a valva deve ser fechada por um retalho ou substituída por uma bioprótese para prevenir a via de saída ventricular esquerda e a trombose valvar
- Pacientes com valva aórtica substituída por bioprótese ou qualquer valva protética na posição mitral não necessitam de quaisquer procedimentos adicionais
- Insuficiência mitral grave não requer necessariamente procedimentos adicionais na valva mitral por ser improvável que progrida após implante do DAVE devido à normalização das pressões de enchimento do VE e remodelamento reverso do VE
- A insuficiência valvar tricúspide é extremamente comum nessa população, mas a abordagem para seu tratamento é objeto de controvérsia
- A análise de seis estudos sobre essa questão sugeriu que o reparo da valva tricúspide foi associado a um tempo maior de desvio cardiopulmonar sem qualquer benefício sobre a mortalidade precoce ou morbidade.

EVENTOS ADVERSOS

- A Tabela 25.1 lista alguns dos eventos adversos que ocorrem após implante do DAVE
- É importante salientar que apesar das hospitalizações frequentes por conta de eventos adversos, a maioria dos pacientes passa mais de 90% do tempo fora do hospital
- As duas principais complicações perioperatórias são hemorragia cirúrgica e insuficiência VD
  - Relatos iniciais notaram um risco elevado de hemorragia mediastinal após implante do DAVE comparado a outros procedimentos com coração aberto
  - É importante ressaltar que a hemorragia que requer uma nova cirurgia e o número de unidades transfundidas se correlacionam com a mortalidade em 1 ano em alguns estudos
  - A hemorragia tardia significativa requer interrupção da anticoagulação e pode predispor à trombose da bomba

- Antes e durante a iniciação da heparina não fracionada, a saída do dreno torácico deve ser meticulosamente monitorada
- O tamponamento cardíaco é sugerido por uma combinação de pressão venosa central (PVC) elevada e hipotensão, e justifica a realização emergencial de um ecocardiograma para buscar efusões pericárdicas ou hematoma pericárdico a fim de diferenciar o tamponamento da insuficiência de VD (Figura 25.4)
- A drenagem emergencial ou evacuação do hematoma é o único tratamento definitivo do tamponamento cardíaco
- Aproximadamente um em cinco pacientes desenvolvem alguma forma de insuficiência VD (necessidade de um curso prolongado [> 14 dias] de inotrópicos ou implante de dispositivo de assistência ventricular direito [DAVD]) após cirurgia de implante de DAVE
- Com um DAVE funcional implantado, o débito cardíaco é dependente da capacidade do VD de fornecer pré-carga suficiente para o lado esquerdo do coração; entretanto, o aumento da pré-carga do VD pode desmascarar uma insuficiência VD preexistente
- A presença de PVC elevada e significativa dilatação de VD levanta questões com relação à necessidade perioperatória de suporte VD adicional
- Pacientes com baixa pressão arterial pulmonar na situação de PVC alta têm, de fato, uma insuficiência VD já desenvolvida
- Pacientes com significativa insuficiência VD apesar do tratamento inicial, incluindo inalação de óxido nítrico, não devem deixar o centro cirúrgico sem um DAVD
- O desenvolvimento de insuficiência VD que necessita de DAVD identifica pacientes com prognóstico ruim
- Pacientes submetidos ao implante de DAVD não planejada tiveram uma chance de somente 49% de se livrarem do suporte pelo DAVD e uma sobrevida de apenas 6 meses (13%)
- A disponibilidade do Impella RP (Abiomed, Inc.) implantado por via percutânea oferece uma nova opção temporária de suporte mecânico para o VD insuficiente, com a possibilidade de remoção em ambiente ambulatorial sem necessidade de uma nova ida para o centro cirúrgico para reabertura do tórax
- O tratamento farmacológico da insuficiência VD inicial e tardia consiste em otimização da pré-carga, aumento da contratilidade do VD e redução da resistência vascular pulmonar
- Se o paciente estiver hipotenso e vasoplégico, o vasoconstritor preferencial é a vasopressina, que não aumenta a resistência vascular pulmonar como todos os outros vasopressores fazem
- A velocidade do DAVE deve ser otimizada para evitar qualquer contribuição do ventrículo esquerdo para a elevação da pressão pulmonar
- Deve-se ter o cuidado de otimizar a velocidade a fim de manter a linha média do septo interventricular e permitir que o VD tenha um formato geométrico propício para a contração
- O óxido nítrico seguido pelo sildenafila em combinação com a milrinona são utilizados como agentes farmacológicos para reduzir as pressões na artéria pulmonar
- Com o uso a médio e longo prazo, as complicações comuns do DAVE são infecções e hemorragias gastrintestinais
  - A imunossupressão relativa causada pelo estado crítico e a presença de grandes quantidades de material estranho deixam os pacientes com DAVE particularmente suscetíveis a complicações infecciosas
  - Infecções em pacientes com DAV podem ser classificadas como específicas do DAV, relacionadas ao DAV e não relacionadas ao DAV
  - As infecções específicas do DAV podem ocorrer no bolsão do dispositivo ou área cirúrgica circundante, ao longo dos transmissores percutâneos e dentro do próprio dispositivo

TABELA 25.1 ■ Eventos adversos apresentados por paciente-ano em indivíduos com DAVE HeartMate II (HM II) e HVAD.

Eventos adversos	Frequência de eventos HM II	Frequência de eventos HVAD
Hemorragia que necessitou de nova cirurgia	0,09 a 0,23	0,19 a 0,26
Hemorragia gastrintestinal	0,17 a 0,38	0,23 a 0,27
Infecção do transmissor	0,12 a 0,37	0,08 a 0,25
Sepse	0,18 a 0,35	0,04 a 0,24
Insuficiência cardíaca direita	0,16 a 0,36	0,04 a 0,33
Acidente vascular cerebral	0,083 a 0,13	0,12 a 0,2
Acidente vascular cerebral isquêmico	0,031 a 0,06	0,09 a 0,11
Acidente vascular cerebral hemorrágico	0,052 a 0,07	0,08 a 0,09
Trombose da bomba	0,024 a 0,027	0,07 a 0,08
Recorrência da insuficiência aórtica	0,22 a 0,32	NR[a]

[a]Um relato sugere baixa incidência da recorrência da insuficiência aórtica com HVADs equipados com ciclo Lavare, indisponível nos EUA.
DAVE, dispositivo de assistência ventricular esquerda; NR, não registrado.
(Modificada de Slaughter MS, Rogers JG, Milano CA, et al. Advanced heart failure treated with continuous-flow left ventricular assist device. N Engl J Med. 2009;361(23):2241-2251; Jorde UP, Kushwaha SS, Tatooles AJ, et al. Results of the destination therapy post-Food and Drug Administration approval study with a continuous flow left ventricular assist device: a prospective study using the INTERMACS registry (Interagency Registry for Mechanically Assisted Circulatory Support). J Am Coll Cardiol. 2014;63(17):1751-1757; Jorde UP, Uriel N, Nahumi N, et al. Prevalence, significance, and management of aortic insufficiency in continuous flow left ventricular assist device recipients. Circ Heart Fail. 2014;7(2):310-319; e Soleimani B, Haouzi A, Manoskey A, et al. Development of aortic insufficiency in patients supported with continuous flow left ventricular assist devices. ASAIO J. 2012;58(4):326-32.)

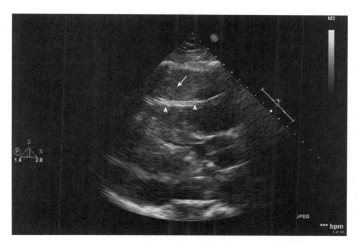

Figura 25.4 Ecodopplercardiograma transtorácico de um paciente com hipotensão refratária logo após implante de dispositivo de assistência ventricular esquerda (DAVE). Projeção parasternal de eixo longo revela um grande hematoma na região anterior (seta) e derrame pericárdico na região posterior causando compressão da parede livre do ventrículo direito (pontas de seta) e pequena cavidade do VE.

- A maioria das infecções percutâneas são bacterianas (87,5%), sendo que os organismos mais comuns são *Staphylococcus* e *Pseudomonas*
- A avaliação de pacientes com um DAVE com suspeita de infecção deve incluir hemograma completo, hemoculturas e radiografia torácica
- Todos os pacientes com secreção purulenta a partir do local da cirurgia ou do transmissor devem ter amostras enviadas para coloração de Gram, teste de hidróxido de potássio (para fungos) e cultura rotineiras bacterianas e fúngicas
- Para pacientes com resultados positivos de hemocultura com patógeno que sabidamente cause endocardite, deve ser realizado ecocardiograma
- O tratamento de infecções relacionadas ao dispositivo é desafiador devido à formação de um biofilme resistente aos antibióticos na superfície do dispositivo, o qual é virtualmente resistente à penetração por agentes antimicrobianos
- Em geral, um curso prolongado de antibióticos direcionado pela cultura é necessário
- A forma mais grave de infecção, a endocardite relacionada ao DAV, é rara
- A listagem urgente para transplante ou troca da bomba assim que as hemoculturas forem negativas é necessária, assim como antibióticos supressores pelo tempo em que o DAVE estiver implantado
- A hemorragia gastrintestinal (GI) em pacientes com DAVE é comum
  - A maior taxa de hemorragia GI observada em casos de implante de DAVEs de fluxo contínuo não exclui a importância do tratamento antitrombótico para prevenção da ocorrência de trombose
  - A frequência de hemorragias GIs após implante de DAVE de fluxo contínuo varia de 23 a 63 eventos por 100 pacientes-anos e é desproporcionalmente alta quando comparada a pacientes que recebem varfarina por outras indicações (*i. e.*, anticoagulação para valvas mecânicas, procedimento que carreia um importante risco hemorrágico de 1,2 a 2,6 eventos por 100 pacientes-anos)
  - A formação de MAVs e a síndrome adquirida da deficiência de fator de von Willebrand foram propostos como mecanismos responsáveis por essa discrepância
  - Em um estudo, uma reversão da escalada da terapia antitrombótica dupla para terapia com agente único ou suspensão do tratamento ainda resultou em um evento hemorrágico subsequente importante em 43% dos pacientes dentro de 1 ano
  - Isso ilustra a predisposição intrínseca dos receptores do DAVE de fluxo contínuo a complicações hemorrágicas mesmo com terapia antitrombótica mínima ou ausente
  - A dose de ácido acetilsalicílico é um fator importante que pode contribuir potencialmente para a hemorragia em altas doses (325 mg) e trombose em baixas doses (81 mg)
  - A maioria dos eventos de hemorragia GI associados ao DAVE são tratados terapeuticamente com transfusão sanguínea e inibidores da bomba de prótons
  - A avaliação inicial da hemorragia GI deve incluir endoscopia na tentativa de localizar e tratar a fonte da perda sanguínea
  - O sistema GI superior é responsável por 40 a 50% dos eventos hemorrágicos por erosões gástricas, úlceras ou malformações arteriovenosas (MAVs)
  - Manobras endoscópicas para interromper a hemorragia em geral são bem-sucedidas a curto prazo; entretanto, em até 50% dos pacientes, ocorre recorrência da hemorragia
  - O exame por cápsula endoscópica tem acurácia diagnóstica limitada, mas deve ser considerado em casos de eventos hemorrágicos recorrentes e obscuros
  - A octreotida deve ser considerada para todos os pacientes com hemorragia GI e angiodisplasias

- A trombose da bomba é uma complicação potencialmente fatal dos DAVEs de fluxo contínuo, sendo que o pico de ocorrência é dentro de 3 meses após a inserção
  - Fatores relacionados à bomba são singulares para cada dispositivo e são originados a partir do fluxo anormal e interações entre os componentes sanguíneos e a superfície do DAVE
  - A dobradura do enxerto da via de saída ou a obstrução da cânula de influxo pelo septo interventricular ou parede livre do VE também pode resultar em alterações dos padrões de fluxo e trombose (Figura 25.5)
  - Fatores relacionados ao paciente incluem um estado de hipercoagulabilidade preexistente ou adquirido, infecções, sepse ou desidratação
  - A INR subterapêutica é o fator relacionado ao tratamento mais comumente observado
  - A trombose da bomba tem um espectro diverso de apresentações clínicas

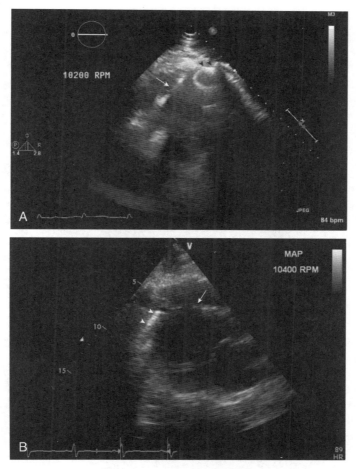

Figura 25.5 Neste paciente com dispositivo de assistência ventricular esquerda (DAVE) HeartMate II, a cânula de influxo (*pontas de seta*) foi mal posicionada, e a ponta foi ocasionalmente ocluída pelo septo interventricular (*setas*), causando sintomas. **A.** Projeção apical em quatro câmaras demonstrando a cânula de influxo do DAVE de aparência circular contígua ao septo interventricular. **B.** Projeção parasternal de eixo longo demonstrando a cânula de influxo contígua ao septo interventricular.

- Alarmes assintomáticos do dispositivo ou hemólise com escurecimento da urina podem ser o único sinal da presença de trombo na bomba
- No outro lado desse espectro estão pacientes com eventos tromboembólicos, IC recém-surgida e choque cardiogênico
- Compreender que a elevação do nível plasmático de lactato-desidrogenase (LDH) está relacionada com a trombose da bomba permite o diagnóstico precoce dessa condição pela mensuração rotineira dos níveis de LDH
- Além dos níveis de LDH, todos os pacientes com suspeita de trombo na bomba devem ser internados, ser submetidos à terapia com heparina não fracionada ou bivalirudina e passar por uma radiografia torácica e um ecocardiograma
- Os achados que sugerem um trombo na bomba incluem baixa pré-carga do VE, piora da insuficiência mitral e abertura individual de uma valva aórtica previamente fechada (Figura 25.6)

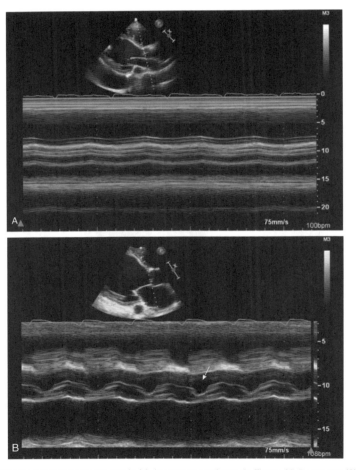

Figura 25.6 Ecodopplercardiogramas em modo M do mesmo paciente da Figura 25.5 com um (**A**) dispositivo de assistência ventricular esquerda HeartMate II funcionando normalmente e (**B**) trombose da bomba. Em **A**, a valva aórtica é fechada em cada batimento. Em **B**, o ventrículo esquerdo está distendido, e a valva aórtica abre a cada batimento (seta). A trombose da bomba foi confirmada durante a troca do dispositivo.

- Um angiograma por TC pode ser útil para avaliar a posição da cânula de influxo e o enxerto na via de saída
- Um estudo inclinado ecocardiográfico se provou valioso para pacientes com dispositivo HeartMate II com um valor absoluto de inclinação da dimensão diastólica final VE menor que 0,16, o que é altamente sugestivo de trombo obstrutivo
- Para avaliar pacientes com um dispositivo HeartWare HVAD em busca de possíveis trombos, os arquivos de registro devem ser revisados para a presença de picos de energia (Figura 25.7)
- Se o pico de energia estiver elevado em menos que 200% e a taxa de crescimento da curva de energia for menor que 1,25, então a trombólise poderia ser útil
- Resultados da trombólise para casos de trombose em dispositivos HeartMate II são insatisfatórios, o que destaca a importância de decisões terapêuticas específicas para a bomba e paciente
- A troca emergencial da bomba ou transplante cardíaco é o tratamento recomendado para a trombose de dispositivos HeartMate II e HVAD com alarmes vermelhos, interrupção da bomba ou choque
- Pacientes com DAVE com taquicardia ventricular (TV) sustentada podem tolerar a arritmia sem colapso hemodinâmico
- Entretanto, a TV deve ser tratada de forma urgente para evitar a deterioração da função VD
- A maioria dos casos de TV ocorrem dentro dos 30 primeiros dias de implante do dispositivo e podem ser causadas por anormalidades eletrolíticas, suspensão do betabloqueador e efeito pró-arrítmico de inotrópicos
- Uma causa de TV específica do DAVE é um evento de sucção que ocorre quando a parede VE entra em contato com a cânula de influxo em situações de depleção volêmica ou velocidade de bomba muito alta
- A rápida identificação pelo ecocardiograma é essencial de forma que a velocidade possa ser diminuída ou o volume administrado para correção da causa mecânica de TV (Figura 25.8)

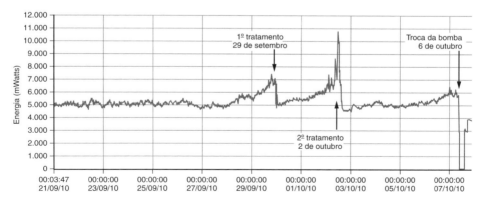

Figura 25.7 Consumo de energia do HeartWare HVAD durante trombo na bomba e após múltiplos tratamentos. Um trombo no dispositivo no qual o paciente recebeu duas doses, sem sucesso, de ativador do plasminogênio tecidual (em 29 de setembro e 2 de outubro) antes de eventualmente necessitar da troca da bomba em 6 de outubro. (Modificada de Jorde UP, Aaronson KA, Najjar SS, et al. Identification and management of pump thrombus in the HeartWare left ventricular assist device system: a novel approach using log file analysis. JACC Heart Fail. 2015;3(11):849-856.)

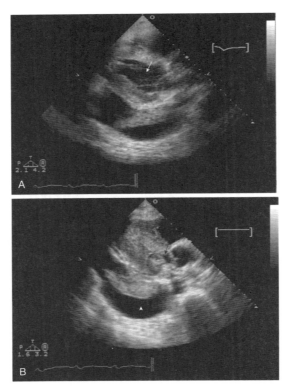

Figura 25.8 Paciente com dispositivo de assistência ventricular esquerdo (DAVE) que sofreu taquicardia ventricular recalcitrante. **A.** Projeção parasternal de eixo longo demonstra obliteração quase completa da cavidade do VE (seta). Um grande derrame pleural foi um achado incidental (ponta de seta). **B.** O exame foi repetido após a administração de fluidos intravenosos e diminuição da velocidade do DAVE. O tamanho da cavidade VE aumentou para 4 cm (seta). O paciente não teve mais taquicardia ventricular após melhora do tamanho da câmara VE.

- O tratamento da TV consiste em descontinuar os fármacos pró-arrítmicos, corrigir as anormalidades eletrolíticas, utilizar de forma apropriada os fármacos betabloqueadores e antiarrítmicos, e realizar o ecocardiograma em momento oportuno para descartar sucção
- Em situações nas quais a TV não pode ser controlada, a ablação da TV pode ser tentada
- A insuficiência aórtica (IA) tardia surgiu como uma complicação da terapia a longo prazo com dispositivos de fluxo contínuo
    - A patogênese da IA está relacionada à perda da abertura da valva aórtica seguida pela fusão dos folhetos
    - É esperado que uma IA pelo menos moderada ocorra em 38% dos pacientes após 3 anos, se a estratégia de abertura da valva aórtica não for utilizada de forma prospectiva
    - A avaliação diagnóstica é complicada pelo fato de que os métodos ecocardiográficos tradicionais de avaliação da IA subestimam sua gravidade
    - Embora a melhor abordagem de tratamento seja desconhecida, em casos sintomáticos graves foi descrito o uso de transcateteres ou substituição cirúrgica da valva aórtica.

ÍNDICE ALFABÉTICO

A

Abciximabe, 35
Ablação por cateter, 135
Acesso venoso central, 259
Acidente vascular cerebral isquêmico, 204
- agudo, 193, 197
Ácido acetilsalicílico, 24, 29
Adenosina, 257
Agentes
- analgésicos, 46
- antiplaquetários orais, 24
- inotrópicos, 97, 223
- osmóticos, 238
- sensibilizantes de cálcio, 230
- simpatomiméticos, 209, 223
- terapêuticos para emergências hipertensivas, 200
- vasoativos, 223
Albumina, 241
Alteração do balanço autonômico sistêmico, 132
Amilorida, 238
Amiodarona, 252
Anfetaminas, 209
Angiografia coronariana, 110
Anomalias de artérias coronarianas, 122
Antagonistas
- da aldosterona, 44, 238
- da glicoproteína IIb/IIIa, 35
- da vasopressina, 97
- de P2Y12 plaquetário, 31
- de receptores beta, 200
- dos canais de cálcio, 201
Antiarrítmicos atípicos, 256
Anticoagulação, 26
Anticoagulantes, 47
Arritmias, 53
- rápidas e bradicardia grave, 93
Ausculta cardíaca, 6
- dinâmica, 8
Auscultação
- dos pulmões, 6
- estática e dinâmica, 7
Avaliação
- contínua do paciente, 91
- da pele e dos membros, 10
- e triagem de pacientes com ICAD, 90
- torácica e pulmonar, 5

B

Balão intra-aórtico, 297
Bendrofluazida, 238

Benefícios da ultrafiltração, 242
Betabloqueadores, 37, 251
Biomarcadores cardíacos, 15
- na cardiomiopatia por estresse (Takotsubo), 109
Biopsia endomiocárdica miocardite aguda fulminante, 103
Bivalirudina, 25
Bloqueadores
- dos canais de cálcio, 46
- dos receptores de angiotensina, 42
Bloqueio
- atrioventricular, 53
- - de segundo grau tipo 1, 268
- - de segundo grau tipo 2, 268
- - de terceiro grau, 268
- - da saída sinoatrial, 268
Bólus intravenoso, 241
Bradiarritmias, 267
Bradicardia, 2
- sinusal, 268
Bulha cardíaca, 7
- A2-P2 divididas, 7
- B1, 7
- B2, 7
- B3, 7
- B4, 7
Bumetanida, 238

C

Cangrelor, 35
Canulação
- arterial
- - femoral, 265
- - radial, 263
- venosa
- - femoral, 261
- - jugular interna, 260
- - subclávia, 261
Cardiomiopatia
- arritmogênica ventricular direita (CAVD), 123
- dilatada não isquêmica (CMDNI), 123
- hipertrófica, 123
- por estresse (Takotsubo), 107
- - apresentação clínica, 107
- - fisiopatologia, 108
- - investigações, 108
- - tratamento, 110

Cardiopatias
- congênitas, 125
- valvares, 124
Cardioversor desfibrilador implantável, 136
Cateter na artéria pulmonar, 91, 285
Cateterização
- arterial, 284
- cardíaca, 132
- da artéria pulmonar, 285
- - complicações da, 292
- - indicações para, 292
Choque cardiogênico, 65, 81
- apresentação clínica, 65
- balão intra-aórtico, 304
- dispositivo Impella, 308
- ecocardiograma, 69
- fisiopatologia, 66
- monitoramento hemodinâmico, 74
- suporte
- - farmacológico, 75
- - mecânico, 76
- Tandemheart®, 311
- tratamento, 72
- - farmacológico do, 75
Cianose, 11
Circulação coronariana, 51
Cirurgia para arritmias, 135
Clevidipina, 201
Clopidogrel, 24, 31
Cocaína, 209
Combinação de diuréticos, 240
- com albumina, 241
Consumo de oxigênio venoso misto, 289
Contrapulsação por balão intra-aórtico, 301
Creatinoquinase, 17
Crise(s)
- hipertensivas, 185
- simpática, 193

D

Débito cardíaco, 289
Derrame pericárdico, 275
Desfibrilador externo automático, 139
Deterioração hemodinâmica, 131
Dexmedetomidina, 202
Diabetes, 93
Dietilamida do ácido lisérgico (LSD), 209
Digoxina, 256
Disfunção
- aguda da prótese valvar, 178
- autonômica, 211
Dispositivos
- de assistência ventricular esquerda (DAVES), 317
- - como ponte para transplante, 319

- - como ponte para recuperação, 320
- - para terapia de destino, 319
- de suporte
- - do átrio esquerdo para a aorta, 309
- - do ventrículo esquerdo para a aorta, 305
- temporários de suporte circulatório mecânico, 297
Dissecção
- aórtica, 2, 194, 196
- - aguda, 192, 213
- da artéria coronariana, 123
Distúrbios
- arrítmicos hereditários, 126
- inflamatórios e infiltrativos, 125
- metabólicos, 131
Diuréticos, 95, 237
- de alça, 238
- poupadores de potássio, 238
- tipos e eficácia fisiológica, 237
Diureticoterapia intensiva, 237
Dobutamina, 98, 224
Doença(s)
- arterial coronariana, 121
- cardíacas valvares, 161
- miocárdica, 123
- renal crônica, 239
Dopamina, 97, 223
Doses de diuréticos, 96

E

Eclâmpsia, 193, 198, 206
Ecocardiograma
- na miocardite aguda fulminante, 103
- no choque cardiogênico, 69
Ecodopplercardiograma, 132
Edema pulmonar, 79, 82
- agudo, 194, 196
- agudo classificação do, 84
- cardiogênico, 84
- não cardiogênico, 84
Edema refratário tratamento medicamentoso do, 240
Efeitos adversos dos inibidores da ECA, BRAS e
  bloqueadores da aldosterona, 44
Eletrocardiograma, 132
- cardiomiopatia por estresse (Takotsubo), 108
- de alta resolução, 133
- de estresse, 133
Eletrofisiologia, 245
Emergências
- cardiovasculares, 191
- hipertensivas, 185
- - avaliação e tratamento, 189
- - causas subjacentes de, 187
- - definição, 185
- - específicas, 191

Índice Alfabético **333**

- - incidência e prevalência, 185
- - prognóstico, 191
- neurológicas, 192, 194, 197
Enalaprilato, 200, 235
Encefalopatia hipertensiva, 192, 194, 197
Endocardite da prótese valvar, 181
Enoxaparina, 25, 26
Epinefrina, 227
Eptifibatide, 36
Equipamento e calibração do sinal, 285
Esmolol, 200
Espasmo da artéria coronariana, 122
Espironolactona, 238
Estado hiperadrenérgico, 209
- devido à
- - disreflexia autonômica, 199
- - drogas simpatomiméticas, 198
- - feocromocitoma e paraganglioma, 199
- - interrupção aguda de agentes anti-
  hipertensivos, 198
Estenose
- aórtica, 167
- mitral, 10
- tricúspide anatômica ou funcional, 10
Estratégias renoprotetoras na unidade de terapia
  intensiva cardiológica, 117
Estresse farmacológico, 133
Estudo eletrofisiológico, 133
Exame físico cardiovascular na unidade de terapia
  intensiva cardiológica, 1

F

Fenoldopam, 203
Fentolamina, 203
Feocromocitoma, 210
Fibrilação atrial, 2
Físico, 20
Flecainida, 251
Flutter atrial, 2
Fondaparinux, 25, 26
Frequências de ritmos regulares, 2
Furosemida, 238

H

Hematoma intramural aórtico, 221
Hemopericárdio, 274
Hemorragia
- intracerebral, 192, 195, 197
- subaracnoide, 192, 195, 197
Heparina
- de baixo peso molecular, 25
- não fracionada, 25

Hepatopatia crônica, 239
Hidralazina, 201, 234
Hidrocloreto de fenciclidina, 209
Hidroclorotiazida, 238
Hipertensão
- perioperatória, 198, 207
- - aguda, 193
- rebote, 210

I

Ibutilida, 254
Imagem ventricular esquerda, 110
Impella®, 305
Impulso apical (*ictus cordis*) ventricular esquerdo, 6
Infarto agudo do miocárdio, 13, 192
- abordagem vascular para a intervenção coronariana
  percutânea primária, 27
- agentes antiplaquetários orais, 24
- avaliação clínica, 18
- balão intra-aórtico, 304
- classificação universal do, 15
- complicações mecânicas do, 57
- definição de, 14
- diagnóstico do, 13
- do ventrículo direito, 51
- - achados
- - - ecocardiográficos no, 54
- - - hemodinâmicos em casos de, 52
- - apresentação clínica, 52
- - complicações, 55
- - diagnóstico(s), 53
- - - diferenciais de, 53
- - prognóstico, 55
- - tratamento, 55
- eletrocardiograma, 21
- exame físico, 20
- intervenção coronariana percutânea primária
  para IAMEST, 22
- marcadores bioquímicos do, 15
- patogenia, 13
- sintomas atípicos em pacientes idosos, 19
- terapia adjuvante, 23
- terapias farmacológicas adjuvantes, 29
- - antagonistas
- - - de P2Y$_{12}$ plaquetário, 31
- - - da glicoproteína IIb/IIIa, 35
- - anticoagulantes, 47
- - betabloqueadores, 37
- - bloqueadores dos canais de cálcio, 46
- - inibidores da enzima conversora da
  angiotensina, 40
- - morfina e outros agentes analgésicos, 46
- - nitratos, 39
- - terapia antiplaquetária, 29

Inibição simpática, 188
Inibidores
- da enzima conversora de angiotensina, 40, 200
- do sistema renina-angiotensina-aldosterona, 40
Inserção
- do balão intra-aórtico, 303
- do cateter, 286
Inspeção e palpação precordial, 5
Instabilidade mecânica aguda, 93
Insuficiência
- aórtica, 161
- - aguda etiologias da, 162
- - características clínicas de grave, 162
- - grave, 9
- - moderada, 9
- - pós-implantação de dispositivo de assistência
  ventricular esquerda, 170
- - pós-substituição transcateter da valva
  aórtica, 169
- cardíaca, 180
- - aguda, 79, 192
- - - apresentação clínica, 79
- - - com edema pulmonar grave, 81
- - - considerações fisiopatológicas, 82
- - - descompensada, 239
- - - hipertensiva, 81
- - - medicamentos, 93
- - - objetivos hemodinâmicos do tratamento, 93
- - - suporte circulatório, 97
- - - suporte mecânico, 99
- - - tratamento, 92
- - - tratamento de gatilhos de
  descompensação, 93
- - crônica descompensada reagudizada, 80
- - de alto débito, 82
- - do lado direito, 82
- mitral, 59
- - aguda, 170
- - isquêmica, 177
- pulmonar, 10
- renal, 197
- - aguda, 193, 206
- tricúspide, 182
- ventricular direita aguda, 316
Interações de fármacos com a amiodarona, 254
Interdependência ventricular, 51
Interrupção abrupta de fármacos anti-
  hipertensivos, 210
Intervenção coronariana percutânea primária
- abordagem vascular, 27
- anticoagulação, 26
- de alto risco
- - balão intra-aórtico, 304
- - dispositivo Impella, 308
- - Tandemheart®, 311
- para IAMEST, 22

Isoproterenol, 227
Isquemia transitória, 131

L

Labetalol, 200
Levosimendana, 230
Lidocaína, 250

M

Manitol, 238
Marca-passo cardíaco
- permanente, 267, 269
- temporário, 267, 269
- - transvenoso, 271
- transcutâneo, 268, 269
- transvenoso, 269270
- - temporário e permanente, 269
Marcadores bioquímicos
- de lesão miocárdica, 16
- do infarto agudo do miocárdio, 15
Mecanismos de resistência diurética, 240
Medicamentos antiarrítmicos, 245
- classe IA, 245
- classe IB, 250
- classe IC, 251
- classe II, 251
- classe III, 252
- classe IV, 255
- classe V, 256
Método
- de diluição com indicador, 290
- de Fick, 290
Metolazona, 238
Milrinona, 98
Miocardite
- aguda fulminante, 101
- - achados eletrocardiográficos, 103
- - apresentação clínica, 101
- - investigações, 102
- - tratamento, 103
- etiologias da, 102
- imunomediada, 102
- infecciosa, 102
- tóxica, 102
Moduladores funcionais, 131
Monitoramento
- da contrapulsação por balão intra-aórtico, 299
- da oxigenação por membrana extracorpórea, 313
- hemodinâmico invasivo, 283
Morfina, 46
Morte súbita cardiovascular, 119
- apresentação clínica, 119

Índice Alfabético   **335**

- fisiopatologia, 121
- investigações, 132
- terapia farmacológica, 134
- tratamento, 134

N

Nesiritida, 238
Nicardipino, 201
Nitratos, 39
Nitroglicerina, 94, 202, 233
Nitroprussiato, 95, 202, 231
Norepinefrina, 228

O

Ondas A "em canhão", 2
Oxigenação, 92
- por membrana extracorpórea, 311
- - contraindicações, 314

P

Padrões de bloqueio de ramo e infarto
  agudo do miocárdio, 22
Padrões respiratórios, 2
Paraganglioma, 210
Pausa sinusal, 268
Peptídeo natriurético
- atrial, 238
- do tipo-B, 238
Perfis hemodinâmicos, 75
Performance da bomba ventricular esquerda
  na ICAD, 83
Pericárdio, 274
Pericardiocentese, 280
Piora da função renal, 97
Pneumopericárdio, 274
Ponte miocárdica, 122
Ponte para transplante, 319
Prasugrel, 24, 26, 33
Pré-eclâmpsia, 198, 206
- grave, 193
Precipitantes da insuficiência cardíaca, 91
Pressão
- arterial, 3
- - pulmonar ocluída, 289
- - sistêmica, 283
- de pulso, 4
- venosa jugular, 4
Procainamida, 245
Procedimento(s)
- de pericardiocentese, 280
- para acesso venoso central e arterial, 259

Profilaxia da trombose venosa profunda, 92
Propafenona, 251
Pulsações precordiais, 5
Pulso(s), 1
- alternante, 2
- características do, 3
- de Corrigan ou de martelo d'água, 9
- paradoxal, 4
- reduzidos em membros inferiores, 2

Q

Quilopericárdio, 274

R

Remoção
- do balão intra-aórtico, 303
- mecânica de fluido, 241
- - indicações para, 242
Resistência
- diurética, 96, 240
- vascular
- - pulmonar, 292
- - sistêmica, 292
Respiração, 1
Ressonância magnética
- cardíaca, 133
- na miocardite aguda fulminante, 103
Retenção progressiva crônica de fluido e água, 82
Retinopatia hipertensiva, 192
Revascularização miocárdica, 135
Rigidez da câmara, 86
Ritmo(s)
- idioventricular, 268
- irregulares, 3
- juncional, 268
Ruptura
- da parede livre, 57
- do septo ventricular, 62

S

Sinal(is)
- de De Musset, 9
- de Duroziez, 10
- de Hill, 10
- de Müller, 9
- de Quincke, 10
- de Traube, 9
- vitais, 1
Síndrome
- agudas da aorta, 213
- cardiorrenal tipo 1, 113

336 Manual de Cardiologia Intensiva

- - classificação das, 114
- - definição e classificação, 113
- - diagnóstico, 115
- - fatores de risco, 114
- - fisiopatologia, 115
- - prevalência, 113
- - prevenção, 116
- - prognóstico, 114
- - tratamento, 118
- coronariana aguda, 93, 191, 192, 196
- da encefalopatia reversível posterior, 194
- de Brugada, 130
- de ICAD, 87
- de insuficiência cardíaca aguda, 80
- de Wolff-Parkinson-White (WPW), 126
- do abaulamento apical, 109
- do baixo débito cardíaco, 81
- do QT
- - curto, 129
- - longo, 126
- HEEPB, 193
Sintomas atípicos de infarto agudo do miocárdio
  em pacientes idosos, 19
Sistema renina-angiotensina-aldosterona
  (SRAA), 188
Som(ns)
- de atrito, 10
- respiratório, 6
Sopros
- cardíacos, 7
- de Austin Flint, 9
- diastólicos, 9, 10
Substrato cardíaco anormal, 121

T

Tamponamento
- cardíaco, 53
- - hiperagudo, 276
- pericárdico, 273
- - apresentação clínica, 273
- - fisiopatologia, 274
Tandemheart®, 309
Taquicardia
- sinusal, 2
- supraventricular instável
- - apresentação clínica, 153
- - diagnóstico e tratamento da, 153
- - fisiopatologia, 153
- - tratamento, 158

- ventricular, 2, 141, 142
- - apresentação clínica, 141
- - definição, 141
- - incessante, 142
- - polimórfica catecolaminérgica, 130
- - terapia(s)
- - - farmacológica, 149
- - - não farmacológicas, 150
- - tratamento de, 148
Técnica
- de Seldinger, 260
- guiada pelo ultrassom, 260
Tecnologia de dispositivos de assistência ventricular
  esquerda, 317
Tempo de preenchimento capilar, 10
Terapia
- antiarrítmica, 245
- antiplaquetária, 29
- com dispositivo de assistência ventricular na
  insuficiência cardíaca avançada, 317
- de destino, 319
- de infusão contínua, 241
- de redução da congestão, 95
Testes genéticos, 134
Tiazídicos, 238
Ticagrelor, 24, 34
Tirofibana, 36
Toxicidade por fármacos, 132
Triantereno, 238
Trombose
- coronariana, 13
- venosa profunda profilaxia da, 92
Troponinas, 15, 16

U

Úlcera aórtica penetrante, 219
Ultrafiltração, 97, 237, 241, 242
Urgências hipertensivas, 185

V

Vasculite, 122
Vasodilatadores, 94, 201, 231
Vasopressores, 99
Ventrículo direito, 51
Vias de acesso venoso, 287